Scheffer **Schlüssel zur Seele**

Mechthild Scheffer

Schlüssel zur Seele

Unter Mitarbeit von
Jeffe Anders

Das Arbeitsbuch
zur Selbst-Diagnose mit
den Bach-Blüten

IRISIANA

IRISIANA
Eine Buchreihe herausgegeben von
Margit und Rüdiger Dahlke

Die in diesem Buch vermittelten Gedanken, Methoden und Übungen können und wollen kein Ersatz sein für die individuelle Beratung durch Personen, die zur Ausübung von Heilberufen zugelassen sind.

Der Ordnung halber seien alle Leserinnen und Leser darauf hingewiesen, daß sie die Übungen in eigener Verantwortung durchführen. Eine Haftung für etwaige Personen-, Sach- oder Vermögensschäden ist ausgeschlossen.

Die Deutsche Bibliothek – CIP-Einheitsaufnahme
Scheffer, Mechthild
Schlüssel zur Seele : Das Arbeitsbuch zur Selbstdiagnose mit den Bach-Blüten / Mechthild Scheffer. – 3. Aufl.
München : Hugendubel, 1997
(Irisiana)
ISBN 3-88034-964-9

3. Auflage 1997

Umschlaggestaltung: Zembsch' Werkstatt, München
Illustrationen: Julia Wagner, Hamburg
Produktion: Irina Mamula/Angelika Scholz, Hamburg
Innentypografie und Satz: Angelika Scholz, Hamburg
Druck und Bindung: Huber, Dießen
Printed in Germany

ISBN 3-88034-964-9

Inhalt

Aus der alten St. Paul's Kirche, Baltimore, 1692

GEH RUHIG DURCH DIESE WELT VOLL LÄRM UND HAST und sei dir des Friedens gewahr, der in der Stille weilt. ¶ Soweit es dir möglich ist, sei allen Menschen gut gesinnt. ¶ Sprich deine Wahrheit ruhig und klar und höre anderen zu, auch denen, die abgestumpft und unwissend scheinen: auch sie haben ihre Geschichte. ¶ Meide laute und streitsüchtige Menschen, sie führen dich in die Irre. ¶ Vergleichst du dich mit anderen, so magst du eitel oder bitter werden, denn es wird immer größere oder geringere Menschen geben als dich selbst. ¶ Freue dich an deinen Errungenschaften und Vorhaben. Folge deinem Lebensauftrag – jedoch demütig – er ist ein echter Schatz in den wandelbaren Strömungen der Zeit. ¶ Übe Vorsicht bei all deinen Unternehmungen, denn die Welt ist voll Betrug. Doch laß dich nicht davon abbringen, das Tugendhafte wahrzunehmen; denn viele Menschen streben hohe Ideale an und überall triffst du Mutige. ¶ Sei du selbst. Vor allem heuchle nicht Mitgefühl und spotte nicht über die Liebe, denn auch wenn du Entbehrungen und Enttäuschung erlebst, kehrt sie wieder wie das Gras. ¶ Nimm den Rat der Jahre wohlwollend an und laß in Würde die Jugend hinter dir. ¶ Pflege und nähre die innere Kraft, damit sie dich in Augenblicken des Leids schütze, doch quäle dich nicht mit Vorstellungen. ¶ Viele Ängste entstehen aus Einsamkeit und Ermüdung. ¶ Unter einer heilsamen Disziplin geh sanft mit dir um. ¶ Ein Kind des Universums bist du, nicht weniger als die Bäume und die Sterne. Du hast ein Recht hier zu sein – und ob es dir nun klar ist oder nicht – es besteht kein Zweifel: Das Universum entfaltet sich wie es soll. ¶ Deshalb: Sei in Frieden mit Gott, was immer er für dich ist und was immer deine Arbeiten und Ziele auch sind in dieser geräuschvollen Verwirrung des Menschseins. ¶ Halte Frieden in deinem Inneren. ¶ Mit all ihrer Mühsal, mit all ihren Täuschungen und all ihren zerbrochenen Träumen ist die Erde eine schöne Welt. ¶ Sei achtsam. ¶ Sei glücklich.

Go placidly amid the noise and haste and remember what peace there may be, in silence. As far as possible without surrender be on good terms with all persons. Speak your truth quietly and clearly and listen to others, even the dull and the ignorant: they too have their story. Avoid loud and aggressive persons, they are vexations to the spirit. If you compare yourself with others you may become vain and bitter for allways there will be greater and lesser persons then yourself. Enjoy your achievements as well as your plans. Keep interested in your own career – however humble – it is a real possession in the changing fortunes of time. Exercise caution in your business affairs, for the world is full of trickery but let this not blind you to what virtue there is. Many persons strive for high ideals and everywhere live is full of heroism. Be yourself. Especially do not faint affection neither be cynical about love, for in the face of all aridity and disenchantment it is as perennial as the gras. Take kindly the council of the years gracefully surrending the things of youth. Nurture the strength of spirit to shield you in sudden misfortune but do not distress yourself with imagenings. Many fears are born of fatigue and lonelyness. Beyond a wholesome discipline be gentle with yourself. You are a child of the universe, no less than the trees and the stars. You have a right to be here and – whether or not it is clear to you – no doubt – the universe is unfolding as it should. Therefore, be at peace with God – whatever you conceive Him to be and whatever your labours and aspirations are in the noisy confusion of life. Keep peace with your soul. With all its sham, drudgery and broken dreams it is still a beautiful world. Be careful! Strive to be happy!

Danksagung

Dieses Buch entstand in aufregenden Zeiten, in denen unvorhersehbare – aber meistens positive – Streßsituationen die Fertigstellung des Manuskripts immer wieder verzögerten.

Ich danke vor allem meinen Mitarbeitern in Deutschland, Österreich und der Schweiz für ihr Verständnis und die flexible Kooperation bis zum letzten Moment!

Ich danke Jeffe Anders für seine Inspirationen und die tatkräftige Mitwirkung in der Konzeptionsphase des Manuskripts.

Die Übungsseiten zu den 38 Bach-Blüten entstanden in anregender Teamarbeit mit Inge Brenner (Tübingen), Beate Engbrocks, Irina Mamula und Dorothee Struck.

Einige Ideen zu den Zeichnungen von Julia Wagner lieferten die Skizzen von Verena Baumann aus Solothurn.

Für Anregungen und Ermutigung danke ich auch Verena Bachmann, Henry Krotoschin und Wolf-Dieter Storl.

Dankend erwähnen möchte ich schließlich auch die Kooperationsbereitschaft meines Verlags und das Verständnis einiger Veranstaltungspartner, deren Termine ich noch im letzten Moment absagen mußte.

Hamburg, im September 1995 *Mechthild Scheffer*

1. Über die besondere Zielsetzung dieses Buches

Die Bach-Blütentherapie ist heute in aller Munde, nicht nur aufgrund ihrer überzeugenden Wirkungen. Viele Menschen haben ein sehr persönliches Verhältnis zu den Bach-Blüten gefunden, manche haben eine ausgesprochene Liebe zu ihnen entwickelt. Worauf beruht das augenscheinliche Charisma dieser Therapie?

Ich glaube, dieses Phänomen hat zu tun einerseits mit der Qualität der Energie – der Liebesenergie, welche diese Blüten repräsentieren –, zum anderen trifft die Bach-Blütentherapie das möglicherweiser wichtigste kollektive Krankheitssyndrom unserer Zeit: den Verlust unseres seelischen Gleichgewichts.

Die Bach-Blütentherapie hat in ihrer gegenwärtigen Entwicklung ein bestimmtes Stadium der Breitenwirkung erreicht. Gleichzeitig wird deutlich, daß die Möglichkeiten der »Seelentherapie mit Blütenenergie« bei weitem noch nicht ausgeschöpft sind. Weder in Hinsicht auf die Breite ihres Anwendungsspektrums noch in bezug auf ihr überragendes Potential zur Unterstützung psychischer Wachstumsprozesse und spiritueller Bewußtseinsarbeit.

Wie der Titel von Edward Bachs Hauptwerk »Heile Dich selbst« deutlich macht, will die Bach-Blütentherapie Menschen helfen, sich selbst zu helfen.

Noch werden die Bach-Blüten weitgehend symptomatisch genutzt – als seelische Überbrückungshilfe im Alltag –, aber nicht als seelische Starthilfe für eine gezieltere Bewußtseinsarbeit. Dies ist ohne fachliche Anleitung auch schwer möglich – wäre aber gerade heute dringend nötig.

Oft sind es nur kleine, scheinbar unbedeutende Verhaltensmuster, die uns in einer unbefriedigenden Lebenssituation oder auf einer Entwicklungsstufe festhalten. Manchmal ist es nur ein einziger positiver Schritt in die richtige Richtung, zu dem man sich entschließen müßte ...

Zu diesem Schritt möchte Sie dieses Buch motivieren, Ihnen erste Anregungen und Hilfestellungen geben.

Es wendet sich nicht an Therapeuten oder esoterische Experten, sondern an die Menschen, die auch Bach immer wieder gemeint hat – an Menschen wie du und ich. Zeitgenossen, die erkannt haben, daß sie nicht so weitermachen wollen wie bisher und die bereit sind, ihrem Leben in kleinen, aber konsequenten Schritten eine neue Ausrichtung zu geben.

»Die Rückverbindung zu unserer göttlichen Natur«, zum eigenen positiven Wesenskern, war Bachs eigentliches therapeutisches Ziel. Wie man seinen späteren Schriften entnehmen kann, betrachtete er seine Blütenmittel sogar »als Werkzeuge, die in der Übergangszeit gebraucht werden, bis die Zeit gekommen ist, da das Ursprüngliche, Unmittelbare durch Zeit oder Umstände wiederhergestellt wird«.

Vielleicht ist dieser Zeitpunkt – jetzt, an der Schwelle eines neuen Jahrtausends, und im Wandlungsprozeß von der Informationsgesellschaft zur Bewußtseinsgesellschaft – schon viel näher, als viele glauben.

1.1 Wie Ihnen dieses Buch weiterhelfen kann

Dieses Buch ist aus meinen Erfahrungen der letzten Jahre, mit unzähligen Freunden der Bach-Blütentherapie entstanden, die ihre persönlichen Erfahrungen eingebracht haben.

Es baut auf meinem Buch *Bach-Blütentherapie – Theorie und Praxis* auf und soll als Fortsetzung und Ergänzung in erster Linie zwei Anforderungen erfüllen:

- die spirituelle Zielsetzung der Bach-Blütentherapie faßbarer werden lassen und

- die Selbst-Diagnose erleichtern.

Vielen Menschen fällt es schwer, einen persönlichen Bezug zu Begriffen wie »Höheres Selbst«, »Tugenden« oder »Verletzung des eigenen Lebensplanes« herzustellen und diese Gedanken in den seelischen Alltagsprozeß zu integrieren.

Um diesen Prozeß zu erleichtern, habe ich für dieses Buch einige Elemente archaischer Bewußtseinsmodelle aufgegriffen. Wichtige Inspirationen empfing ich u.a. aus der Huna-Lehre – die, soweit mir bekannt, auch schon Bach und seine Mitarbeiter beeinflußt hat.

Der Umgang mit diesen Bewußtseinselementen soll es möglich machen, der weitverbreiteten »seelischen Konsumhaltung« gegenüber der Bach-Blütentherapie entgegenzusteuern und den eigenen Seelengarten aktiver als bisher zu bearbeiten.

Es genügt nämlich nicht, passiv den Wunsch nach einer Veränderung zu haben – wer von uns hätte den nicht –, sondern man muß eine aktive Entscheidung zur Durchführung einer Veränderung treffen. Das tut man erst in dem Augenblick, in dem man in jeder Zelle begriffen hat, warum diese Änderung notwendig, möglicherweise überlebensnotwendig ist.

Dazu braucht man außer der Erkenntnis die richtigen Informationen und Werkzeuge.

Die Werkzeuge liefern Ihnen in diesem Buch die 38 »Bach-Blüten-Schlüssel« und die zugehörigen Einstiegsübungen, mit deren Hilfe Sie herausfinden können, wie die einzelnen Bach-Prinzipien bei Ihnen persönlich in Erscheinung treten.

Das soll Ihnen ermöglichen, immer schneller und klarer zu erkennen, welche Blüten Ihnen in einer persönlichen seelischen Krisensituation helfen und wie Sie sich auch ganz bewußt schnell wieder an Ihre entsprechenden positiven Potentiale anschließen können.

Wohlgemerkt, es geht hier um Sie selbst, nicht um andere Personen. Allerdings wird durch die vertiefte Wahrnehmung der Bach-Blütenkonzepte Ihre Neugierde wachsen, zu beobachten, wie sich diese Konzepte in anderen Menschen entfalten. Doch das ist ein späterer Schritt und nicht die Zielsetzung dieses Buches.

Die Übungen sind so angelegt, daß Sie sie allein machen können. Einige fallen leichter, wenn Sie einen vertrauten Menschen als Übungsparter hinzuziehen. Aber Sie brauchen keine Seminare zu besuchen, um mit diesen Übungen umgehen zu können. Wer in psychotherapeutischer Behandlung ist, sollte allerdings auch diese einfachen Übungen nicht ohne das Wissen seines Therapeuten machen.

Also nutzen Sie die Chance, die Ihnen dieses Buch bietet. Entschlüsseln Sie Ihr verborgenes Seelenpotential.

Werden Sie Ihr eigener »Seelen-Therapeut«, indem Sie sich mit Hilfe Ihres eigenen Bewußtseins und mit der Unterstützung der unvergleichlichen Bach-Blüten-Energien aus dem Sumpf der unbewußten Gefühlsverstrickungen herausziehen und – wie Bach sagte – immer mehr »auf den Pfad der Wahrheit und des Lichtes zurückfinden, von dem wir nie hätten abkommen sollen«.

2. Die Philosophie hinter der Bach-Blütentherapie: Zum geistigen und spirituellen Konzept von Edward Bach

Die meisten Leser dieses Buches werden Bachs Philosophie »Heile Dich selbst«[1] studiert haben. Interessanterweise ist Bach heute am bekanntesten als Schöpfer der 38 Bach-Blüten. Sein Wissen um spirituelle Zusammenhänge und seine tiefe Einsicht in die menschliche Natur treten dabei etwas in den Hintergrund – und dennoch hätte er ohne diese Kenntnisse die 38 Blütenmittel nie entwickeln können.

Wie aus allen Schriften Bachs hervorgeht, ging es ihm an erster Stelle um die Rückverbindung des Menschen zu seiner göttlichen Natur.

Wichtige Aussagen aus »Befreie Dich selbst« und »Ihr leidet an Euch selbst« und aus anderen weniger bekannten Schriften[2] sind auf den folgenden Seiten zusammengestellt. Wir empfehlen Ihnen, diese inspirierenden Texte zur Kontemplation.

[1] In: Edward Bach, *Blumen die durch die Seele heilen*, München: Hugendubel, 14. Auflage 1993.
[2] Alle Texte nach Edward Bach, *Die nachgelassenen Originalschriften*, München: Hugendubel 1991

ALLE WAHRHEIT LIEGT IN UNS SELBST

Alles wahre Wissen hat seinen Ursprung in unserem Inneren, erwächst aus der stillen Kommunikation mit unserem Selbst.

Die Dogmatisierung und Zivilisierung des geistigen Lebens haben uns vergessen lassen, daß wir bereits alles Wissen in uns tragen.

Wir sind zu dem Glauben überredet worden, wir müßten uns von anderen belehren lassen, und so ist unser eigenes spirituelles Selbst in Vergessenheit geraten.

Die Eichel, die Hunderte von Meilen von ihrem Mutterbaum entfernt im Boden versenkt wird, wächst ja ebenfalls ohne Unterweisung zu einer vollkommenen Eiche heran. Die Fische der Meere und Flüsse legen ganz einfach ihren Laich ab und schwimmen davon. Das gleiche tun die Frösche. Die Schlange legt ihre Eier in den Sand und kriecht ihres Weges. Denn die Eichel, der Laich und die Eier sind im Besitz aller Kenntnisse, die nötig sind, damit die folgende Generation zu gleicher Vollkommenheit heranwächst wie die Eltern.

Junge Schwalben finden über Hunderte von Meilen den Weg in ihr Winterquartier, während die Elternvögel sich noch um die zweite Brut kümmern.

Es ist so wichtig, daß wir uns wieder bewußt werden, daß die ganze Wahrheit in uns selbst liegt. Wir müssen uns wieder darüber klarwerden, daß wir für alles Rat und Belehrung in uns selbst finden können.

DAS GESCHENK DER INDIVIDUALITÄT

Haben Sie schon je darüber nachgedacht, daß Gott Ihnen eine Individualität geschenkt hat? Ja, tatsächlich. Er hat Sie mit einer höchst individuellen Persönlichkeit ausgestattet, mit einem Schatz, der nur Ihnen gehört. Er hat uns ein Leben geschenkt, aus dem wir das Allerbeste machen sollen. Er hat Ihnen eine Aufgabe gegeben, die niemand so gut erledigen kann wie Sie. Er hat Sie – ein göttliches Wesen, ein Gotteskind – in die Welt gesetzt, damit Sie lernen, sich zu vervollkommnen und soviel Wissen wie möglich erwerben, damit Sie sanft und freundlich werden und anderen eine Hilfe sind.

Und haben Sie sich je Gedanken darüber gemacht, wie Gott zu Ihnen spricht und Ihnen Ihre Individualität und Ihre Aufgabe kundtut und Sie wissen läßt, wie Sie Ihr Schiff auf Ihrem ureigenen Kurs halten können? Er spricht zu Ihnen in Ihren aufrichtigen Bedürfnissen, die nichts anderes sind als die Instinkte Ihrer Seele. Wie sonst sollte er zu Ihnen sprechen?

Wenn wir nur auf unsere wahren Bedürfnisse achten und sie – unbeeinflußt durch irgendeine andere Persönlichkeit – befolgen würden, dann würden wir stets recht geleitet werden. Dann würden wir nicht nur auf dem Weg unserer Vervollkommnung voranschreiten, sondern gleichzeitig unser Leben so nützlich und hilfreich für andere gestalten wie nur möglich. Aber solange wir uns von den Bedürfnissen anderer beeinflussen lassen, können wir uns unserer Aufgabe nicht mit voller Kraft widmen und verlieren wertvolle Zeit. Jesus hätte seinen Auftrag niemals erfüllen können, wenn er sich von den Überzeugungen seiner Eltern hätte beeinflussen lassen. Und wir hätten ein Heer von Menschenfreunden verloren, etwa Florence Nightingale und zahlreiche andere, wenn diese Menschen den Wünschen anderer nachgegeben und nicht dem Ruf ihres eigenen Herzens gefolgt wären.

VON EINMISCHUNGEN UND STÖRUNGEN

Es ist die Einmischung anderer Menschen, die uns hindert, auf die Befehle unserer Seele zu lauschen, und so entstehen Disharmonie und Krankheit. Sobald der Gedanke eines anderen Menschen in unseren Geist Einlaß findet, verlieren wir unseren Kurs.

Gott gibt jedem von uns ein Geburtsrecht und eine unverwechselbare Individualität. Er hat jedem von uns eine bestimmte Aufgabe gestellt, die nur dieser eine Mensch erfüllen kann. Er hat jedem von uns einen Weg gewiesen, den wir unbeirrbar zu beschreiten haben, ohne uns durch irgend etwas daran hindern zu lassen. Deshalb ist es unsere Pflicht, daß wir nicht nur anderen jede Einmischung in unsere Angelegenheiten verwehren, sondern – was noch wichtiger ist – unter gar keinen Umständen anderen Menschen Vorschriften machen. Dies allein gewährleistet wahre Gesundheit, wahres Dienen und die Erfüllung des Daseinszwecks.

Zu Einmischungen von außen kommt es in jedem Leben, ja diese Störungen sind sogar Bestandteil des göttlichen Plans. Denn sie sind nötig, damit wir lernen, uns gegen sie zu erheben. Tatsächlich können wir sie sogar als wahrhaft nützliche Hindernisse auffassen, die uns lediglich helfen sollen, stark zu werden und unseren göttlichen Ursprung und unsere Unbezwingbarkeit zu erkennen. Im übrigen ist es leicht zu verstehen, daß sie nur dann an Bedeutung gewinnen und unsere Entwicklung zu blockieren drohen, wenn wir zulassen, daß sie uns einschüchtern. Es liegt allein bei uns, wie rasch wir vorwärts schreiten und ob wir uns bei der Ausführung unseres göttlichen Auftrags stören lassen. Und auch darüber entscheiden wir ganz allein: ob wir es hinnehmen, daß Störungen (beziehungsweise Krankheiten) in uns die Oberhand gewinnen und unseren Körper knebeln und ihm Kraft rauben, oder ob wir als Kinder Gottes solche Eingriffe dazu verwenden, uns in unserem Daseinszweck nur um so mehr zu behaupten. [...]

Deshalb wird Krankheit verursacht durch Störungen, die auf den Organismus einwirken – durch störende Eingriffe anderer Menschen in unser Leben oder durch Eingriffe in das Leben anderer Menschen, die wir selbst uns anmaßen.

UM FREIHEIT ZU GEWINNEN, FREIHEIT GEWÄHREN

Wir dürfen von anderen nicht erwarten, daß sie tun, was wir uns wünschen, denn aus ihrer Sicht sind ihre Vorstellungen ja durchaus richtig, und wenngleich ihr Weg einen anderen Verlauf nehmen mag als der unsrige, am Ende der Reise wartet auf uns alle das gleiche Ziel. Immer wieder können wir feststellen, daß wir selbst es sind, die den Streit vom Zaun brechen, wenn wir von anderen verlangen, sie sollten sich unseren Wünschen entsprechend verhalten. [...]

Wenn wir jedermann und alles um uns her loslassen, so stellen wir bald fest, daß wir an Liebe und Besitz mehr zurückbekommen, als wir je zuvor besessen haben, denn die Liebe, die die Freiheit gewährt, ist jene große Liebe, die alles um so enger miteinander verbindet.

DIE RÜCKKEHR ZUM INNEREN GLEICHGEWICHT

Wenn wir herausfinden wollen, welches Blütenmittel für uns das richtige ist, so müssen wir uns zunächst über unseren Lebenszweck Klarheit verschaffen, uns fragen, was wir eigentlich erreichen wollen, und auch die Schwierigkeiten verstehen, denen wir auf unserem Weg begegnen. Diese Schwierigkeiten bezeichnen wir als Fehler, Schwächen oder Mängel. Lassen wir uns durch solche Fehler und Schwächen jedoch nicht irritieren, denn immerhin stellen sie den Beweis dafür dar, daß wir nach Höherem streben. Wir sollten unsere Fehler deshalb als Ermutigung nehmen, schließlich zeigen sie, daß wir hoch hinaus wollen. Wir müssen daher versuchen, für uns selbst herauszufinden, an welcher Front wir besonders zu kämpfen haben, mit welchem Gegner wir uns besonders viel herumschlagen, und dann voll Dankbarkeit jene Blüte annehmen, die eigens dafür bestimmt ist, uns zum Sieg zu verhelfen. Wir sollten diese wundervollen Blumen des Feldes wie ein Sakrament zu uns nehmen, wie eine Gottesgabe, die uns in Zeiten der Not Linderung bringt.

Wer heilen will, sollte alle organischen Gebrechen vergessen, was zählt, ist allein der Gemütszustand, das seelische Problem. Entscheidend ist es, herauszufinden, wo bei dem Betreffenden eine Abweichung vom göttlichen Plan zu verzeichnen ist. Solcher Mißklang zwischen dem Menschen und seinem spirituellen Selbst kann Hunderte von organischen Erkrankungen verursachen (denn unser Körper reflektiert schließlich nur den Zustand unseres Gemüts). Wenn es uns gelingt, unser Gemüt wieder in ein Gleichgewicht zu bringen, dann werden wir schon bald geheilt sein.

DER GÖTTLICHE FUNKE IN UNS

In all den Jahrhunderten menschlicher Geschichte, von denen wir Kunde haben, hat der Mensch immer geglaubt, daß er von etwas belebt sei, das größer und erhabener ist als sein Körper und über das Grab hinausweist. Dieser Glaube hat den Menschen seit jeher erfüllt. [...]

Jedes freundliche Lächeln, jeder freundliche Gedanke, jede aus Liebe oder Sympathie oder Wohlwollen für andere ausgeführte hilfreiche Tat ist ein Beweis dafür, daß es in uns etwas gibt, was größer ist als das was wir sehen – daß wir einen göttlichen Funken in uns tragen und an einem unsterblichen Prinzip teilhaben. Und je mehr dieser göttliche Funke in uns leuchtet, um so mehr Mitgefühl, Wohlwollen und Liebe strahlen wir aus, und um so mehr werden wir von unseren Mitmenschen geliebt.

Aber auch das Maß des Friedens, des Glücks, der Freude, der Gesundheit und des Wohlbefindens, das für unser Leben bestimmend ist, hängt davon ab, inwieweit der göttliche Funke unser ganzes Dasein erleuchtet.[...]

RÜCKVERBINDUNG ZUM GÖTTLICHEN URSPRUNG

Es ist ein wundervoller und auch absolut wahrer Gedanke, daß gewisse Pflanzen, indem sie uns Trost und Heilung bringen, zugleich auch unsere Verbundenheit mit unserem göttlichen Ursprung stärken. Und das zeigt sich immer wieder darin, daß die Kranken nicht nur von ihren körperlichen Gebrechen genesen, sondern daß die Blütenessenzen sie auch mit Frieden, Hoffnung, Freude, Mitgefühl und Wohlwollen erfüllen oder die entsprechenden inneren Zustände verstärken, sofern sie bereits vorher vorhanden waren.

Und so können wir zu Recht sagen, daß bestimmte Pflanzen ein Gottesgeschenk sind und nicht nur unseren Körper heilen, sondern die Attribute unserer Göttlichkeit in unserem ganzen Dasein zur Geltung bringen. [...]

DIE QUELLE DER HEILUNG

Die alles in sich aufsaugende Zivilisation, in der wir heute leben, ist hauptsächlich durch Streß und übermäßige Belastung gekennzeichnet. Dadurch haben wir uns von dem Quell jeglicher Heilung, nämlich unserem göttlichen Ursprung, immer mehr abgespalten. Aber unser Schöpfer, der all dies natürlich weiß, hat sich unser erbarmt und uns in seiner Gnade ein Mittel geschenkt, das all unsere Gebrechen und Schwächen zu heilen vermag, bis eines Tages die Zeit oder die Umstände uns wieder mit unserem göttlichen Ursprung unmittelbar in Kontakt bringen.

Aber diese pflanzlichen Mittel, die Gott uns als Ersatz geschenkt hat, haben eine wundervolle Wirkung. Denn wenn man erlebt, wie diese Blüten so viele Menschen heilen und mit Freude und Glück erfüllen, dann steht ganz außer Frage, daß sie nicht allein den Körper gesund machen.

Im übrigen kann gar kein Zweifel daran bestehen, daß Heilung sich in dem Maße einstellt, wie die Harmonie zwischen dem Höheren Selbst in unserem Innern und unserem Körper zunimmt. [...]

Und wer diese Essenzen besitzt, kann all dies tun, nicht aus eigener Kraft, sondern durch die Kraft mit welcher der Schöpfer diese Heilpflanzen ausgestattet hat.

2.1 Die in der Bach-Blütentherapie verwendeten Begriffe

Die ausführlichste Beschreibung der geistigen Elemente der Bach-Blütentherapie finden Sie in Bachs »Heile Dich selbst« und kürzer zusammengefaßt in: Scheffer, *Bach-Blütentherapie* (S. 15–20).

Für Ihre Arbeit im Rahmen dieses Buches folgt hier eine noch kürzere Übersicht über die wichtigsten Begriffe. Das erscheint sinnvoll, weil diese Begriffe in verschiedenen geistigen Schulen und Therapierichtungen unterschiedlich verwendet werden.

Die beiden geistigen Gesetze:

Ewige Wahrheiten, die sich – unterschiedlich formuliert – in allen Weltreligionen wiederfinden. Die Verwirklichung des Lebensplanes hängt davon ab, inwieweit diese Gesetze eingehalten werden.

1. Das Gesetz der inneren Führung

Es schreibt vor, ausschließlich der eigenen inneren Führung durch das Höhere Selbst zu folgen und keine Einmischungen von anderen Persönlichkeiten in den eigenen Lebensplan zuzulassen.

2. Das Gesetz der Einheit

Wir sind Teil einer harmonischen größeren Einheit, so wie die Zelle Teil des Körpers ist. Jede Zelle steht im Austausch mit allen anderen Zellen. Alles, was wir tun, muß den Interessen dieser größeren Einheit dienen. Verstoßen wir bewußt gegen die Interessen der Einheit, schaden wir nicht nur uns selbst, weil wir uns dadurch von ihr abtrennen, sondern wir stören auch die Harmonie der Einheit.

Wir verletzen dieses Gesetz z. B., wenn wir uns in den Lebensplan von anderen Menschen einmischen und ihre Freiheit einschränken wollen; oder wenn wir die Natur bewußt schädigen, wenn wir uns gedanklich über die geistigen Gesetze erheben.

Höheres Selbst:

In anderen Traditionen auch als »wahres oder spirituelles Selbst« bezeichnet, von Bach manchmal auch Seele genannt; unser göttlicher Wesenskern, unser unvergängliches wahres Selbst möchte göttliche Eigenschaften in der Welt manifestieren und den persönlichen Lebensplan verwirklichen. So wie es in der Bibel heißt: *»Du sollst vollkommen sein, wie der Vater im Himmel vollkommen ist.«*

Innere Führung:

Eine eng mit dem Höheren Selbst verbundene Instanz, die als Vermittlerin zur Persönlichkeit fungiert.

Persönlichkeit:

Das Instrument, das die Seele benutzt, um ihren Lebensplan zu manifestieren. Die Persönlichkeit ist unser vergänglicher Teil, das, was wir hier auf Erden darstellen, der Mensch aus Fleisch und Blut, der den Lebensplan in die Tat umsetzt.

Lebensplan:

Der Lebensauftrag. Der Fahrplan für unsere Lebensreise, den die Seele festgelegt hat.

Göttliche Eigenschaften und positive Verhaltensmuster:

Göttliche Eigenschaften sind z. B. Liebe, Wahrheit, Gerechtigkeit, Stärke, Schönheit, Humor. Unsere Seele möchte in einem Leben einige dieser Eigenschaften verwirklichen, um die Welt dadurch zu bereichern und vollkommener zu machen. Bach nannte diese Eigenschaften auch die »Tugenden unserer menschlichen Natur«.

Auf der Persönlichkeitsebene manifestieren sich diese Tugenden als positive Energiepotentiale, die sich in vielfältigen Ausdrucksformen als positive Charaktereigenschaften offenbaren, z. B. als Bereitwilligkeit, Hilfsbereitschaft, Toleranz. Diese äußern sich in Verhaltensmustern wie: sich kooperativ verhalten, den Standpunkt des anderen im Auge behalten, bereit sein zum Lernen usw.

Mängel und negative seelische Verhaltensmuster:

Können göttliche Eigenschaften nicht verwirklicht werden, staut sich kosmische Energie. Aus Tugenden werden Mängel, z. B. Grausamkeit, Egoismus, Gier, Stolz. Diese Mängel bezeichnet Bach als die wahren Krankheitsursachen oder die Grundkrankheiten der Menschheit. Die positiven Energiepotentiale verkehren sich ins Gegenteil, werden verzerrt und führen zu den von Bach beschriebenen 38 negativen seelischen Verhaltensmustern, z. B. ungeduldig sein, resignieren, dominieren usw., die sich schließlich über das Nervensystem im physischen Körper niederschlagen können.

Gesundheit und Krankheit:

Inneres Glücksgefühl und körperliche **Gesundheit** entstehen, wenn der Lebensplan von der Persönlichkeit erkannt und im Einklang mit den beiden geistigen Gesetzen verwirklicht wird, denn dann kann kosmische Energie ohne Stockungen und Stauungen durch die verschiedenen Daseinsebenen fließen.

Krankheit entsteht, wenn die Persönlichkeit nicht im Einklang mit der Führung des Höheren Selbst handelt, deren Botschaften nicht wahrnimmt, mißdeutet oder nicht wahrhaben möchte.
Durch diese Kommunikationsstörung mit dem Höheren Selbst wird kosmische Energie verzerrt, was dann dazu führt, daß statt Tugenden Mängel ausgelebt werden.

Ziel der Bach-Blütentherapie:

Reharmonisierung der Persönlichkeit; Reinigung der Kommunikationskanäle, damit die Verbindung zur inneren Führung wieder möglich wird.

Ergänzende Definitionen

Gedächtnis-Speicher:

Unsere energetische Datenbank, in der alles aufgezeichnet wird, was wir bewußt und unbewußt erleben.

Glaubenssatz:

Eine Erfahrung, die für uns zu einer Überzeugung, zum Verhaltensmuster geworden ist, z. B., »man muß sich immer ein Hintertürchen offenhalten«.

Intuition:

Unmittelbare Erkenntnis. Die Sprache, in der das Höhere Selbst mit uns spricht.

Kosmische Gesetzmäßigkeiten:

Die Gesetze, nach denen die innere Ordnung unserer Schöpfung, der kosmische Plan, funktioniert. Diese Gesetze werden seit Jahrtausenden von Weisen, Meistern und Philosophen aller Kulturen und in vielen Religionen gelehrt.

Polaritätsebene:

Das Denk-Ich lebt in der Welt der Gegensätze – d. h. der Polarität von Gut und Böse, Liebe und Haß, usw. – und neigt dazu, sich mit einem dieser Pole zu identifizieren. Von der Ebene des Höheren Selbst aus betrachtet, sind die beiden Pole jedoch die verschiedenen Ausdrucksformen des gleichen Prinzips. Durch das Studium der geistigen oder kosmischen Gesetze haben wir die Möglichkeit, dies zu erkennen und frei zu entscheiden, welche Ausdruckform eines Prinzips wir verwirklichen wollen.

Potential:

Kraftmöglichkeit bzw. Leistungsfähigkeit

Projektion:

Unbewußte seelische Inhalte und Konflikte werden in die Außenwelt verlagert, man bekämpft zum Beispiel den eigenen Vater in der Person seines Chefs.

Resonanzgesetz:

Eine der kosmischen Gesetzmäßigkeiten:
Wir kommen mit Ereignissen, Personen oder Lebensumständen in Resonanz, die uns schwingungsmäßig entsprechen – »wie innen so außen«. Jeder Mensch kann nur das anziehen, das seiner derzeitigen Schwingung entspricht.
Angst zieht also das an, was wir befürchten; Freude zieht Erfreuliches an.

Transformation:

Umwandlung

Verantwortung:

Verantwortung zu übernehmen, bedeutet, sich als Verursacher einer Sache zu erkennen und anzuerkennen, eine bewußte Entscheidung zu treffen und für die Konsequenzen einzustehen.

Verdrängungen:

Verschieben unerwünschter Wahrnehmungen aus dem aktuellen Bewußtseinsfeld ins Unbewußte, Nicht-wahrhaben-Wollen eigener Gefühle und Vorstellungen.

3. Das Höhere Selbst und die Persönlichkeit

Die Bach-Blütentherapie spricht von der *Reharmonisierung der Persönlichkeit* – ein Ausdruck, der für viele von uns nicht recht zu greifen ist. Es wäre aber sinnvoll, sich eine genauere Vorstellung davon zu machen, weil man dadurch selbst aktiver bei diesem Reharmonisierungsprozeß mitwirken kann.

Wenn Bach über die Wirkung seiner Blütenessenzen sagt, »sie öffnen wieder die Kanäle, die uns mit unserem Höheren Selbst verbinden«, fragt man sich unwillkürlich, »wodurch schließen sich diese Kanäle, wie kann ich mir das praktisch vorstellen?« – »Warum verschließt sich die Persönlichkeit überhaupt gegen die Weisungen des Höheren Selbst, und was kann ich dazu beitragen, damit sie es in Zukunft nicht mehr tut?«

Hier können wir zunächst von der Tatsache ausgehen, daß sich niemand absichtlich gegenüber den Geboten seines Höheren Selbst verschließt, sondern im Gegenteil von Kindheit an unbewußt versucht, »die göttlichen Eigenschaften seiner höheren Natur« zu verwirklichen – allerdings häufig auf der falschen Ebene oder mit unpassenden Mitteln.

Nehmen wir zum Beispiel ein Mädchen, das seine Sehnsucht nach **Schönheit** verwirklichen möchte.

Bei einem Besuch mit ihrer Mutter in einer Boutique sieht die Fünfjährige wunderschöne bunte Ketten. Weil sie ihr gefallen, nimmt sie die Ketten und packt sie in ihre kleine Handtasche. Die Verkäuferin bemerkt es, die Mutter beschimpft ihre Tochter als Diebin. Diese weiß nicht wie ihr geschieht und wird sich in Zukunft immer unterschwellig schuldig fühlen, wenn sie ihrem natürlichen Bedürfnis nach Schönheit Ausdruck verleihen möchte. Zum Beispiel, wenn sie später als Erwachsene den Wunsch verspürt, sich ein teures, buntes Kleid zu kaufen.

Ein weiteres Beispiel: Ein vierjähriger Junge versucht unbewußt, sein Streben nach **Harmonie** zu verwirklichen, indem er sich bemüht, zwischen seinen beiden streitenden Eltern zu vermitteln. Damit ist er natürlich überfordert, wird abgewiesen, scheitert und bleibt innerlich verletzt zurück. Vielleicht wird er in seinem gesamten späteren Leben versuchen, Auseinandersetzungen zu vermeiden, um seine innere Vorstellung von Harmonie in Form einer Scheinharmonie aufrechtzuerhalten.

Ein anderes Kind möchte unbewußt das Prinzip der **Gemeinschaft** verwirklichen. An seinem Geburtstag nimmt es die Geburtstagsgeschenke mit in den Kindergarten, um die Freude mit seinen Spielgefährten zu teilen. Alle Kinder greifen nach den Geschenken, einige ältere Kinder behalten die Geschenke und geben sie nicht wieder her. Das Geburtstagskind bleibt mit leeren Händen zurück, wird vielleicht für seine »Dummheit« noch ausgelacht.

Irritiert oder tief enttäuscht, wird dieser Mensch zwar auch in seinem weiteren Leben nach einem Miteinandergefühl suchen, aber vermutlich in der unbewußten Erwartung »enttäuscht zu werden, irgendwie immer der Dumme zu sein«.

So oder ähnlich entstehen die Verzerrungen bei der Verwirklichung der »Eigenschaften unserer göttlichen Natur«. Es werden entsprechende negative Glaubenssätze gebildet, in denen Sie hier die Bach-Blüten-Muster von *Pine*, *Agrimony* und *Willow* wiedererkennen konnten.

Negative Glaubenssätze werden heute vielfach auf der psychologischen Ebene erklärt, basieren aber bei tieferer Betrachtung letztlich immer auf einer Fehlinterpretation oder einem Irrtum in bezug auf die beiden von Bach genannten geistigen Gesetze.

Um hier regulierend eingreifen zu können, muß man zwar auf der Ebene ansetzen, auf der sie sich auswirken, nämlich auf der psychischen Ebene – was viele Therapierichtungen auch tun. Man wird aber Dauerhaftes nur erreichen, wenn man die geistige Ebene in seine Maßnahmen einbezieht, und der Mensch die vielschichtigeren tieferen Zusammenhänge hinter den psychologischen Ursachen in möglichst konkreter Art und Weise begreifen lernt.

Zu diesem Zweck möchte ich Elemente einer einfachen, schon seit jeher bewährten transkulturellen Bewußtseins-Tradition aufgreifen, nämlich die Betrachtung der Persönlichkeit als zwei Instanzen oder Wesen, die zusammen mit dem Höheren Selbst ein gemeinsames Entwicklungsziel verfolgen.[1]

Der große Vorteil dieser Bewußtseinsmodelle ist, daß sich durch ihren Gebrauch auf einfache Weise erkennen läßt, von welcher der beiden Instanzen der geistige **Irrtum oder die Kommunikationsstörung** ausgeht, und damit, von welcher Richtung aus man den Reharmonisierungsprozeß ansteuern muß. Ich nenne diese Instanzen das **Fühl-Ich** und das **Denk-Ich**.

Diese beiden Instanzen werden in den alten Traditionen als zwei verschiedene Wesen gesehen, die sozusagen in zwei verschiedenen Welten leben, aber gemeinsam den Lebensplan aus einer dritten Welt, der metaphysischen Welt des Höheren Selbst, umsetzen müssen. Jede Instanz:

- hat spezifische Eigenschaften
- arbeitet mit spezifischen Energiequalitäten
- wird in einem spezifischen Teil unseres Körpers erlebt
- hat eine eigenständige Zielsetzung für ihre Entwicklung

[1] Man findet diese Vorstellung zum Beispiel in der keltischen Tradition und in der Huna-Lehre, wobei es interessant ist anzumerken, daß Bachs engste Mitarbeiterin Nora Weeks Mitglied der internationalen *Huna Research Society* war.

• erfüllt eine spezifische Aufgabe in der Zusammenarbeit mit dem Höheren Selbst.

Auch in der Kommunikation untereinander und in der Kommunikation mit dem Höheren Selbst haben die beiden Instanzen unterschiedliche Möglichkeiten, die man sich für die Bach-Blütentherapie auf einfache Weise zunutze machen kann.

Auf den folgenden Seiten werden **Fühl-Ich** und **Denk-Ich** in Kurzform einander gegenübergestellt.

Anmerkungen zu den Abbildungen der Persönlichkeits-Instanzen

Fühl-Ich und Denk-Ich sind in diesem Modell die beiden Anteile, aus denen sich grundsätzlich jede Persönlichkeit aufbaut. Sie sind **nicht** identisch mit dem Anima/Animus-Begriff von C.G. Jung, sondern werden hier geschlechtsneutral gesehen.

Traditionell haben Frauen mehr Beziehungen zu den Eigenschaften des Fühl-Ichs, während Männer mehr mit den Eigenschaften des Denk-Ichs identifiziert werden. Daher erscheint in diesem Buch das Fühl-Ich mit weiblichen und das Denk-Ich mit männlichen Attributen.

In Ihrer persönlichen Vorstellung mögen die Instanzen anders aussehen, vielleicht geschlechtsneutraler oder gar abstrakt. Z. B. das Fühl-Ich erscheint in der Form eines Kreises oder einer Kugel, das Denk-Ich in Form eines Dreiecks.

Je nach individueller Bewußtseinsentwicklung nehmen die Instanzen in einer Persönlichkeit und in deren verschiedenen Persönlichkeitsbereichen unterschiedlich viel Raum ein. Einige von Ihnen mögen ein kräftiges großes Denk-Ich und ein zartes kleines Fühl-Ich haben, bei anderen ist das Fühl-Ich vielleicht voluminös und das Denk-Ich schmächtig und ausgemergelt. Wenn Sie das folgende Kapitel gründlich gelesen haben, könnte es reizvoll sein, Ihre persönliche Version des Fühl-Ichs und Denk-Ichs zu zeichnen.

Die Abbildungen auf den Seiten 34 und 51 sowie auf dem Lesezeichen zeigen den idealen Informationsfluß und Kommunikationszustand bei einem harmonischen Zusammenwirken beider Persönlichkeits-Instanzen. Der goldene Energie-Vogel symbolisiert den Seelenboten, die Verbindungs-Instanz zum Höheren Selbst.

Die 38 Zeichnungen auf den Seiten 66 bis 214 machen im Vergleich dazu die Abweichungen vom harmonischen Idealzustand deutlich.

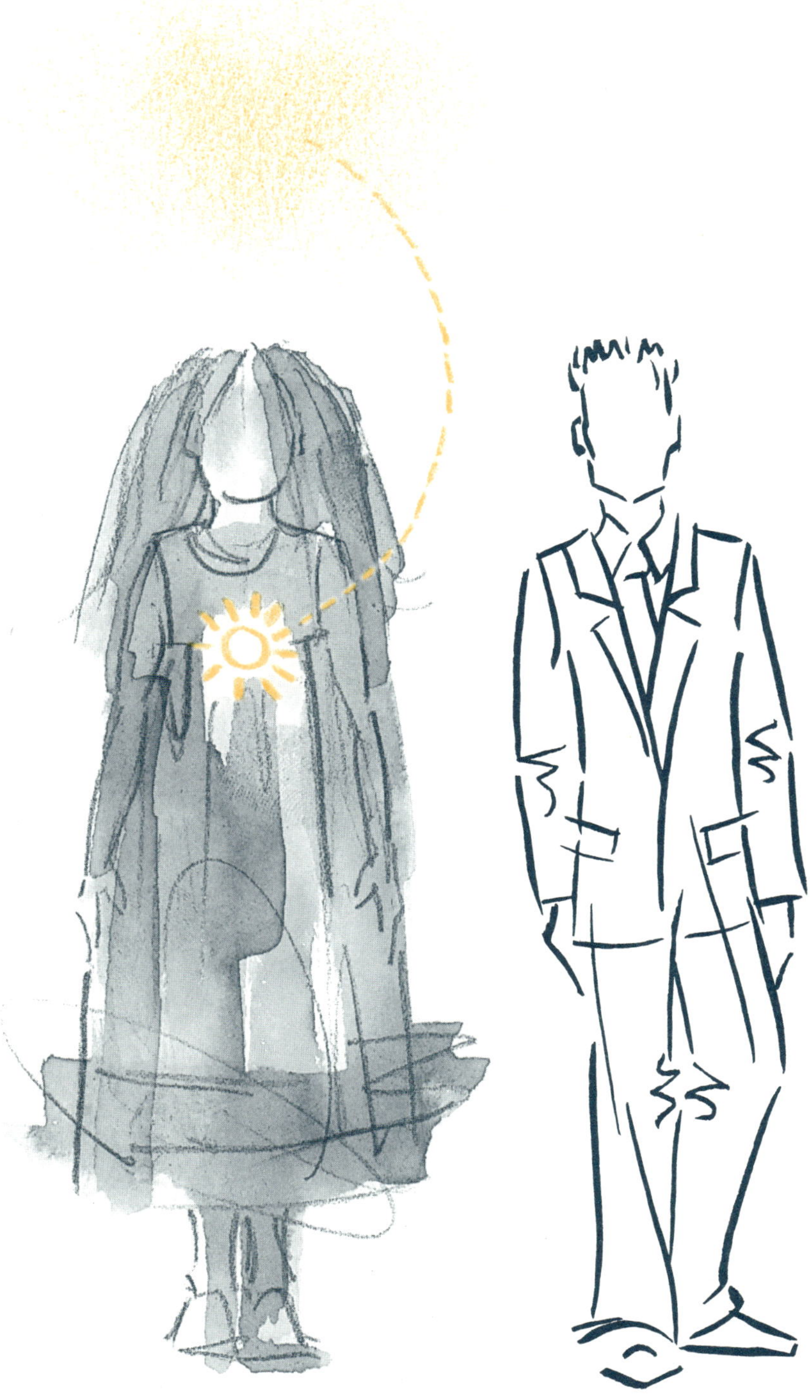

3.1 Mein Fühl-Ich

Andere Bezeichnungen: ***Jüngeres Selbst, Unterbewußtsein***

lebt in der Welt der Naturgesetze,

- hat Zugang zu der »Weisheitsmacht der Natur« und kann sich deren Informationen zunutze machen,
- hat als Teil der »großen Natur«, des Makrokosmos, einen direkten Zugang zum Überbewußten, einen Kanal zum Höheren Selbst

arbeitet mit der Vitalenergie

wird wahrgenommen, gespürt, in der Solarplexus-Region (Sonnengeflecht)

herrscht über den physischen Körper und verwaltet den sogenannten Erinnerungsspeicher, d. h. die in Nerven und Muskeln energetisch gespeicherten Erinnerungen an alles, was passiert ist

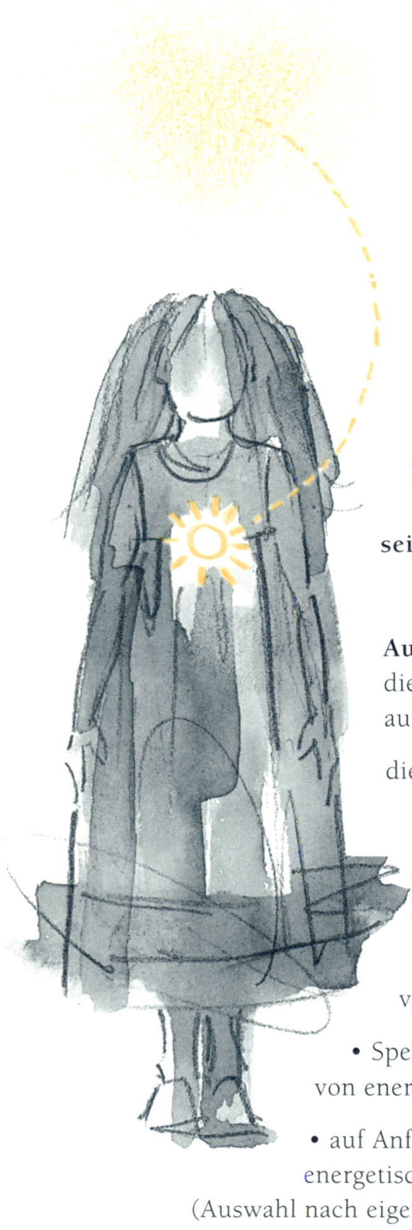

sein Entfaltungsziel: sich freudig ausdrücken, kreativ sein, Ideen materialisieren, umsetzen

seine Bedürfnisse: gefühlsmäßige Anerkennung, Liebe

Aufgaben gegenüber dem Höheren Selbst:
die Impulse des Höheren Selbst als Manifestation der Liebesenergie aufnehmen, um sie an das **Denk-Ich** weiterzugeben

die Verbindung mit dem Höheren Selbst unterhalten und pflegen

Aufgaben gegenüber meinem Denk-Ich:
Bewahren und Helfen

- Versorgung mit Vitalenergie (zum Aufbau von Willensenergie)
- Speicherung von Impulsen in Form von energetischen Mustern
- auf Anforderung des Denk-Ichs Lieferung von gespeicherten energetischen Mustern in Form von Bildern und Glaubenssätzen (Auswahl nach eigenem Ermessen), Langzeitgedächtnis
- Weiterleitung von Impulsen des Höheren Selbst an das Denk-Ich in der Regel durch die rechte Gehirnhälfte

Mein Denk-Ich

Andere Bezeichnungen: ***Bewußtes Selbst, Wachbewußtsein***

lebt in der polaren oder dualen Welt der sozialen Gesetzmäßigkeiten, wo der freie Wille herrscht

- hat keinen direkten Kanal zum Höheren Selbst

arbeitet mit der Willensenergie

wird wahrgenommen im Kopf: im harmonischen Zustand in beiden Gehirnhälften

lebt als Gast im physischen Körper

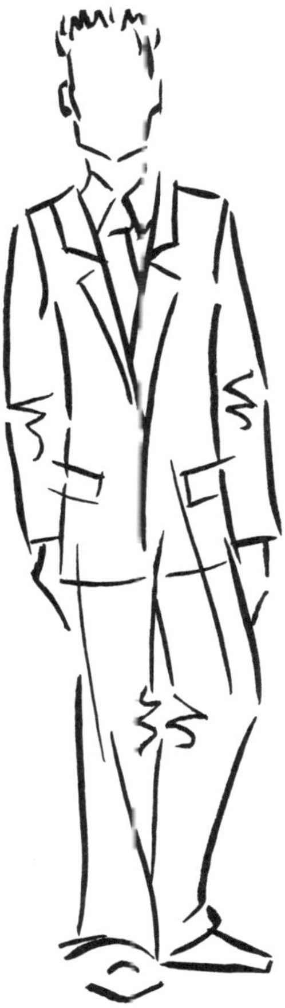

sein Entfaltungsziel: Leistungen vollbringen, die in der sozialen Welt von anderen Menschen anerkannt werden

seine Bedürfnisse: soziale Anerkennung,
Weisheit erlangen

Aufgaben gegenüber dem Höheren Selbst:
die über das **Fühl-Ich** gesendeten Impulse annehmen,
den Lebensplan erkennen und zusammen mit dem **Fühl-Ich** bewußt umsetzen
Göttliche Weisheit verwirklichen

Aufgaben gegenüber meinem Fühl-Ich:
Entscheiden, Ermutigen und Beraten

- Die Initiative zur Kontaktaufnahme mit dem Höheren Selbst ergreifen
- Die vom Fühl-Ich gesendeten Impulse ordnen, beurteilen, selektieren, daraus Entscheidungen formen und den Willensimpuls zum Handeln setzen
- Weiterleitung von Impulsen des Höheren Selbst an das Denk-Ich, in der Regel durch die rechte Gehirnhälfte.

Eigenschaften:

- reagiert gutgläubig, treuherzig, unkritisch, »wie ein Kind«
- nimmt alles wortwörtlich
- »denkt« in Bildern
- kommuniziert wortlos, äußert sich z. B. durch Stöhnen, Weinen, Niesen, Husten
- kann nicht unterscheiden zwischen falsch und richtig, äußeren und inneren Eindrücken
- unterhält Kontakte mit anderen Wesen auf gefühlsmäßiger und telepathischer Ebene und leidet mit, wenn es andere Wesen leiden sieht
- als Teil der Natur strebt es immer nach Ausgleich und Balance, will harmonisieren
- als verantwortliche Instanz für den Kräftehaushalt und die Regeneration des physischen Körpers geht es nicht gerne Risiken ein, sondern reagiert konservativ, neigt zur Ausbildung von Gewohnheiten
- möchte sich geborgen und bis zu einem gewissen Grade geführt fühlen
- reagiert auf Lob und Tadel, Autoritäts- und Willensbezeugungen
- ist beeindruckbar durch Rituale, sprachliche und schriftliche Äußerungen des Denk-Ichs
- möchte Unangenehmes und Schmerzliches vermeiden und reagiert nach dem Lust- und Unlustprinzip
- ist unaufhörlich tätig, arbeitet am liebsten kontinuierlich auf ein lohnendes Ziel hin
- möchte Dinge zum Abschluß bringen und erwartet vom Denk-Ich Richtungs- und Handlungsimpulse

muß lernen, flexibler zu werden, andere Wesen nicht gefühlsmäßig zu verletzen und sich immer mehr mit dem Höheren Selbst zu verbinden und seine Liebe auszustrahlen.

Eigenschaften:

- denkt linear und logisch
- verfügt über Sprache
- identifiziert sich mit sozialen Rollen
- produziert Ideen, Gedanken, emotionale Glaubenssätze
- visualisiert, formt Vorstellungsbilder
- setzt Ziele, trifft ständig Entscheidungen, zum Beispiel: sich dem Fühl-Ich zuzuwenden, es zu ignorieren oder abzulehnen, abzuschalten oder sich zu konzentrieren
- kann jede Art gedanklicher Aktivität unternehmen, zum Beispiel in die Vergangenheit flüchten, sich eine Traumwelt erschaffen oder in die Zukunft träumen, hypnotisieren
- kann durch bewußte Entscheidung die Reaktionsmuster des Fühl-Ichs gezielt verändern

muß lernen, mit dem Fühl-Ich zusammen-
zuarbeiten, die geistigen Gesetze zu verstehen,
seine Fähigkeiten zu entwickeln und
sie in den Dienst der größeren Einheit zu stellen.

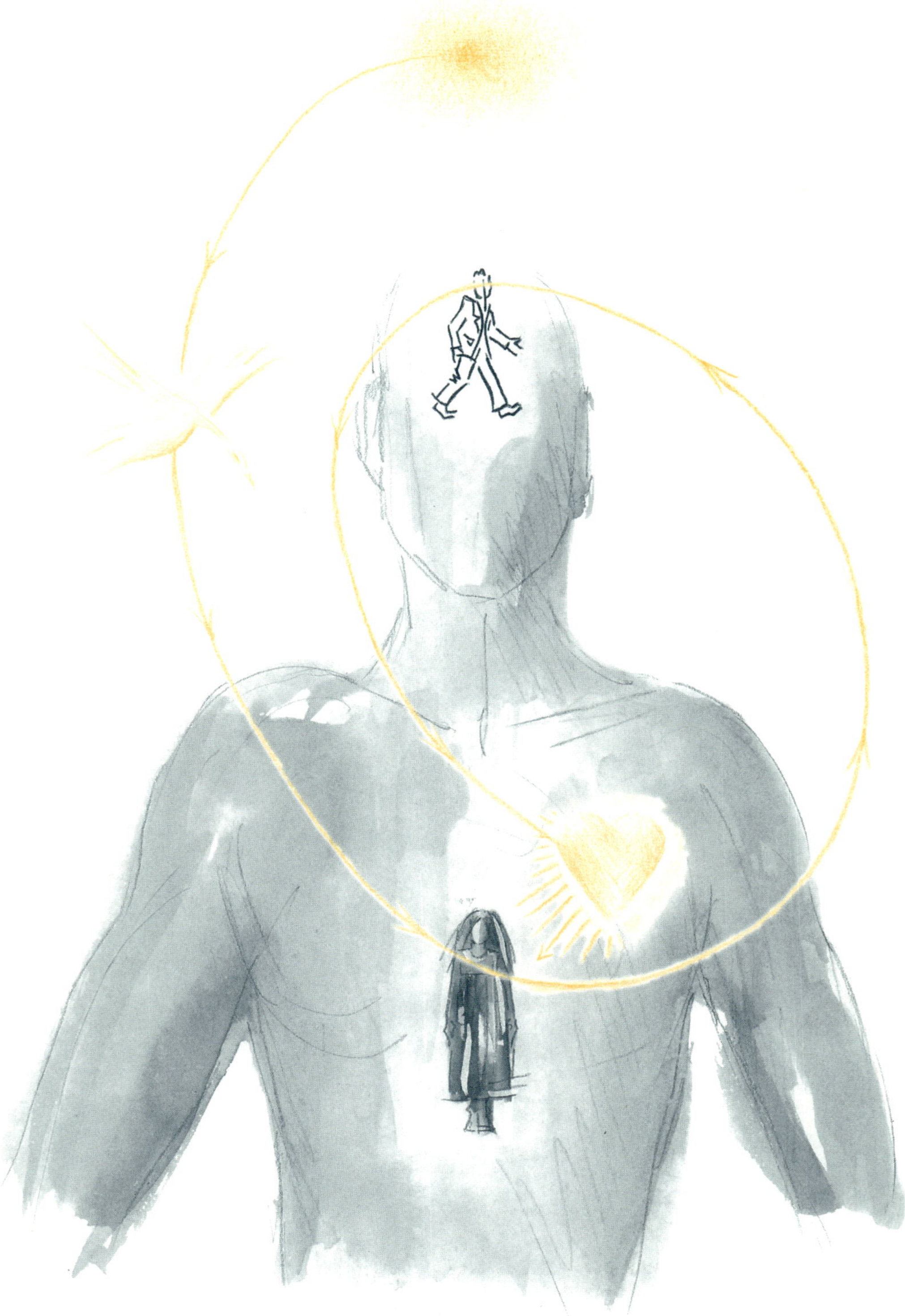

3.2 Fühl- & Denk-Ich und das Höhere Selbst

Wie könnte man sich in diesem Bewußtseinsmodell **das Höhere Selbst** vorstellen? Das Höhere Selbst als Vermittlungsinstanz zur unsterblichen Seele **lebt in einer metaphysischen, überbewußten Welt**, dort, wo die geistigen Gesetze niedergelegt sind, wo göttliches Bewußtsein herrscht.

Es arbeitet mit der Liebesenergie, der göttlichen Güte anteilnehmenden Mitgefühls.

Es wird wahrgenommen im menschlichen Herzen, dem Sitz unseres Gottesbewußtseins. Nur im Herzen erkennen wir wirklich, was richtig oder falsch ist. Denken wir an die Worte des kleinen Prinzen: *»Man sieht nur mit dem Herzen gut.«*

Es offenbart sich, wie es oft heißt, **als pulsierende Präsenz**, analog zum Schlagen unseres menschlichen Herzens.

Sein Ziel ist, das Fühl-Ich und Denk-Ich bei der Umsetzung des Lebensplanes zu leiten und das Denk-Ich zu lehren, mit dem Herzen zu denken.

Man könnte sich vorstellen, das Höhere Selbst beobachtet aus einer höheren Sphäre wohlwollend die Aktivitäten des Fühl-Ichs und Denk-Ichs in permanenter Bereitwilligkeit zum Helfen. Es greift aber von sich aus nicht in deren Handeln ein, da sonst die freie Wahl des Denk-Ichs nicht respektiert würde und damit der Mensch keine Entwicklungschance hätte.

Vielmehr muß sich das Denk-Ich, wenn es innere Führung sucht, mit der vom Fühl-Ich bereitgestellten Energie aktiv an das Höhere Selbst wenden.
Dieses Gesetz finden wir auch in dem Bibelwort: *»Bittet, so wird Euch gegeben. Suchet, so werdet Ihr finden. Klopfet an, so wird Euch aufgetan.«*

Die Eigenschaften des Höheren Selbst sind von unserer begrenzten Wahrnehmungsebene aus nur unvollkommen zu beschreiben. Man spricht von göttlicher Liebe und göttlicher Weisheit.
Göttliche Liebe heißt bedingungslose Liebe, dauerhafte Zuneigung, die nicht – wie häufig auf der Persönlichkeitsebene – an Bedingungen geknüpft ist.
Göttliche Weisheit bedeutet die höchste schöpferisch wirkende Form der Intelligenz – im Gegensatz zum Intellekt des Denk-Ichs auf der Polaritätsebene.

3.3 So verläuft die ideale Kommunikation zwischen Fühl-Ich, Denk-Ich und dem Höheren Selbst

Das Symbolbild auf der linken Seite will diese ideale Verbindung deutlich machen. Der goldene Seelenvogel überwindet die Grenze zwischen dem Höheren Selbst und der Persönlichkeit, liefert sozusagen als Telegrammbote Botschaften des Höheren Selbst frei Haus, wenn Sie ihm die Tür zu Ihrem Herzen öffnen.

Das ideale Zusammenwirken zwischen beiden Persönlichkeits-Instanzen kann man sich folgendermaßen vorstellen:

Das **Höhere Selbst** schickt einen Impuls, eine formlose Botschaft, die von meinem **Fühl-Ich** unbewußt aufgenommen und als positives Gefühl, zum Beispiel freudige Erregung oder tiefe Gelassenheit, wahrgenommen wird. ➔

Das **Fühl-Ich** leitet diesen Impuls meinem **Denk-Ich** zu.

Mein **Denk-Ich** nimmt den Impuls wahr als innere Stimme, Intuition, Inspiration – vielleicht während einer Meditation, bei einer kreativen Beschäftigung oder einer anderen hingebungsvollen Tätigkeit. ➔

Mein **Denk-Ich** erkennt diesen Impuls als vom **Höheren Selbst** stammend und akzeptiert ihn voller Dankbarkeit im Herzen.
Es beschließt, diesem Impuls zu folgen, ihn zu verwirklichen. ➔

Mein **Denk-Ich** erkennt im Herzen, daß alle Botschaften vom Höheren Selbst dem eigenen Lebensplan dienen und daher auch im Einklang mit dem großen Schöpfungsplan sind. ➔

Die freudige Entschlossenheit meines **Denk-Ichs** erweckt als Reaktion in meinem **Fühl-Ich** erhebende Gefühle wie z. B. Freude und Mut, was beide zusätzlich im Handeln beflügelt. ➔

Die dabei entstehenden positiven Gefühlserfahrungen bestärken mein **Denk-Ich**, weitere positive Entscheidungen im Sinne meines Lebensplanes zu treffen. ➔

Mein **Fühl-Ich** antwortet auf diese positiven Entscheidungen mit um so stärkeren positiven Gefühlen. ➔

Im Verlauf einer solchen Kette von göttlich inspirierten Aktionen meines Denk-Ichs und positiven Gefühlsechos meines **Fühl-Ichs werden die positiven Gefühlsmuster und Glaubenssätze im Speicher meines Fühl-Ichs tendenziell den positiven Gefühlspotentialen des Höheren Selbst immer ähnlicher.**

Der Speicher meines **Fühl-Ichs** wird transformiert.
Die Wahrnehmungsantennen meines **Fühl-Ichs** richten sich automatisch immer mehr in die Richtung des Höheren Selbst.

Immer mehr Botschaften des Höheren Selbst können in Wahrnehmungskanäle meines Fühl-Ichs einfließen. Denk-Ich & Fühl-Ich schreiten immer weiter voran auf dem »Weg der Wahrheit und des Lichts, von dem sie nie hätten abkommen sollen«

Diesen nur scheinbar komplizierten Ablauf gibt eine uns aus der Kinderzeit bekannte Spruchweisheit ganz einfach wieder: *»Willst Du glücklich sein im Leben, trage bei zu andrer Glück, denn die Freude, die wir geben, kehrt ins eigne Herz zurück.«*

Eine ideale Kommunikation zwischen Denk-Ich & Fühl-Ich und dem Höheren Selbst ist aber nur unter folgenden Voraussetzungen möglich:

- Mein **Fühl-Ich** muß Zeit haben, die Botschaften des Höheren Selbst aufzunehmen, und es darf nicht durch Alltagstätigkeiten für das **Denk-Ich** zu sehr beschäftigt oder zu sehr abgelenkt sein.

- Die Aufnahmefähigkeit meines **Fühl-Ichs** darf nicht durch Seelengifte, Psychotoxine (s. S. 46), behindert sein.

- Mein **Denk-Ich** muß dem **Fühl-Ich** liebevoll zugewendet leben, bereit und dankbar, von ihm die Impulse des Höheren Selbst aufzunehmen.

- Mein **Denk-Ich** muß bereit sein, diese Impulse nach Prüfung in praktisches positives Handeln umzusetzen.

- Mein **Denk-Ich** muß erkennen: Je mehr es sich meinem **Fühl-Ich** zuwendet und je mehr Positives im Sinne des eigenen Lebensplanes es tut, desto mehr »Geschenke« wird es dafür über mein **Fühl-Ich** vom Höheren Selbst bekommen.

Um genauer zu verstehen, warum dieser ideale Zustand so selten herrscht und wie die negativen Verhaltensmuster der Bach-Blütentherapie zustande kommen, ist es notwendig, die Kommunikations-Möglichkeiten und -Störungen zwischen **Denk-Ich & Fühl-Ich** genauer zu betrachten.

4. Kommunikation zwischen Fühl-Ich und Denk-Ich

4.1. Wie findet Wahrnehmung statt?

Vereinfacht gesagt, kann ein Impuls, den das Fühl-Ich empfängt – von außen, aus der Umwelt, oder aus dem eigenen Körper oder auch vom Höheren Selbst –, grundsätzlich auf zwei Arten beantwortet werden:

- durch eine bewußte Reaktion des **Denk-Ichs** oder
- mit einer automatischen Reaktion aus dem Speicher des **Fühl-Ichs**.

Ersteres wird auch durch die Bach-Blütentherapie angestrebt, letzteres schafft Probleme.

Bei einer bewußten Reaktion nimmt das **Denk-Ich** die gesendeten Impulse des Fühl-Ichs bewußt wahr.

Es prüft die aktuelle Wahrnehmung realistisch unter Berücksichtigung der vom Fühl-Ich gelieferten Bilder und Glaubenssätze aus dem Erinnerungsspeicher und formt daraus eine der Situation angemessene Entscheidung.

Diese wird dem Fühl-Ich wieder zurückgesendet und von ihm als neuer Glaubenssatz anstelle des bisherigen Glaubenssatzes abgespeichert.

Beispiel:
Wahrnehmung: »*Es riecht angebrannt.*«

Das Fühl-Ich liefert: »*Der Kochtopf in der Küche brennt durch. Es wird zum Feuerausbruch kommen, wie damals in meiner alten Wohnung in München.*«

Das Denk-Ich prüft realistisch die Situation: »*Ich gehe in die Küche, sehe, daß alle Elektroplatten abgestellt sind und stelle fest, der Brandgeruch kommt aus der Wohnung des Nachbarn.*«

Das Denk-Ich entscheidet: »*Ich werde in meiner Wohnung keinen Feuerausbruch erleben wie damals in München, sondern klingele beim Nachbarn und melde den Brandgeruch.*«

Neuer Glaubenssatz: »Nicht jeder Brandgeruch, den ich wahrnehme, kommt aus meiner eigenen Wohnung. Bei Brandgeruch suche ich die Ursache.«

Durch das Treffen von bewußten Entscheidungen ist der Erinnerungsspeicher und damit ein Teil des **Fühl-Ichs** einem stetigen Umwandlungsprozeß unterworfen. In solchen Augenblicken, besonders bei konstruktiven Unterscheidungen, wird Energie »umgesetzt«, ein Entwicklungsschritt findet statt. Dieses geschieht, wenn wir »im Hier und Jetzt« leben.

Eine automatische Reaktion des **Fühl-Ichs** tritt ein, wenn das Denk-Ich aus irgendeinem Grunde nicht bereit oder in der Lage ist, eine aktuelle Wahrnehmung zur Kenntnis zu nehmen und zu prüfen.

In solchen Fällen muß das Fühl-Ich diese Aufgabe übernehmen und allein entscheiden. Dieses versucht es auch, allerdings ohne über die dafür geeigneten Werkzeuge zu verfügen.

Weil es nur reagieren kann, benutzt es diejenigen starken Erinnerungsbilder, die der jetzigen Situation noch am ähnlichsten sind und reagiert genauso wie in der früheren Situation: Der Mensch gerät z. B. in panische Angst.

Da negativ gefärbte Erinnerungen mit vielfach stärkerer energetischer Ladung gespeichert sind als positive, liefert unser Erinnerungsspeicher schneller negative als positive Erinnerungen.

Solchen unangenehmen Erinnerungen möchte sich mein Fühl-Ich nicht aussetzen, sondern drückt sie sofort zurück in den Speicher, verdrängt sie »in den Schatten«. Das Fühl-Ich trifft also die Entscheidungen nach dem Lustprinzip, bzw. nach der Strategie, »wie kann ich mir Mühe ersparen und Unangenehmes vermeiden«.

Mein Fühl-Ich ist damit aber diese verdrängten Gefühle und abgelehnten Impulse nicht endgültig los. Denn nach dem Resonanzgesetz fängt ein verdrängter Impuls wieder zu schwingen an, wenn er von einem anderen Menschen vor unseren Augen ausgelebt wird.

Zum Beispiel: Wenn uns als Kind verboten worden ist, mittags zu schnell den Teller leer zu essen, und uns nun in einem Restaurant ein Mann gegenübersitzt, der genau das tut ... Da dieses Bild in unserem Erinnerungsspeicher mit einem Verbot, also einem unangenehmen Gefühl, belegt ist, wehren wir uns gegen diese Wahrnehmung bzw. gegen das aufsteigende Unbehagen, das dadurch entsteht:

Entweder verdrängen wir diese Erinnerung noch nachhaltiger und bringen sie tiefer in den Schatten, wo sie sich immer mehr verzerrt und »pervertiert«. Oder wir projizieren dieses ehemalige Verbot auf den Mann, indem wir sagen oder zumindest denken: »Es gehört sich nicht, das Essen so unästhetisch herunterzuschlingen ...«

In allen Fällen, in denen eine Wahrnehmung vom Denk-Ich nicht bewußt bearbeitet wird, sondern vom Fühl-Ich nur mit einem Automatismus beantwortet werden kann, sind die getroffenen Entscheidungen der realen Situation nicht wirklich angemessen, und eine konstruktive Transformation der entsprechenden Energie kann nicht stattfinden.

Es entsteht ein energetischer Ballast – »Sand im Getriebe« –, der bei der weiteren Informationsverarbeitung zwischen Fühl-Ich und Denk-Ich mit hin- und hergeschoben wird.

Alle verdrängten, alle unvollkommen abgeschlossenen Handlungen haben die Tendenz, sich immer wieder ins Bewußtsein zu drängen, weil das Fühl-Ich sie endlich zu Ende bringen und endgültig abspeichern möchte.

Je umfangreicher der Ballast, desto mehr Energie wird in diesen Prozessen gebunden, desto mehr verstopfen die Wahrnehmungskanäle des Fühl-Ichs zum Höheren Selbst.

4.2 Wie erleben sich mein Fühl-Ich und mein Denk-Ich?

Da mein Fühl-Ich unbewußt ist, bekommt es seine Selbstwahrnehmung über mein Denk-Ich.

Was es über mein Fühl-Ich denkt, ob mein Denk-Ich mein Fühl-Ich schätzt, liebt, ignoriert oder ablehnt, all das saugt mein Fühl-Ich auf wie ein Schwamm. Es wird zu dem, was das Denk-Ich von ihm denkt. Wird es geliebt, blüht es auf, wird es nicht geliebt, wird es »klein und häßlich«.

Mein Fühl-Ich reflektiert wie ein Spiegel alle Gedanken und Glaubenssätze des Denk-Ichs und beantwortet sie mit einer Reaktion aus seinem Speicher. Es nimmt jeden Impuls des Denk-Ichs auf und betrachtet ihn als einen »Befehl«, den es versucht, sofort auszuführen.

Dabei prüft es jedes Mal das Erinnerungsmaterial im Speicher, was eine ungeheure Leistung darstellt. Für diese Leistung erwartet es die Liebe und Anerkennung meines Denk-Ichs.

Mein Fühl-Ich möchte auch, daß man ihm vertraut, so wie ein Kind möchte, daß seine Eltern ihm vertrauen. Wenn es durch starke Gefühlsimpulse überfordert ist, erwartet es vom Denk-Ich in gewisser Weise beschützt, geführt und getröstet zu werden. Ebenso erwartet es vom Denk-Ich auch kontinuierliche Willensaktionen, weil es das Gefühl braucht, eine sinnvolle Aufgabe zu erfüllen. Mein Fühl-Ich ist begeistert, wenn das Denk-Ich die übermittelten Impulse des Höheren Selbst auch aufgreift und diese gemeinsam in die Tat umgesetzt werden.

Das Selbstbild meines Denk-Ichs formt sich aus den Glaubenssätzen und Beurteilungen, die es zunächst durch die Erziehung und seine soziale Umgebung aufgenommen hat und die es sich später durch die Erfahrungen seines eigenen Handelns bildet.

Zum Beispiel glaubt es zunächst aufgrund der Beurteilung seines Vaters, »Ich bin nur mittelmäßig begabt«, und weiß später aus der eigenen Erfahrung mehrerer gut bestandener Prüfungen: »Ich bin mehr als mittelmäßig begabt.« Dabei benutzt das Denk-Ich als Maßstab die Kriterien der sozialen Welt, in der es lebt – jedenfalls so lange, bis es mehr Kontakt zu seinem Höheren Selbst gefunden hat und auch nach geistigen Gesetzen urteilen kann.

4.3 So spricht mein Denk-Ich mit meinem Fühl-Ich

Da mein **Denk-Ich** über Bewußtsein, Entscheidungsfähigkeit, geistige Projektionskraft und Sprache verfügt, ist die Kommunikation mit dem Fühl-Ich natürlich wesentlich einfacher als umgekehrt.

Deshalb liegt die Verantwortung für eine gute Kommunikation mit dem Fühl-Ich – und damit auch für die Kommunikation mit dem Höheren Selbst – vollkommen beim Denk-Ich.

In dem Moment, wo mein Denk-Ich in seiner Verblendung glaubt, mein Fühl-Ich beiseite schieben zu können (»das verstehst du nicht« oder »du immer mit deinem komischen Gefühl«), vergißt es, daß es letzten Endes vollkommen auf das Fühl-Ich angewiesen ist, daß es auf die Dauer allein »nichts« ist. Aus dieser Sicht ist das Fühl-Ich sozusagen seine bessere Hälfte.

In welcher Hinsicht ist das Denk-Ich auf das Fühl-Ich angewiesen? Ohne die Vitalenergie des Fühl-Ichs bekommt mein Denk-Ich nicht den »Saft«, den es zur Bildung seiner Arbeitsenergie, der Willensenergie benötigt.

Außerdem verfügt das Fühl-Ich über den Erinnerungsspeicher im Körper und liefert so die Grundlagen für alle Tätigkeiten des Denk-Ichs. Ohne die Verbindung zu diesem Speicher hat das Denk-Ich kein Gedächtnis, keine Fakten, kein Material, mit denen es arbeiten und Entscheidungen bilden kann usw.

Und das wichtigste: Ohne die Gefühlsimpulse des Fühl-Ichs hat das Denk-Ich normalerweise keinen Zugang zum Höheren Selbst.

Um mit dem Fühl-Ich in guter Verbindung zu sein, muß sich mein Denk-Ich auf die Wesensart des Fühl-Ichs einstellen.

Da das Fühl-Ich in Bildern denkt, muß ihm mein Denk-Ich seine Anweisungen möglichst klar und bildhaft übermitteln. Es sollte sie so geben, daß die Phantasie und die Kreativität des Fühl-Ichs angeregt wird, daß es Lust bekommt, diese Anweisung auszuführen, so wie es ein Schüler tut, dem man eine interessante Aufgabe übertragen hat.

Mein Denk-Ich muß sich bewußt sein, daß mein Fühl-Ich keinerlei intellektuelle Neigungen hat, sondern ganz konkret wissen möchte, was Schritt für Schritt zu tun ist und welche Vorteile es selbst von diesen Aktivitäten hat.

Gelingt es meinem Denk-Ich nicht, meinem Fühl-Ich klarzumachen, warum etwas wichtig ist zu tun und was es selbst davon hat, wird das Denk-Ich keine dauerhaften Erfolge haben.

Ein Beispiel, das viele kennen: das leidige Thema Abnehmen. Der Wunsch meines Denk-Ichs, sich in Kleidergröße 38 hineinzuhungern, weil dies gängigen Schönheitsnormen entspricht, ist für mein Fühl-Ich kein überzeugendes Argument. Ebenso kann es mit einer abstrakten Gesundheitsvorstellung nichts anfangen. Das Fühl-Ich wird die Diät zwar eine Weile mitmachen, solange das Denk-Ich es mit viel Willensenergie dazu zwingt. Aber erst, wenn sich mein Fühl-Ich körperlich wohler fühlt, beweglicher wird und sein Wesen dadurch besser zum Ausdruck bringen kann, wird es bereit sein, wirklich mitzuziehen, und der Abnahme-Erfolg wird von Dauer sein.

Durch seine latente Verbindung zum Höheren Selbst hat das **Fühl-Ich** einen feinen Sinn für die wahre Motivation, die einem »Auftrag« zugrunde liegt. Man kann sein Fühl-Ich zwar eine Weile mit hehren Sprüchen, eindrucksvollen schriftlichen Anweisungen, z. B. Gesetzestexten oder rituellen Maßnahmen, beeindrucken – aber früher oder später durchschaut es unbewußt, welche Motivation dahinter steckt und zieht sich, wenn es damit nicht übereinstimmt, aus der Kommunikation zurück. Es reagiert ähnlich, wie ein Kind auf doppeldeutige Erziehungsmaßnahmen seiner Eltern reagiert.

Hier wird die große Verantwortung des Denk-Ichs gegenüber dem Fühl-Ich deutlich. Das Fühl-Ich reagiert letzten Endes auf die innere Ehrlichkeit, die es dem »Gefühlston« instinktiv entnimmt.

Unser Fühl-Ich ist empfänglich für Belohnungen und reagiert grundsätzlich konservativer als das Denk-Ich. Da es unser physisches Überleben sichert, geht es ungern ein Risiko ein. Es handelt nach einem der gern zitierten Mottos: *»Das haben wir schon immer so gemacht.« »Da könnte ja jeder kommen.« »Das haben wir noch nie so gemacht.«*

Hat mein Denk-Ich also etwas Neues erkannt, möchte es eine neue Entscheidung in die Praxis umsetzen, muß es dies meinem Fühl-Ich einfühlsam und geduldig immer wieder klarmachen, so ähnlich wie Eltern einem Kind einen Sachverhalt geduldig wieder und wieder erklären. Eine psychologische Erfahrung sagt: Neues muß mindestens zehnmal eingeübt werden, ehe ein altes Verhaltensmuster aufgegeben wird.

Mein Denk-Ich muß mein Fühl-Ich für seine Fortschritte loben und ihm für seine präzise und bereitwillige Arbeit danken. Man hat keinen besseren Verbündeten auf der Welt als sein eigenes Fühl-Ich. Je mehr wir es schätzen, das heißt je mehr wir uns selbst annehmen und lieben, desto mehr Zugang haben wir automatisch zu den göttlichen Eigenschaften unseres Höheren Selbst.

4.4 Wie die Fehlkommunikation zwischen Denk-Ich und Fühl-Ich zu negativen Verhaltensmustern führt

In diesem Kapitel wird das Fehlverhalten beider Instanzen getrennt aufgeführt, um das Zustandekommen der negativen Verhaltensmuster des Bach-Systems noch besser zu verstehen und um später gezielter damit umgehen zu können. Es ist klar, daß diese Instanzen in ständiger Wechselbeziehung stehen und daß die weiter unten genannten Fehler nie vorsätzlich geschehen, sondern immer aus einer inneren Not heraus oder aus Unreife bzw. durch Mißverständnisse in bezug auf die geistigen Gesetze.

Tatsächlich tut jeder Mensch in jedem Moment sein Bestmögliches, d.h. das, was er aufgrund seiner Einsichten im Hier und Jetzt für optimal hält.

Die wichtigsten Fehlverhalten des Denk-Ichs gegenüber dem Fühl-Ich

- Das Denk-Ich nimmt seine eigene Aufgabe nicht wahr, entwickelt sich nicht weiter und überlastet dadurch das Fühl-Ich.

  Beispiel: Es ist zu träge, die Impulse des Fühl-Ichs wirklich zu analysieren und Entscheidungen zu treffen. Bach-Blüten-Muster: *Chestnut Bud.*

- Das Denk-Ich überschätzt sich und versucht, dem Fühl-Ich die Maßstäbe seiner sozialen Welt aufzuzwingen.

  Beispiel: Es fordert vom Fühl-Ich das Verständnis für abstrakte Zusammenhänge und reagiert ungeduldig, wenn das Fühl-Ich nicht schnell genug entsprechende Informationen aus dem Speicher liefert. Bach-Blüten-Zustand: *Impatiens.*

- Das Denk-Ich respektiert das Wesen und die inneren Gesetzmäßigkeiten des Fühl-Ichs nicht, weil es sich nicht genug mit ihnen beschäftigt hat.

  Es beutet zum Beispiel die Vitalreserven des Fühl-Ichs rücksichtslos aus – so wie die Menschheit ihre Vitalreserve, die Natur, ausbeutet und immer mehr Wälder abholzt – ohne sich die Konsequenzen klarzumachen. Bach-Blüten-Zustand: *Oak.*

- Das Denk-Ich wendet sich dem Fühl-Ich nicht genügend zu, vernachlässigt es, was dazu führt, daß mein Fühl-Ich versucht, seine Bedürfnisse nach Kommunikation, Schutz und Führung bei den Denk-Ichs anderer Personen zu stillen. Bach-Blüten-Zustand: *Heather.*

  Dabei läßt sich das Fühl-Ich eventuell von einem anderen Denk-Ich ausnutzen. Bach-Blüten-Zustand: *Centaury.*

Das Mißverständnis des Denk-Ichs in bezug auf die einzelnen Bach-Blüten-Prinzipien finden Sie im Übungsteil (S. 66–217) jeweils auf der ersten Doppelseite zu jeder Blüte (»Blüten-Schlüssel«). Hier wird deutlich, inwiefern die harmonische Zusammenarbeit zwischen beiden Instanzen aus dem Gleichgewicht geraten ist.

Reaktionen des Fühl-Ichs auf Fehler des Denk-Ichs

Das Denk-Ich kann vom Fühl-Ich sehr viel verlangen, das **Fühl-Ich** wird immer kooperieren – so lange, bis seine Grenzen erreicht sind. Dann wird es aus Selbstschutz in passiven Widerstand verfallen. So wird zum Beispiel als Reaktion auf lang anhaltende *Rock-Water*-Forderungen, irgendwann der Körper »sein Recht verlangen« (*Olive*).

Weigert sich mein Denk-Ich, seine Entscheidungs- und Führungsrolle zu übernehmen, reagiert das Fühl-Ich zunächst oft überschießend. Es überschwemmt das Denk-Ich mit Gefühlsimpulsen – ähnlich, wie wenn ein Kind laut schreit – in der Hoffnung, das Denk-Ich dadurch wachzurütteln. Bach-Blüten-Zustand: *Holly*.

Geht mein Denk-Ich immer noch nicht darauf ein, kann das Fühl-Ich – je nach Art der gespeicherten Glaubenssätze – sehr unterschiedlich reagieren:

Manchmal sabotiert es die Anforderungen des Denk-Ichs nach Gedächtnisinhalten, indem es den Speicher blockiert, so daß das Gedächtnis aussetzt.
Es kann sogar einen kleinen Unfall provozieren, sich zum Beispiel die Hand verstauchen, um eine Handlungsforderung des Denk-Ichs nicht länger erfüllen zu müssen.
Je weniger sich mein Denk-Ich auf mein Fühl-Ich einstimmt, desto fremder werden sich die beiden Instanzen, und es wird zunehmend mehr psychische Energie gebraucht, um die Kommunikationskluft zwischen beiden zu überbrücken.
Oft zieht sich zum Beispiel das Fühl-Ich immer weiter zurück und entwickelt ein Eigenleben, wie zum Beispiel im *Clematis*-Zustand.

Erhält das Denk-Ich nur noch wenige Impulse durch das Fühl-Ich, kann es leicht in *Cerato*-Zustände verfallen und ratlos werden.

Für das Fühl-Ich ist es in solchen Situationen sehr schwierig, die Verbindung zum Höheren Selbst aufrechtzuerhalten, da es zur Überbrückung der Kommunikationskluft zu viel seiner Zeit und Energie aufwenden muß.

Aufgrund seiner Natur als Teil des Makrokosmos ist das Fühl-Ich zwar latent immer mit dem Höheren Selbst verbunden, kann sich für die Lösung eines spezifischen Problems selbst aber nicht gezielt an das Höhere Selbst wenden, da die bewußte Initiative dazu vom Denk-Ich ausgehen muß.

In solchen Fällen sammelt sich im Speicher des Fühl-Ichs immer mehr Ungelöstes und Unerledigtes an: Verworrene Empfindungen, halb verdaute negative Glaubenssätze, abgelehnte energetische Impulse, die sich immer mehr verzerren und zu Psychotoxinen werden.

Die Folge: Um sich am Leben zu erhalten, muß sich zwangsläufig auch das Fühl-Ich immer mehr verzerren, und dadurch verzerren sich auch seine Empfangsorgane gegenüber den Botschaften des Höheren Selbst.

So wird die Wahrnehmung des eigenen Lebensplans immer schwieriger. Das Fühl-Ich sucht auf der falschen Ebene nach Lösungen, kann trügerische Angebote nicht mehr von echten Lösungsmöglichkeiten unterscheiden, weil durch die Verzerrungen auch seine Instinkte immer mehr versagen.

Das ist der Grund, warum in allen spirituellen und geistigen Traditionen ein so großer Wert auf Reinigung gelegt wird. In der Huna-Tradition spricht man zum Beispiel in diesem Zusammenhang von Kala-Reinigung, was wörtlich übersetzt bedeutet: »Das Licht wiederherstellen.« Bach spricht vom »Weg der Wahrheit und des Lichtes, von dem wir nie hätten abkommen sollen«.

Es wird behauptet, daß auch schon in vergangenen Kulturen Pflanzen, vielleicht sogar Pflanzen-Energien, zur Reinigung der seelischen Empfangsorgane benutzt worden sind.

Für unsere Fühl-Ich-Instanz ist es dabei weniger entscheidend, ob eine körperliche Vollreinigung erzielt wird, vielmehr muß sie das Gefühl und das Bewußtsein bekommen, »wieder rein zu sein«. Reinigungs-Rituale (rituelle Waschungen, Beichte, Zeremonien), in denen man z. B. seine Sünden abwäscht, haben aus dieser Sicht einen tieferen Sinn. Denn sobald sich die Einstellung darüber verändert, was rein und was unrein ist, kommt Energie positiv in Fluß.

5. Die Wirkung der Bach-Blüten – und wie man sie geistig unterstützen kann

5.1 Die Bach-Blüten als Wachstums-Katalysatoren

Über die Wirkung der Bach-Blüten sollte man eine Vorstellung haben, um besser damit arbeiten zu können, selbst wenn sie – wie alle Wirkungsmodelle – nicht voll der Realität entsprechen kann.

Die naturwissenschaftliche Ebene, auf der man die Wirkung der Bach-Blüten-Essenzen nachweisen könnte, betrifft das Forschungsgebiet der Psychoneuroimmunologie, deren Darstellung jedoch den Rahmen dieses Buches sprengen würde.

Man bezeichnet die Bach-Blüten häufig als »Wachstums-Katalysatoren«. Ein Katalysator kann etwas verändern, ohne sich selbst zu verändern, er beschleunigt einen bestimmten Prozeß in einer bestimmten Richtung.

Als Wachstumskatalysatoren können die Bach-Blüten spezifische Stagnationen im Bewußtseinsprozeß durch Beschleunigung wieder in Gang bringen.

Die Bach-Blütenkonzentrate tragen die Informationen bestimmter harmonischer Bewußtseinspotentiale aus der Pflanzenwelt, die mit entsprechenden archetypischen Reaktionsmustern auf feineren menschlichen Bewußtseinsebenen korrespondieren. Zum Beispiel korrespondiert das Potential der Eiche (*Oak*) mit dem menschlichen Reaktionsmuster der Ausdauer.

Damit eine Bach-Blütenessenz als Katalysator wirksam werden kann, muß das entsprechende Potential auf der Ebene des menschlichen Bewußtseins disharmonisch, stagnierend, also »beschleunigungsbedürftig« sein. Ist das entsprechende Potential im menschlichen Bewußtsein harmonisch, findet zwar eine Resonanz, aber keine Beschleunigung statt. Ist das entsprechende Potential nicht vorhanden, kann keine Resonanz stattfinden. Das erklärt, warum nicht benötigte Bach-Blütenkonzentrate keine Wirkung hervorrufen.

Bach spricht davon, daß die von ihm ausgewählten Pflanzen die »Gefäße aufschließen, die eine größere Einheit zwischen Seele und Körper erlauben« bzw. »unsere Kanäle für die Botschaften des spirituellen Selbst öffnen«. Um diese Aussage konkreter werden zu lassen, kehren wir zurück zum Begriff der *Psychotoxine*.

Stellt man sich analog zu den verschiedenen Kreisläufen unseres Körpers – z. B. dem Blutkreislauf, dem Nahrungskreislauf – auf feineren Ebenen einen »Bewußtseinskreislauf» vor, so sind die Psychotoxine energetische Einheiten, die dieses Kreislaufsystem belasten. Sie könnten zum Beispiel durch Verstopfung der Gefäße seelische Entzündungen oder Lähmungen hervorrufen.

Ähnlich wie unverträgliche Nahrungsreste den Körper belasten, sind Psychotoxine seelisch unverdauliche energetische Ballungen von falschen Glaubenssätzen. Zum Beispiel: »Ich bin nicht wert zu leben.« Solche Glaubenssätze sind deshalb falsch, weil sie geistigen Gesetzen und ewigen Wahrheiten widersprechen. Zum Beispiel der Wahrheit: »Jeder Mensch ist es wert zu leben und erfüllt einen Zweck, denn sonst würde er nicht leben.«

Solche seelischen Giftstoffe, die nicht in Einklang mit dem Gesetz der inneren Führung und dem Gesetz der großen Einheit stehen, bilden Blockierungen und Schlacken im Energiefluß, die nicht für positives Handeln im Sinne des eigenen Lebensplans und des großen Schöpfungsplans benutzt werden können.

Ähnlich wie schädliche Nahrungsstoffe letztlich das Blut so belasten, daß es kaum noch Sauerstoff aufnehmen kann, verstopfen diese Seelengifte die Kanäle zum Höheren Selbst, wodurch die Aufnahmefähigkeit für den »seelischen Sauerstoff«, die Botschaften des Höheren Selbst, immer weiter absinkt.

Wie wirken in dieser Vorstellung die Bach-Blüten als Katalysator?
Auf feineren Ebenen sind Psychotoxine energetische Verzerrungsmuster, die zu destruktiven Reaktionen wie Ungeduld, Rechthaberei und Resignation führen. Destruktiv meint hier kontraproduktiv im Sinne der Entfaltung des eigenen Lebensplans.

Die Bach-Blüten wirken als Katalysatoren in 38 spezifischen Seelen-Korridoren. Sie entzerren 38 destruktive Muster menschlichen Verhaltens, transformieren sie und führen sie in ihren ursprünglichen harmonischen Zustand zurück. Dadurch reinigt sich das Fühl-Ich und wird automatisch wieder aufnahmefähiger für die Botschaften des Höheren Selbst.

Je nach Bewußtseinsentwicklung des Denk-Ichs ist seine Reaktion auf die katalytischen Impulse unterschiedlich schnell und unterschiedlich intensiv.

Mit den Bach-Blüten-Katalysatoren kann man auf den verschiedensten Ebenen arbeiten – in disharmonischen Alltagssituationen genauso wie in Stagnationsphasen hochgeistiger Erkenntnisprozesse.

Die Bach-Blüten ersetzen also nichts, sondern bewirken durch eine Entzerrung eine Richtungsveränderung: Der Energiefluß kann wieder gezielt in die richtige Richtung fließen, die Impulse der inneren Führung kommen wieder in Reichweite der Persönlichkeit.

Zusammenfassend läßt sich heute feststellen, daß die Arbeit mit Bach-Blüten folgendes bewirkt:

- auf der spirituellen Ebene: Eine Wiederausrichtung auf den eigenen Lebensplan, die erfahren wird als eine spezifische Form gelassener, wacher Bereitwilligkeit, sich dem Leben mit Selbstvertrauen zuzuwenden

- auf der psychischen Ebene: Eine bewußtere Erlebnisverarbeitung bewirkt eine stärkere Entfaltung der eigenen Anlagen und Talente, dadurch eine bessere Lebensbewältigung

- auf der physischen Ebene: Die Harmonisierung von Folgen, die durch unharmonische Nutzung der beiden Gehirnhälften im vegetativen Nervensystem hervorgerufen werden.

5.2 Zur geistigen Verstärkung der Bach-Blüten-Wirkung

Wie bis hierher deutlich wurde, entstehen die Bachschen negativen Verhaltensmuster durch die unvollkommene Zusammenarbeit zwischen unseren beiden Persönlichkeits-Instanzen – wobei das Denk-Ich geistige Gesetze mißversteht und das Fühl-Ich in irgendeiner Richtung überfordert.

Hier muß man ansetzen, und das Verhältnis zwischen Denk-Ich und Fühl-Ich gezielt verbessern. Die Initiative dafür kann nur vom Denk-Ich ausgehen.

Erst wenn Ihr Denk-Ich Ihr Fühl-Ich restlos davon überzeugt hat, daß die negativen Selbst-Konzepte (z.B. falsche Schuldgefühle, Minderwertigkeitsvorstellungen usw.) nicht der inneren Wahrheit entsprechen, wird es bereit sein, diese Fehlvorstellungen oder Illusionen aufzugeben – wie einen ungültigen Fahrplan einfach wegzuwerfen.

Wenn beide Instanzen verinnerlicht haben, daß sie aus göttlicher Substanz geschaffen sind – deshalb grundsätzlich ursprünglich gar nicht schlecht sein können – und sich gemeinsam darauf freuen, ein neues, positiv ausgerichtetes Leben zu beginnen, ist die Chance groß, die gewaltige Kraftquelle zu erschließen, die zur Zeit noch blockiert in Ihnen schlummert. In diesem seelischen Klima können die gezielten positiven Impulse der Bach-Blüten mit tieferen Schichten Ihres wahren Wesens in Verbindung kommen. Machen Sie jetzt den ersten entscheidenden Schritt:

- **Treffen Sie die Grundsatzentscheidung, sich ab jetzt Ihrem Fühl-Ich – und damit auch Ihrem Höheren Selbst – vollkommen zuzuwenden.**
  »Vollkommen« heißt nicht mal ja und mal nein, sondern immer.

Es gibt viele Wege, um in diesem nicht immer leichten Prozeß voranzukommen. Hier dazu ein Vorschlag nach dem Bachschen Prinzip der Einfachheit:
Ziehen Sie vorübergehend – für einige Wochen oder länger – 90 Prozent Ihrer nach außen gerichteten Gefühlsaktivitäten und Gefühlszuwendungen für andere Menschen konsequent zurück, und wenden Sie diese Energie statt dessen Ihrem eigenen Fühl-Ich zu.

Machen Sie Ihr Fühl-Ich zu Ihrem engsten Kommunikationspartner, was es ja auch wirklich ist!

Modifizieren Sie die auf S. 37 zitierte Spruchweisheit wie folgt:

»Willst Du glücklich sein im Leben, trage bei zum Glück Deines Fühl-Ichs,
denn die Freude, die wir dem Fühl-Ich geben,
kehrt als Echo des Höheren Selbst, als Liebe und Weisheit,
in das eigene Herz zurück.«

Diese Empfehlung will Sie, wohlgemerkt, weder in den *Heather*-Zustand versetzen noch zum Egoisten werden lassen. Es ist eine zeitlich begrenzte Maßnahme der Selbst-Therapie, auf die Sie Ihre Umwelt vorbereiten sollten.

Manchem mag dieser Vorschlag auf den ersten Blick auch wenig christlich erscheinen, wobei in unserer »christlichen Vergangenheit« häufig nicht danach gefragt wurde, ob wir anderen etwas geben können, was wir selbst nicht haben. Wie kann man einem anderen Menschen ein positives Gefühl entgegenbringen, wenn man sich selbst nicht angenommen hat und gar nicht weiß, »wie sich das positive Gefühl eigentlich anfühlt«.

Die Zuwendung zum eigenen Fühl-Ich führt zu einer besseren Verbindung mit dem eigenen Höheren Selbst.

Und je mehr Botschaften des Höheren Selbst wir in unser Leben integrieren können, desto mehr Positives tragen wir ganz automatisch zum Glück von anderen Menschen und zum großen Ganzen bei.

- Ein weiterer Vorschlag zur besseren Nutzung der Bach-Blüten-Energie: **Machen Sie jede Einnahme der Bach-Blüten zu einem »Mini-Ritual«. Verbinden Sie Ihr Denk-Ich mit Ihrem Fühl-Ich durch bewußtes Atmen** und sprechen Sie innerlich oder laut den Vorsatz aus, den Sie mit dieser Einnahme unterstützen wollen, zum Beispiel » Ich erkenne immer klarer und deutlicher ...« Da der Atem als Körperfunktion ursprünglich dem Fühl-Ich untersteht, wendet es sich dem Denk-Ich sofort zu, wenn dieses seine Arbeit übernimmt.

Gleichzeitig transponieren Sie damit die Vitalenergie des Fühl-Ichs auf die höhere Ebene der Willensenergie. Dadurch wird das Fühl-Ich stärker beeindruckt und fühlt sich mehr einbezogen in einen wichtigen Prozeß. In diesem Moment arbeiten beide Instanzen vollkommen zusammen.

- **Greifen Sie mit Ihrem Denk-Ich die geistigen Impulse der Bach-Blüten auf und arbeiten Sie gezielt mit ihnen weiter** – zum Beispiel in einem Tagebuch oder jeder anderen Form der Bewußtseinsarbeit.

Je tiefer Sie die »Lernthemen« der einzelnen Bach-Blüten und die Bedeutung für Ihr eigenes Leben erkennen, desto mehr werden Sie davon profitieren. Die Übungen im folgenden Teil wollen in diesen Prozeß auf einfache Weise einführen.

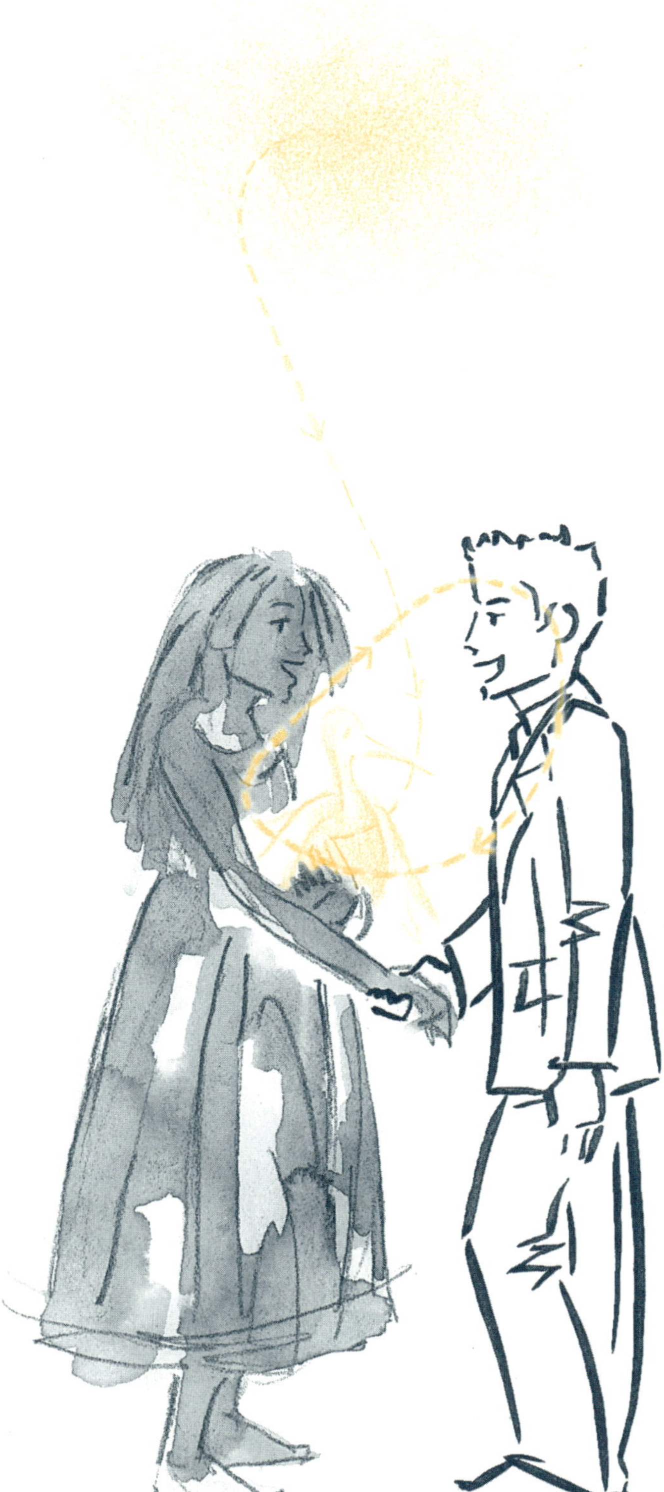

6. Einführung in die Arbeit mit den 38 Bach-Blüten-Prinzipien

6.1 Zur Vorbereitung

Bevor Sie Ihren 38-Tage-Kurs – das wäre die kürzest mögliche Zeit – zur persönlichen Erschließung der Bach-Konzepte beginnen, hier zur Einstimmung ein Zitat, das Edward Bach als Appell an seine Mitarbeiter richtete:
»Das größte Geschenk, das man seinen Mitmenschen machen kann, ist, selbst ausgeglichen und fröhlich zu sein. Damit zieht man sie aus ihrer Niedergeschlagenheit empor.«

Die Überwindung eigener seelischer Negativhaltungen ist zwar eine »todernste«, da lebensnotwendige Angelegenheit – um so wichtiger ist es jedoch, sie spielerisch und heiter anzugehen. Wenn Ihr Fühl-Ich nicht mitspielt, können Sie das Ergebnis ohnehin vergessen. Mit anderen Worten: Richten Sie es so ein, daß Ihnen diese kleine Selbst-Initiation in die Welt der Bach-Blüten-Konzepte Spaß macht, und Sie sich auf die Arbeit daran freuen.

Welches Material brauchen Sie für Ihre Arbeit? Alles was Sie brauchen, haben Sie wahrscheinlich schon in Ihrem Haushalt: eine Kurzzeituhr, eine feste Schreibunterlage (z. B. ein Klemmbrett) zum Mitnehmen, am besten in der Größe A5, ein CD-Spieler, ein Kassettenrecorder, gelbe und weiße Zettel oder Karteikärtchen – und, aber nicht zwingend notwendig, ein Set original englischer Bach-Blütenkonzentrate. Für Ihr Blüten-Journal brauchen Sie außerdem große Schreibhefte oder ein Ringbuch im Format A4.

Das folgende Übungsrepertoire ist ein Angebot, welches Sie wie beschrieben durchführen oder individuell abwandeln können.

Obwohl beim Üben vielfach eigentherapeutische Effekte erzielt werden, kann man nicht erwarten, daß durch einmaliges Durchführen der Übung ein Problem vollständig gelöst wird. Die Übungen sollen lediglich aufzeigen, wo der Hebel zur Überwindung eines negativen Bach-Blüten-Zustandes angesetzt werden muß, und in welche Richtung Sie sich geistig weiterbewegen sollten – allein oder gegebenenfalls mit fachlicher Unterstützung.

Die Verantwortung, diese Übungen durchzuführen, liegt vollständig bei Ihnen. Wir können Ihnen aber einige Hinweise mit auf den Weg geben:

- Arbeiten Sie höchstens mit einer Blüte pro Tag, nehmen Sie sich nach Möglichkeit sogar länger Zeit, z. B. ein Wochenende oder eine ganze Woche.
- Behalten Sie eine spielerische Leichtigkeit bei, steigern Sie sich nicht zu sehr in die Übungen hinein, übertreiben Sie nicht.
- Sollten Sie durch eine Übung aus dem seelischen Gleichgewicht kommen, bringen Sie sich durch eine Zentrierungsübung (siehe Kapitel 6.2) wieder in die seelische Balance zurück. Brechen Sie eventuell die Übung ab, beginnen Sie am nächsten Tag noch einmal damit, wenn möglich zusammen mit einem Freund als Begleiter.

- *Rescue* – das man in solchen Fällen einnehmen könnte – ist im Übungsprogramm nicht enthalten, da es für kein individuelles Prinzip steht, sondern einen kollektiven Zustand ausgleicht. Die individuellen Prinzipien der in *Rescue* enthaltenen Blüten erarbeiten Sie sich in den jeweiligen Übungskapiteln.
- Sie können zu den Übungen auch die entsprechenden Bach-Blüten im Wasserglas einnehmen. Ihnen sollte aber bewußt sein, daß die Energie der Blüten möglicherweise Blockierungen im Unterbewußtsein in Bewegung bringen kann, die eigentlich weiterbearbeitet werden müßten.

  Empfehlenswert ist die Einnahme in jedem Fall, wenn Sie sich im akuten negativen Zustand des betreffenden Blüten-Prinzips befinden.

  Beginnen Sie die Einnahme mit einem tiefen Einatmen, nehmen Sie dann einen Schluck aus dem Glas, und stellen Sie sich dabei vor oder sprechen Sie laut aus, was Sie mit Hilfe der Blüten-Energie erreichen wollen.

  Es ist Ihre Entscheidung, ob Sie lieber mit oder ohne Blüten-Unterstützung arbeiten wollen. Interessant könnte es auch sein, die gleiche Übung einmal mit Bach-Blüten-Unterstützung durchzuführen und sie einige Tage später ohne Einnahme zu wiederholen.
- Natürlich können Sie bei der ersten Blüte anfangen und sich nacheinander in der Reihenfolge von 1 bis 38 durcharbeiten. Empfehlenswerter ist es aber, die Auswahl jeweils im Zusammenklang mit der für Sie stimmigen Zeitqualität zu treffen. Ermitteln Sie die Blüte, mit der Sie arbeiten wollen, in einer Zentrierungsübung oder fragen Sie Ihr Fühl-Ich, womit es sich heute auseinandersetzen möchte.

Alle Übungen beginnen in der gleichen Art: mit der Zentrierung

Hinweise zur Zentrierung und zur Kommunikation mit der inneren Führung finden Sie im nächsten Abschnitt, die Arbeit mit dem Blüten-Journal wird im Kapitel 6.4 beschrieben, weitere Hinweise und Erfahrungen können Sie unter 6.5 nachlesen.

6.2 Wie komme ich in Verbindung zu meinem Höheren Selbst?

Obwohl sie theoretisch verstanden haben mögen, daß unsere innere, wahre Natur das Höhere Selbst ist, können viele von uns sich dieses zum jetzigen Zeitpunkt nicht wirklich vorstellen – so sehr identifizieren wir uns mit den Gedanken, Gefühlen und Wahrnehmungen, die wir von der äußeren Welt aufnehmen.

Das **Höhere Selbst** erreichen ist leicht gesagt, jedoch nicht so leicht getan. Für die meisten Menschen ist es ein langer Prozeß, der über viele Zwischenstufen führt.

Wir verwenden in diesem Buch auch bisweilen den Begriff **innere Führung**, um nicht den falschen Eindruck zu erwecken, daß man durch eine neue Entscheidung oder die Änderung einer Absicht schon automatisch sein Höheres Selbst erreicht.

Die Beziehung zum Höheren Selbst muß vom Denk-Ich bewußt angestrebt und vom Fühl-Ich gepflegt werden. Dafür braucht man Sensibilität, Mut und Willen.

Die Rückverbindung zum Höheren Selbst

Die Zielsetzung, das Höhere Selbst zu erreichen, bedeutet jedoch nicht, das Höhere Selbst zu werden, sondern die göttlichen Eigenschaften des Höheren Selbst auf den Ebenen von Fühl-Ich & Denk-Ich zum Ausdruck zu bringen.
Das heißt alles, was getan wird, muß immer den Bedürfnissen aller drei Ebenen Rechnung tragen, sonst wird nicht der volle Lebensplan, sondern nur ein Teilplan verwirklicht.

Daraus wird verständlich, daß man seiner inneren Führung nur folgen kann, wenn man das Denk-Ich einschaltet und immer mehr Bewußtsein entwickelt. Versucht man, das Höhere Selbst allein über sein Fühl-Ich zu erreichen, das ja kein Unterscheidungsvermögen besitzt, kann es leicht passieren, daß man verzerrte oder illusionäre Glaubenssätze aus dem Speicher des Fühl-Ichs für echte Botschaften des Höheren Selbst hält und so in die Irre geht, wie man es zum Beispiel immer wieder bei der tragischen Entwicklung gewisser Sekten erleben kann.

Eine Wahrnehmung, die vom Höheren Selbst stammt, enthält immer Aspekte einer tiefen inneren Ruhe, Sicherheit und Geborgenheit.

Ebenso entscheidend ist es, die Ideale und Gesetzmäßigkeiten der verschiedenen Ebenen nicht zu verwechseln oder zu vermischen. Kommt zum Beispiel das Fühl-Ich, also der Körper, in Gefahr, muß man aktiv für sein Überleben kämpfen und darf nicht erwarten, daß diese Arbeit vom Höheren Selbst erledigt wird. Allerdings sollte man in diesen Momenten das Höhere Selbst um die richtigen Einfälle und Ideen dafür bitten.

Um in der richtigen Weise mit dem Höheren Selbst in Kontakt zu kommen, muß man sich immer wieder klarmachen, daß die Verhaltensweisen und Eigenschaften des Höheren Selbst sehr unterschiedlich von denen unseres Denk-Ichs sind, mindestens genauso unterschiedlich wie die Bewußtseinsebene des Denk-Ichs von der des Fühl-Ichs.

Am besten begegnet man dem Höheren Selbst in einer Haltung von Offenheit und unvoreingenommener Neugierde, ähnlich wie wenn man auf der sozialen Ebene einen neuen Menschen trifft und den Wunsch verspürt, ihn näher kennenzulernen.

Man darf dem Höheren Selbst nicht fordernd gegenübertreten, nicht zu starre Vorstellungen über Art und Inhalt seiner Botschaften machen – und versuchen, es auf die Denk-Ich-Ebene »herunterzuzwingen«.

Unser Lebensplan, den das Höhere Selbst am besten kennt, kann ganz anders aussehen, als wir zur Zeit glauben. Man sollte offen für Überraschungen sein.

Der erste Schritt: Zentrierung

Den ersten Schritt ermöglichen alle Techniken und Wege, die uns helfen, uns zu zentrieren und Gedanken, Gefühle und Wahrnehmungen, die uns ablenken, zur Ruhe zu bringen. So lernen wir, unsere Aufmerksamkeit nicht von den Impulsen der inneren Führung ablenken zu lassen, die uns unser Höheres Selbst ständig zu vermitteln versucht.

Für Anfänger auf dem Gebiet der Zentrierung wird die Frage interessant sein: *»Woran kann ich mit Sicherheit erkennen, daß ich* ***nicht*** *zentriert bin?«*

Alle 38 negativen Bach-Blüten-Zustände – also alle Gefühle, mit denen man sich nicht wohl in seiner Haut fühlt – können einen Mangel an Zentrierung signalisieren.

Oft wird dieser Zustand beschrieben als »nicht ganz wach, wie in Trance sein, keinen Boden unter den Füßen haben, nicht ganz da sein«, aber auch als »sich unwohl in seinem Körper fühlen, innerlich verflattert, unsicher«.

Nicht nur seelische Ursachen oder körperliche Traumen können uns aus unserer Mitte bringen. Auch falsche Ernährung, zu viele Reizmittel, zu wenig Schlaf, Unterkühlung oder Überhitzung führen dazu, daß die verschiedenen Ebenen des bioenergetischen Feldes nicht harmonisch zusammenspielen. Deshalb erlebt man im Zustand der Zentriertheit oft ein sanftes, automatisches Um-sich-selbst-Kreisen, durch das sich die verschiedenen bioenergetischen Ebenen selbst wieder ausbalancieren.

Was bedeutet Zentrierung, und welche Wege gibt es

Man könnte statt vom Zentrieren auch von meditieren, sich erden oder von Kontemplation sprechen – egal welches Wort benutzt wird, es bedeutet letztlich: unsere ganze Aufmerksamkeit bewußt nach innen zu lenken, um wahrzunehmen, daß man innerlich bei sich selbst angekommen ist, an einem Ort, wo man sich stabil und sicher fühlt, wo man Anschluß an sich selbst gefunden hat.

In diesem Zustand feiner Konzentration, in dem man oft das normale Zeitempfinden verliert und in ein Gefühl von Zeitlosigkeit hineinkommt, sind die Kanäle zu unserer inneren Führung weiter geöffnet, und wir können die Impulse des Höheren Selbst vielfach als Inspiration wahrnehmen.

Zentrieren geschieht aber nicht allein auf meditativem Wege. Man kann sich auch über den Körper, über den Atem, über Yoga, Tanzen und Tai Chi zentrieren oder durch kreative Tätigkeiten wie Töpfern und Malen oder Singen. Manche Menschen zentrieren sich zum Beispiel auch beim Aufräumen ihrer Gartengeräte oder beim Aufstellen einer Liste von Dingen, die sie für eine Party einkaufen wollen.

Das untrügliche Kennzeichen für Zentrierung ist, daß die betreffenden Tätigkeiten nicht in »geistiger Anstrengung«, sondern mühelos ablaufen und man Freude daran hat. Wenn man zentriert ist, hat man das Gefühl, in seiner Mitte zu sein, völlig präsent zu sein. Man fühlt sich ruhig und auf eine sanfte Weise stark und hat die latente Gewißheit, über Mut zu verfügen, aus dem heraus man jeden Augenblick handeln könnte.

Zentriert sein heißt für viele auch, in Harmonie zu sein mit sich und der Welt. In diesem Zustand ist man in der Lage, das tägliche Treiben zwischen Denk-Ich und Fühl-Ich von höherer Warte zu beobachten, so daß sich die Impulse der inneren Führung in uns bemerkbar machen können.

Edward Bach empfahl eine einfache Form der Zentrierung, die jeder Mensch in jeder Lebenslage durchführen kann: sich täglich zur gleichen Uhrzeit in einer ruhigen Umgebung 15 Minuten still hinzusetzen und die Erfahrungen des Tages und des Lebens zu überdenken.

Eigenschaften des Höheren Selbst, die man im zentrierten Zustand oft wahrnehmen kann:

Man fühlt sich lebendig, zuversichtlich, objektiv, klar, ruhig, sicher, wissend, mutig, annehmend, mitfühlend, verstehend, nicht verhaftet usw.

Ihr eigener Weg ins Zentrum

Es ist gut, einen persönlichen Weg zu finden, der es Ihnen ermöglicht, sich jederzeit in Ihr Zentrum zurückzuziehen und den Unterschied zwischen diesem inneren Ort in sich selbst und dem normalen Alltagsbewußtsein wahrzunehmen. Mit der Zeit lernen Sie, sich bewußt zwischen diesen beiden Orten hin und her zu bewegen.

Viele Leser dieses Buches haben sicher längst ihre persönliche Art der Zentrierung gefunden. Für jene, die die Zentriertheit noch nicht so bewußt erleben, gibt es unzählige Möglichkeiten, sich damit vertraut zu machen. Wenn Sie beabsichtigen, sich damit zu beschäftigen, werden die richtigen Anregungen jetzt auf Sie zukommen.

Das Zentrieren vor den Übungen

Diese Zentrierung können Sie zu Beginn Ihrer Arbeit mit den einzelnen Blüten machen: Lesen Sie die Schlüssel-Seite der Blüte, mit der Sie arbeiten wollen (siehe Kapitel 6.3). Gehen Sie in Ihr Zentrum, und bitten Sie Ihre innere Führung, alles in Ihnen auftauchen zu lassen, was für Sie persönlich in bezug auf dieses Blüten-Konzept wichtig ist.

Schreiben Sie, wenn Sie mögen, alle Eindrücke sofort oder später in Ihr Bach-Blüten-Journal.

Taucht ein Eindruck auf, der dann zum nächsten führt, folgen Sie dieser Richtung. Versuchen Sie nicht, diese Wahrnehmungen zu kontrollieren, sondern folgen Sie dem Fluß Ihrer Eindrücke.

In dieser Übung sollen unbewußte persönliche Speicherungen an die Oberfläche gelangen können. Wenn Sie merken, daß der Fluß aus Ihrem Inneren versiegt, halten Sie inne, atmen Sie tief, und beenden Sie die Übung.

Mit anderer Fragestellung empfiehlt sich diese Übung auch immer im Anschluß an Übung 3 in den einzelnen Blütenkapiteln.

6.3 Leitfaden für den Übungsteil

Jedem Bach-Blüten-Prinzip sind zwei Doppelseiten gewidmet

- *Erste Doppelseite: Der Blüten-Schlüssel*

Hier finden Sie bereits in der Überschrift eine Kurzbeschreibung, die den Hauptcharakter der betreffenden Bach-Blüte wiedergibt und außerdem anzeigt, in welcher Richtung diese Blüte harmonisierend wirkt.

Zum Beispiel:

Von der Selbstbegrenzung .... zur Selbstentfaltung

19. LARCH

DIE SELBSTVERTRAUENS-BLÜTE

Dieses ist das Thema, die Botschaft dieser Blüte in einer Nußschale. Sie enthält immer nur die wichtigste Facette der Blüte, nicht alle möglichen Facetten, weil das Blüten-Prinzip letztlich von jedem Menschen individuell erlebt wird.
Der Blüten-Schlüssel soll die jeweilige Blüte Ihrem Denk-Ich erschließen.

So lernen Sie zum Beispiel:

1. Woran erkenne ich, daß ich im negativen Larch-Zustand bin?

Hier erfahren Sie beispielhaft, an welchen Gedanken, Gefühlen und Reaktionen Sie jeweils den negativen Blüten-Zustand erkennen können. Finden Sie für jede Blüte Ihre eigenen Beispiele.

2. Wie entsteht die Kommunikationsstörung mit meiner inneren Führung?

Sie erfahren, in welcher Form sich Denk-Ich und Fühl-Ich vom Höheren Selbst abgekoppelt haben und welche von beiden Persönlichkeits-Instanzen bei dieser spezifischen Gleichgewichtsstörung die stärkere Rolle spielt.

Dabei kann entweder das Denk-Ich zu selbständig werden und sich vom Fühl-Ich abkoppeln, oder das Fühl-Ich vom Denk-Ich im Stich gelassen werden und destruktiv reagieren. Oder Denk-Ich und Fühl-Ich haben in gegenseitiger Verstrickung den Kontakt zum Höheren Selbst verloren und erhalten auf der Ebene der Polarität eigenwillig eine illusionäre Gedanken- und Gefühlswelt aufrecht.

Dies zeigen auch die Bilder unten auf der rechten Seite: Sie sehen, ob und wie der goldene »Seelenvogel«, der Vermittler der Impulse des Höheren Selbst noch mit der Persönlichkeit verbunden ist und wo diese den Zugang zur kosmischen Energiequelle unterbrochen hat. Die Persönlichkeits-Instanz, von der die Störung ausgeht, ist jeweils rechts im Bild zu sehen.

3. Welche geistige Wahrheit wird von meinem Denk-Ich nicht beachtet oder falsch verstanden?

Hier soll deutlich werden, wodurch das geistige Mißverständnis und die Verzerrung entstanden ist, wo das Denk-Ich in guter Absicht, aber aus falschem Verständnis heraus handelt oder wie es die Ebenen verwechselt.

4. Welche bewußte Entscheidung verbindet mich wieder mit meiner inneren Führung?

Hier wird als Anregung eine mögliche Entscheidung für die notwendige Richtungsänderung gegeben. Sie sollten aber durch Ihre Arbeit mit dem jeweiligen Blüten-Konzept zu einer eigenen Formulierung finden.

5. Welche Eigenschaften werden mir dabei helfen?

Hier werden einige positive Eigenschaften oder Tugenden genannt, die Ihnen helfen, Ihre Entscheidung umzusetzen. Es lohnt sich, diese Tugenden zu entwickeln!

6. Daran erkenne ich, daß mein positives ... -Potential wächst

Hier werden in beispielhafter Form die Indizien dafür genannt, wie man sich fühlt, wenn man sich das positive Potential der Blüte mehr und mehr erschließt. Auch hier sollten Sie während Ihrer Arbeit eigene Formulierungen entwickeln.

- *Zweite Doppelseite: Vertiefende Übungen zum Blüten-Prinzip*

Die zweite Doppelseite ist die Arbeitsseite, mit der Sie das Blüten-Potential für sich persönlich erschließen können.

Das Blüten-Diagramm

Wir haben hier bewußt nicht die materielle Seite der Blüte zur Abbildung gebracht, sondern versucht, dem Prinzip der Blüte auch optisch näherzukommen.

Was Sie jeweils oben auf der linken Seite sehen, sind sogenannte Blüten-Diagramme, die sich in ihrer mandala-ähnlichen Struktur als Zentrierungshilfe für die Vertiefung in das betreffende Blüten-Prinzip anbieten.

Mit Blüten-Diagrammen charakterisieren Botaniker seit der zweiten Hälfte des 19. Jahrhunderts Pflanzenfamilien nach ihren spezifischen Merkmalen.
So entstehen »Blütengrundrisse«, in denen die räumlich angeordneten einzelnen Blütenteile auf eine Ebene projiziert werden.

Bei manchem Leser wird im Laufe der Arbeit mit den Blüten-Prinzipien der Wunsch auftreten, die Diagramme nach persönlichem Empfinden mit Farben zu versehen.

Die Konzentration auf ein Blüten-Diagramm kann natürlich die Begegnung mit einer lebenden Pflanze in der Natur niemals ersetzen.

Wenn Sie Gelegenheit dazu haben, sollten Sie die wildwachsenden Bach-Pflanzen immer wieder in der Natur aufsuchen und lernen, sich auf ihre energetische Ausstrahlung einzustimmen, dafür immer empfänglicher zu werden. Diese Meditation oder Konzentration vor einer lebenden Pflanze in der Natur empfehlen wir Ihnen sehr.

Die Blüten-Übungen

Diese Übungen bringen das Blüten-Prinzip bewußt auf eine scheinbar banale Alltagsebene: die Ebene, wo es sich zeigt, wo man es erleidet – die einzige Ebene, auf der man es auch bewußt transformieren kann. Die Übungen richten sich teilweise an Ihr Fühl-Ich und teilweise an Ihr Denk-Ich.

Übung 1: *Erleben Sie den negativen Blüten-Zustand ganz bewußt:*

Diese Übung soll den Lesern, die mit dem betreffenden Blüten-Zustand bisher wenig Erfahrung hatten, helfen, sich in den Zustand direkt oder auf einer symbolischen Ebene hineinzuversetzen. Sollten Sie das betreffende Prinzip bereits gut kennen, können Sie diese Übung überspringen.

Übung 2: *Beobachten Sie das Blüten-Prinzip in Ihrer Umgebung:*

In der zweiten Übung wollen wir das betreffende Bach-Prinzip als Beobachter wahrnehmen, so wie es im täglichen Leben auf uns zukommt. Aus Platzgründen werden nur wenige Beispiele skizziert. In der Spalte »Persönliche Ergänzungen« können Sie eigene Beispiele notieren – besonders auch für die positive Seite des Prinzips.

Übung 3: *Entdecken und entwickeln Sie Ihr positives Blüten-Potential:*

Die dritte Übung bildet eine Brücke, die Ihnen hilft, vom negativen ins positive Potential des Prinzips hineinzugleiten. Auch diese Übungen sind bewußt einfach gehalten – die Fragen können Sie mit Familienmitgliedern, ja sogar schon mit Kindern durchgehen.

Wir haben zur Erklärung gängige psychologische Alltagsbeispiele gewählt. Finden Sie selbst jeweils ein aktuelles Beispiel, das für Sie persönlich bei diesem Blüten-Konzept wichtig ist.

Wir empfehlen Ihnen aber, keine gravierenden und vielschichtigen Probleme auf diese Art lösen zu wollen. Fangen Sie mit etwas Einfachem an, und sehen Sie dabei, wie das Prinzip funktioniert.

Wenn Sie komplexere Probleme auf diese Weise angehen wollen, machen Sie sich später eine persönliche Mischung von Bach-Blüten-Übungen.

Es ist empfehlenswert, die Zentrierungsübung (siehe Kap. 6.2) zum Abschluß einer Übungsreihe mit der folgenden Fragestellung zu wiederholen:
»Was gewinne ich, wenn ich mich entscheide, die in der Übung gewonnene Erfahrung wirklich in die Tat umzusetzen?«
»Welche meiner ungenutzten positiven Eigenschaften können sich dann endlich entfalten?«

Vielleicht haben Sie auch Spaß daran, diese Fragen mit Ihrem Denk-Ich und Fühl-Ich innerlich zu diskutieren.

Die Blüten-Leiste

Zum Schluß der Arbeit mit dem Blüten-Konzept finden Sie jeweils rechts unten eine »Blüten-Leiste« mit 12 Kreisen zum Ankreuzen, die Ihnen ermöglichen soll, Ihre Arbeitsergebnisse für sich festzuhalten und zu bewerten.

Die Zahlen 1 bis 12 stehen für bestimmte Fragen, die Sie auf der Rückseite des beiliegenden Lesezeichens sowie in Kapitel 8.1 abgedruckt finden.

Wenn Sie die Arbeit mit allen Bach-Blüten-Prinzipien abgeschlossen haben und Ihre Angaben aus den Blüten-Leisten übertragen, können Sie Ihr persönliches Blüten-Profil erstellen (siehe Kap. 8.1).

6.4 Das Bach-Blüten-Journal

Kaufen Sie sich ein Heft im Format A4 oder ein Tagebuch, je nach persönlichem Geschmack schön eingebunden, oder einen A4-Ringordner, wo Sie die Blätter austauschen und ergänzen können. Dies ist Ihr Bach-Blüten-Journal, in dem Sie die Früchte Ihrer persönlichen Bach-Blütenarbeit sammeln und dokumentieren. Sie halten Ihre Erfahrungen mit den Übungen in diesem Journal fest, schreiben auf, welche persönlichen Beispiele Sie bearbeitet haben und welche Ergebnisse Sie sich erarbeiten konnten.

- Ziel ist herauszufinden, was das positve Potential **für Sie persönlich** bedeutet.

  Z. B.: »Die Mimulus-Tapferkeit ist für mich: Briefe von Herrn Dr. X ohne Herzklopfen zu öffnen.«

- Erkennen Sie, wie die Arbeit mit dem jeweiligen Blüten-Konzept zu Ihrer persönlichen Entwicklung beigetragen hat.

  Z. B.: »Eine lange fällige Auseinandersetzung mit meinem Vater wurde möglich.«

- Wichtig ist vor allem: Halten Sie fest, wie Sie hinsichtlich des betreffenden Prinzips eine Richtungsänderung ins Positive vornehmen wollen.

  Z. B. bei Gentian: »Ich werde nicht mehr mitmachen, wenn andere pessimistisch über die Zukunft unserer Stadt sprechen.«

- Wenn Sie Lust haben, zeichnen, malen oder kleben Sie die betreffende Bach-Blüte auch in Ihr Journal, skizzieren Sie Ihr Denk- und Fühl-Ich. Vielleicht finden Sie auch interessante Sprüche, Cartoons, Musiktitel, Figuren aus Film, Fernsehen oder Büchern, die das betreffende Prinzip für Sie verkörpern – oder einen kleinen Gegenstand, eine Geste, ein Wort, einen Ton, der das Prinzip für Sie symbolisiert.
- Besonders Kreative können gleich zwei Tagebücher anlegen: das erste nur für die 38 Übungstage, das zweite für die ergänzenden Erfahrungen, die Sie später immer wieder anreichern können – mit Blüten-Erfahrungen zu diesem Konzept in bezug auf Ihre Familienmitglieder, Ihre Freunde, Kollegen usw.
- Während dieser Arbeit stellen Sie fest, wie die positiven Potentiale immer mehr zum integrierten Bestandteil Ihrer Persönlichkeit und Ihres Lebens werden. Nach einigen Monaten oder Jahren haben Sie eine unschätzbare, persönliche Bach-Blüten-Datenbank.
- Sie können – falls Sie einmal wieder in den negativen Zustand abgerutscht sein sollten – nachvollziehen, wo Ihr persönlicher »Anschlußschalter«, Ihre Brücke zum eigenen positiven Potential liegt. In Ihrem Blüten-Journal ist dokumentiert, über welchen persönlichen Weg Sie schnell wieder in Ihr positives Potential hineinkommen können.

  Zum Beispiel: *»Wenn ich mich im Gentian-Zustand wiederfinde, denke ich an den optimistischen Herrn Huber.«*

Auf der folgenden Seite finden Sie als Anregung ein Muster, wie Sie eine solche Blüten-Journal-Seite strukturieren können.

Meine Erfahrungen mit dem *Gentian*-Potential Datum: …

- Mit welchen Beispielen habe ich die Übungen gemacht:
- Wo habe ich *Gentian* in der Umwelt wiedererkannt:
- Wie intensiv war die Erfahrung mit den Blüten-Übungen: … Sehr stark – Mittel – Schwach
- Wie gut war mein Zugang zum *Gentian*-Prinzip: … Sehr gut – Gut – Mäßig
- Möchte ich mit diesem Prinzip noch weiterarbeiten: Ja – Nein – Später
- Meine wichtigste Erfahrung zu *Gentian*:
  Z. B.: »Wenn ich im Gentian-Zustand bin, wiederhole ich das Verhalten meiner Mutter.«
- Negatives *Gentian*-Potential ist für mich:
  »Zu bezweifeln, daß aus einem geplanten Projekt etwas wird.«
- In welchem Lebensbereich ist für mich das *Gentian*-Prinzip besonders wichtig (Beruf, Privatleben, spirituelle Entwicklung etc.):
  »Im Privatleben, im Verhältnis zu meiner Mutter.«
- Positive *Gentian*-Qualität ist für mich:
  »Darauf zu vertrauen, daß aus einem geplanten Projekt ein Erfolg wird.«
- Meine Brücke zum positiven *Gentian*-Potential ist:
  »Ich sehe vor mir und fühle wieder die Freude, als ich als kleines Mädchen beim Schulsportfest den Hürdenlauf gewonnen habe, obwohl ich vorher sehr daran gezweifelt hatte, daß ich es schaffen könnte.«

  Dieser Punkt soll dazu führen, daß Sie sich mit der Zeit auch ohne Tropfeneinnahme bewußt an Ihr positives Potential der betreffenden Blüte anschließen können.
- Wo habe ich das positve *Gentian*-Potential *heute* verwirklicht:
  »Ich bin in der Kaffeepause nicht in die pessimistischen Diskussionen meiner Kollegen eingestiegen.«
- Welche positive *Gentian*-Aktivität werde ich in den nächsten drei Tagen unternehmen:
  »Ich werde meine pessimistische Tante anrufen und ihr Mut zusprechen.»

  Wann:
  (Datum der Erledigung einsetzen.)

6.5 Ergänzende Hinweise und Erfahrungen zu den Bach-Blüten-Übungen

Jeder Tag ist anders

Wenn Sie die Bach-Blüten-Übungen machen, werden Sie einmal mehr feststellen, daß Sie jeden Tag in einer anderen Verfassung und Stimmung sind. Die Wahrnehmung – wie wir uns selbst, eine Lebenssituation oder eine Blüte erfahren – ist entsprechend unterschiedlich. Es gibt Tage, da sieht man klar, an manchen reagiert man mehr emotional, an anderen ist man mehr dem Verstand verhaftet. Manche Menschen werden intuitiv die richtige Blüte für die entsprechende Tagesqualität zum Üben auswählen. Widmen Sie gedanklich den ganzen Tag dieser Blüte – das heißt nicht, daß Sie den ganzen Tag aktiv Übungen machen sollen, aber bleiben Sie latent in dieser Blütenschwingung, und nehmen Sie wahr, wie sich das Konzept in Ihnen und um Sie herum ständig manifestiert.

Es gibt Tage, an denen Sie sehr zentriert sind, und Tage, an denen es Ihnen schwerer fällt, in Ihrer Mitte zu sein. Auch das ist normal; lassen Sie sich davon nicht entmutigen, sondern bleiben Sie bei der Übung, so gut es geht. Sie haben immer die Möglichkeit, das Prinzip unter einer anderen Zeitqualität später noch einmal zu bearbeiten und neue Erfahrungen damit zu machen.

Haben Sie viele Negativ-Reaktionen?

Beobachten Sie viele negative Gefühlsreaktionen und Assoziationen bei der Arbeit an einer bestimmten Blüte, so ist das in der Regel ein Hinweis dafür, daß Sie diese Blüte einnehmen sollten. Nehmen Sie in diesem Fall die betreffende Bach-Blüte nach der Wasserglas-Methode ein, und überlegen Sie später, ob Sie sie in Ihre derzeitige Blütenmischung einarbeiten sollten.

Wenn Sie gezielt alle 38 Bach-Blüten hintereinander durcharbeiten, sollten Sie daneben keine persönliche Mischung einnehmen.

Die Blüte hinter der Blüte

Wenn Sie die Bach-Blüten schon gut kennen, könnte Ihnen beim Üben auffallen, daß Ihr negatives Erleben bei einer bestimmten Blüte auch mit anderen Blüten-Konzepten verbunden ist: Eindrücke zu der Blüte, die Sie gerade bearbeiten, vermischen sich immer wieder mit Bildern, die besser zu anderen Blüten passen. Wenn Sie z. B. *Vine* bearbeiten, tauchen auch *Pine* und *Larch* auf.
Lassen Sie sich davon nicht irritieren, notieren Sie Ihre Assoziationen, und nutzen Sie die Chance, einem persönlichen Muster auf die Spur zu kommen, indem Sie im nächsten Schritt mit diesen neuen Blüten weiterarbeiten. Wenn Sie sich intensiv mit den aufgetauchten Blüten-Konzepten beschäftigen, können Sie Schritt für Schritt wesentliche Blockaden Ihres Entwicklungsprozesses erkennen und überwinden.

Blüten-Prinzipien in verschiedenen Stadien der Problemlösung

Jedes Blüten-Prinzip ist individuell mit verschiedenen Lebensbereichen oder Problemen verknüpft. Bei der Bearbeitung des jeweiligen Problems werden Sie sich – psychologisch betrachtet – in ganz verschiedenen Stadien befinden:

- erste Wahrnehmung eines sich anbahnenden Problems
- Herausforderung durch das Problem
- Widerstand gegen die Herausforderung
- Problemlösung
- Durch Rückschläge werden die erarbeiteten Problemlösungen noch einmal geprüft.

Je nachdem, in welchem Stadium Sie sich gerade befinden, werden Sie die Blüten-Prinzipien in verschiedenen Intensitätsgraden erfahren. Wenn Sie kontinuierlich mit den Blüten-Prinzipien weiterarbeiten, werden sich immer wieder neue Aspekte des Grundproblems zeigen, da die Entwicklungen fließend sind.

1. AGRIMONY
DIE EHRLICHKEITS-BLÜTE

Persönliche Ergänzungen:

1. Woran erkenne ich, daß ich im negativen *Agrimony*-Zustand bin?

An Gedanken wie:
»Keep smiling.«
»Was ich wirklich fühle, braucht niemand zu wissen.«

An Gefühlen wie:
Quälende innere Ruhelosigkeit

An Reaktionen wie:
Unangenehme Nachrichten werden sofort beschönigt oder verdrängt.
Bei Auseinandersetzungen zwischen zwei Freundinnen spielt man zwanghaft den Friedensstifter.

An Energie-Qualitäten wie:
Flach, eingepreßt zwischen Innendruck und Außendruck

2. Wie entsteht die Kommunikationsstörung mit meiner inneren Führung?

Mein **Fühl-Ich** hat einen starken Wunsch nach Harmonie und ist durch viele verletzende Gefühlserlebnisse überfordert. Statt diese gemeinsam mit meinem **Denk-Ich** zu bearbeiten und sich dabei auch an das Höhere Selbst zu wenden, flüchtet mein **Fühl-Ich** in eine Scheinharmonie.

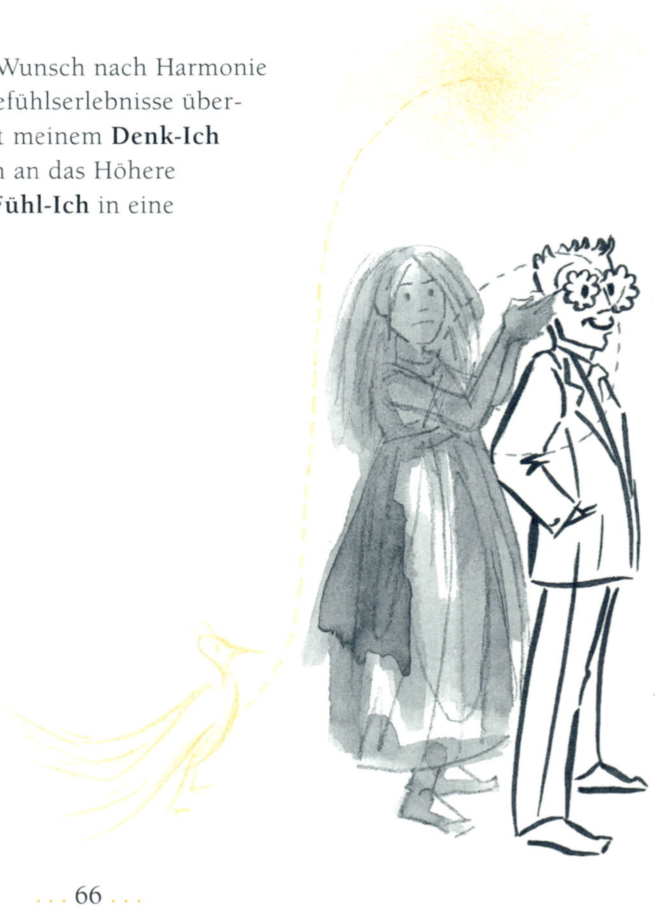

Persönliche Ergänzungen:

Es verdrängt, was schmerzhaft werden könnte, und gibt nur schöngefärbte Bilder an mein **Denk-Ich** weiter.

Dadurch wird mein **Denk-Ich** in seiner Tätigkeit reduziert.

3. Welche geistige Wahrheit wird von meinem Denk-Ich nicht beachtet oder falsch verstanden?

Das Leben in der Polarität ist gleichzeitig harmonisch und disharmonisch. Die Lebensenergie fließt ständig zwischen diesen beiden Polen hin und her.

Man muß beide Pole zur Kenntnis nehmen und sich beiden stellen. Nur so kann man wirklich lernen und sich weiterentwickeln.

Wahre Harmonie und inneren Frieden erlebt man in Momenten, in denen man zu seinem Höheren Selbst gefunden hat. Dazu muß man sich seinem Inneren zuwenden, anstatt sich am Außen zu orientieren.

4. Welche bewußte Entscheidung verbindet mich wieder mit meiner inneren Führung?

Zum Beispiel: *Ich entscheide mich, mir selbst und anderen gegenüber ehrlich zu sein und vertrauensvoll eine harmonische Verbindung zu meinem Höheren Selbst aufzubauen.*

Durch meine innere Führung bekomme ich die Kraft, mich den positiven und negativen Ereignissen des Lebens zu stellen, dadurch zu wachsen und inneren Frieden zu finden.

5. Welche Eigenschaften werden mir dabei helfen?

Vertrauen, Mut, Aufrichtigkeit

6. Daran erkenne ich, daß mein positives *Agrimony*-Potential wächst

Zum Beispiel: *Ich bin mir selbst und anderen gegenüber jetzt ehrlicher als früher und habe mehr Kraft, Konflikte auszutragen.*

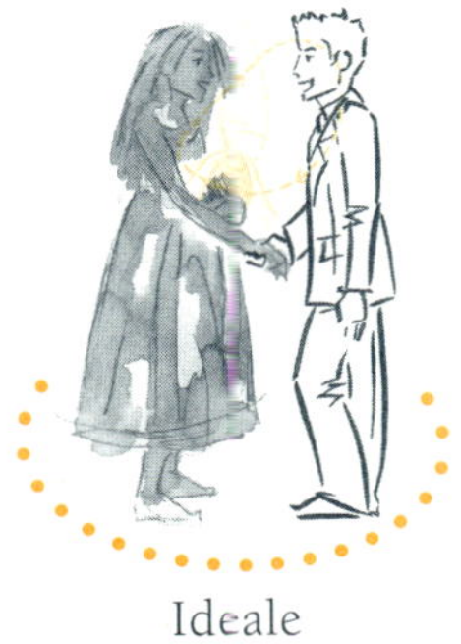

Ideale Kommunikation

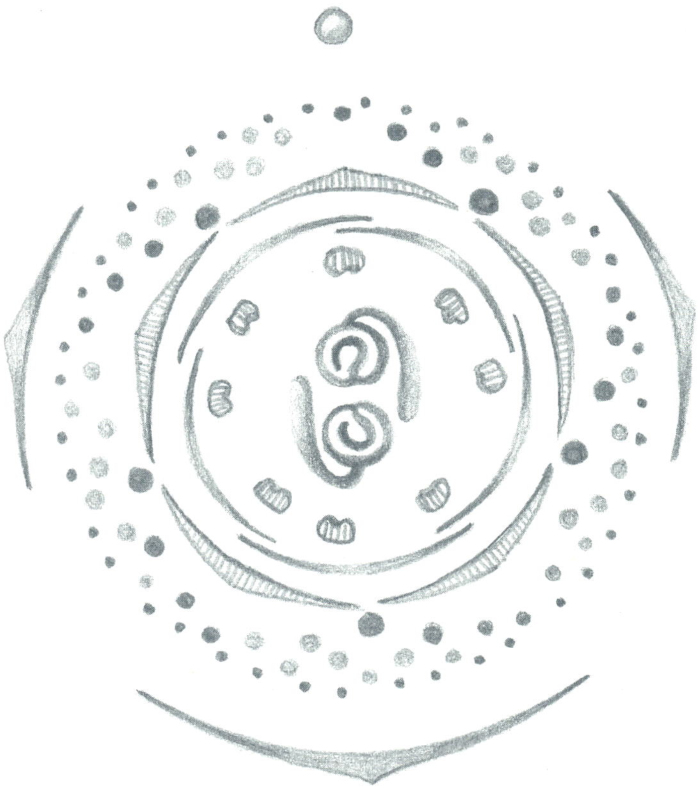

1. Erleben Sie den negativen *Agrimony*-Zustand ganz bewußt:

Maske auf ... Maske ab ...

Sehen Sie in einen Spiegel, und setzen Sie eine fröhliche Miene auf. Erspüren Sie, wie sich Ihre Gesichtsmuskeln dadurch immer mehr verspannen. Halten Sie diese Spannung ca. zwei Minuten. Beobachten Sie währenddessen Ihre Gefühle und Ihre Gedanken.

Lassen Sie dann die Maske fallen, und erleben Sie, wie sich Ihr Gesichtsausdruck verändert. Wo sonst im Körper läßt Spannung nach? Welche Gefühle und Gedanken haben Sie jetzt?

Um den Unterschied zwischen beiden Zuständen noch intensiver zu spüren, können Sie diese Übung auch wiederholen. Schreiben Sie Ihre Beobachtungen in Ihr Blüten-Journal.

Zusatzübung vor dem Einschlafen

Überprüfen Sie im Bett liegend Ihr Gesicht auf »Maskenreste« bzw. vom Tage zurückgebliebene Anspannungszustände. Fragen Sie sich: »Wo habe ich heute krampfhaft mein Gesicht gewahrt? Welche Verspannungen sind innerlich und äußerlich dabei aufgetreten?« Konzentrieren Sie sich dann auf eine Gesichtspartie nach der anderen, und spüren Sie möglichen Spannungen nach. Versuchen Sie, diese mit dem Ausatmen ganz bewußt loszulassen.

2. Beobachten Sie das *Agrimony*-Prinzip in Ihrer Umgebung:

Gehen Sie in eine Bar, einen Zirkus oder ein Musical. Besuchen Sie eine teure Parfümerie oder eine Nobelboutique. Lassen Sie die Atmosphäre auf sich einwirken. Treten Sie dann innerlich einen Schritt zurück, und versuchen Sie jetzt, die wirklichen Menschen hinter den Masken zu erspüren. Welche Ängste oder Befürchtungen haben sie möglicherweise sogar mit Ihnen gemeinsam?

Beobachten Sie den aufgesetzten Optimismus von Geschäftsleuten zu Beginn einer geschäftlichen Besprechung.

Vielleicht fällt Ihnen auch ein Bekannter ein, für den »alles kein Problem« ist, der im falsch verstandenen positiven Denken seine inneren Befürchtungen z. B. mit dem Hören von Affirmationskassetten zudeckt, anstatt sich mit seinen Gefühlen wirklich auseinanderzusetzen.

3. Entdecken und entwickeln Sie Ihr positives *Agrimony*-Potential:

Bei dieser Übung geht es darum, Ihr **Fühl-Ich** zu ermutigen, seine Gefühle und Befürchtungen vor sich selbst zuzugeben und mit Ihrem **Denk-Ich** zu bearbeiten.

Nur dann kann das **Denk-Ich** Ihnen helfen zu erkennen, wie Sie in Zukunft konstruktiver mit diesen Gefühlen umgehen können.

Der 3-Stufen-Ehrlichkeitsplan

- Erste Stufe: Setzen Sie sich nach dem Aufstehen auf einen Stuhl oder auf die Bettkante, stellen Sie Ihre Kurzzeituhr auf 1 Minute, und spüren Sie in sich hinein.

  Dann sprechen Sie laut aus, wie Sie sich zur Zeit fühlen. Z. B.: »*Ich bin innerlich angespannt.*«

  Oder artikulieren Sie etwas, das Sie bezüglich des vor Ihnen liegenden Tages ängstigt. Z. B.: »*Ich fürchte mich vor dem Gespräch mit Frau N.*« Wenn Sie diese Übung nicht 1 Minute lang durchhalten können, machen Sie noch einen weiteren Anlauf zu einem anderen Zeitpunkt.
- Zweite Stufe: Gehen Sie jetzt ins Badezimmer, und sprechen Sie die gleichen Gefühle vor dem Spiegel aus. Beobachten Sie Ihr Gesicht, während Sie das tun. Was fühlen Sie dabei?

  Schreiben Sie diese Erfahrungen in Ihr Blüten-Journal, und arbeiten Sie, wenn notwendig, später mit der Übung *Mimulus* (S. 145) weiter.
- Dritte Stufe: Sprechen Sie mit einem vertrauten Menschen ehrlich über Ihre Gefühle oder über eine starke Befürchtung. Lassen Sie sich dabei vom anderen nicht frühzeitig ablenken oder trösten, sondern versuchen Sie, mit ihm – wenn das möglich und sinnvoll ist – eine Lösung zu erarbeiten.

Ergänzende Empfehlung

Zeigen Sie jetzt auch äußerlich Ihr wahres Gesicht: Gehen Sie entgegen Ihren sonstigen Gewohnheiten auch mal ungeschminkt oder ungekämmt zum Einkaufen. Männer könnten z. B. unrasiert oder in ungewohnter Freizeitkleidung bei einer Verabredung erscheinen.

Üben Sie täglich, auf die Frage »*Wie geht's?*« ehrlich zu antworten. Anstatt wie üblich automatisch mit »*gut*« zu antworten, sagen Sie also z. B.: »*Es könnte besser gehen!*«

2. ASPEN

DIE AHNUNGS-BLÜTE

1. Woran erkenne ich, daß ich im negativen *Aspen*-Zustand bin?

Persönliche Ergänzungen:

An Gedanken wie:
»Das durchblicke ich nicht, das macht mir Angst.«
»Diese Atmosphäre ist mir unangenehm.«
»Ich bin zu feinfühlig.«

An Gefühlen wie:
Grundloses Unbehagen, nicht faßbares Grauen,
Wittern einer vermeintlichen Gefahr

An Reaktionen wie:
Man betritt bestimmte Lokale nicht, weil einem die Atmosphäre unangenehm ist.
Ein Kind traut sich nicht, einzuschlafen – das Licht muß brennen bleiben –, weil es sich vor Alpträumen fürchtet.
Man hat Angst, allein in den Keller zu gehen.

An Energie-Qualitäten wie:
Zu weit geöffnet
Feine, erregte Anspannung von hinten
Die inneren Antennen bewegen sich in einem unbekannten, dunklen Raum.

2. Wie entsteht die Kommunikationsstörung mit meiner inneren Führung?

Mein **Fühl-Ich** wird von negativen inneren Bildern und unbewußten Angst-Assoziationen hypnotisiert. Diese kann es nicht verarbeiten, es bleibt darin befangen, weil es weder mein Höheres Selbst noch mein **Denk-Ich** zur Unterstützung aufruft.

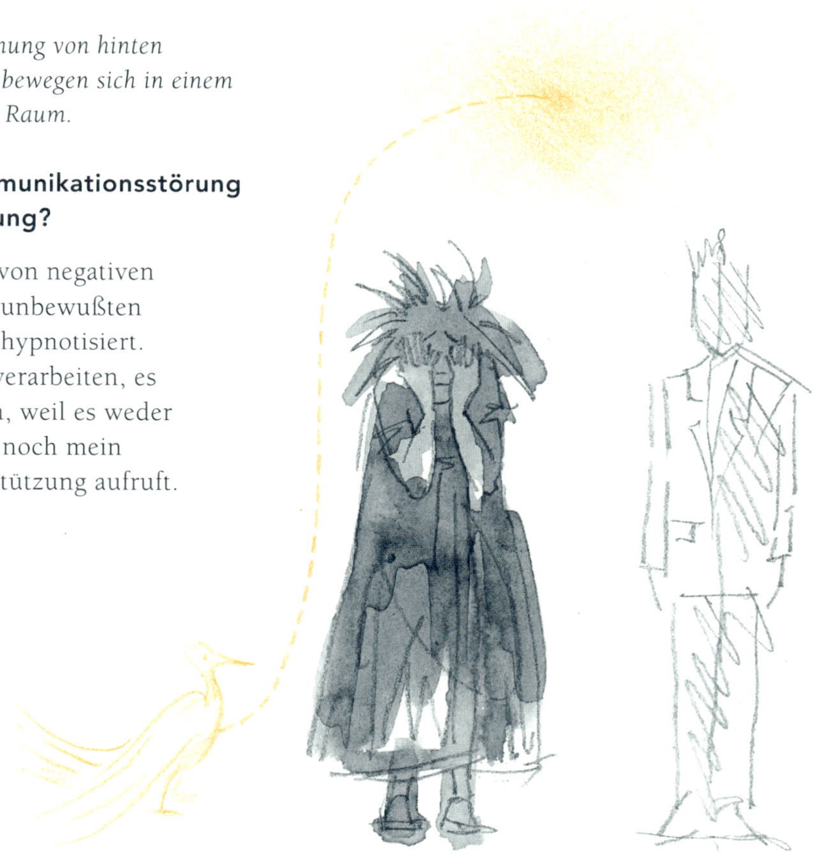

So bleibt mein **Denk-Ich** hilflos und untätig. Wahrnehmungen können nicht auf ihren Realitätsgehalt geprüft und eingeordnet werden. Alles bleibt in der Schwebe. Ein Lernprozeß findet nicht statt.

Persönliche Ergänzungen:

3. Welche geistige Wahrheit wird von meinem Denk-Ich nicht beachtet oder falsch verstanden?

Das Höhere Selbst konfrontiert uns auf unserem Lebensweg mit verschiedenen Bewußtseinserfahrungen, je nachdem wie es für unseren individuellen Wachstumsprozeß förderlich ist. Man muß seine Wahrnehmungsinstrumente bewußt schulen und entwickeln, so daß man Eindrücke aus der Außenwelt von inneren, eingebildeten Angst-Impulsen zu unterscheiden lernt.

Wenn man diese Herausforderung annimmt, wird man immer mehr »innere Schatten« erkennen und integrieren können und dadurch stärker werden.

4. Welche bewußte Entscheidung verbindet mich wieder mit meiner inneren Führung?

Zum Beispiel: *Ich entscheide mich, in unbestimmbaren Situationen nach innen zu horchen, mich vorwärts zu bewegen, meinen nüchternen Verstand einzuschalten und mein Höheres Selbst um Schutz zu bitten.*

5. Welche Eigenschaften werden mir dabei helfen?

Mut, Entschlußkraft, Unterscheidungsfähigkeit

6. Daran erkenne ich, daß mein positives *Aspen*-Potential wächst

Zum Beispiel: *Ich kann klarer zwischen verschiedenen Bewußtseinsebenen unterscheiden. Ich erkenne mehr und mehr, ob ein Gefühl aus meinem eigenen Inneren kommt oder ob ich es von außen aufnehme.*

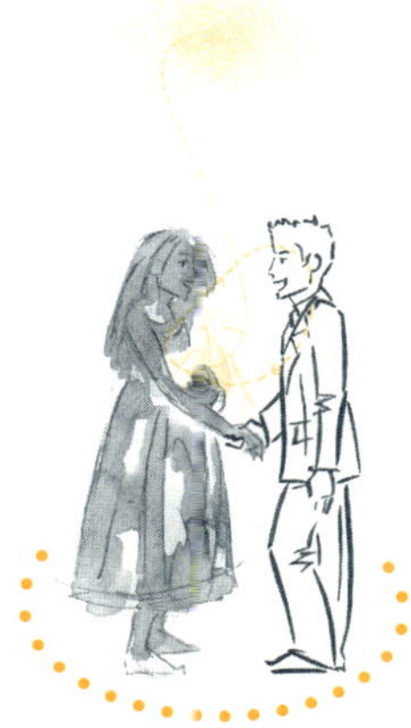

Ideale Kommunikation

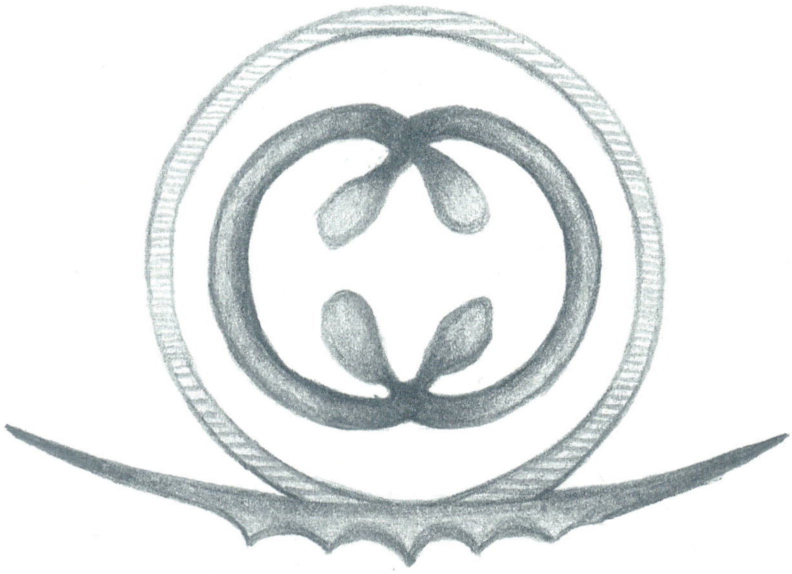

1. Erleben Sie den negativen *Aspen*-Zustand ganz bewußt:

Der unheimliche Ort

Besuchen Sie einen Ort, der Ihnen unangenehm oder unheimlich ist, z. B. einen dunklen Keller, ein Lagerhaus, einen Friedhof, ein einsames Waldstück o. ä., und analysieren Sie Ihre Eindrücke.

- Erste Stufe: Machen Sie diesen Besuch zum ersten Mal bei Tageslicht oder bei elektrischer Beleuchtung, um sich mit der Umgebung, die Sie später bei Dunkelheit besuchen wollen, in etwa vertraut zu machen. Wenn Sie sich für einen Ort entschieden haben, der außerhalb Ihres Hauses liegt, nehmen Sie eine Begleitperson mit, die in sicherem Abstand hinter Ihnen bleibt.
- Zweite Stufe: Suchen Sie Ihren unheimlichen Ort nun bei Dunkelheit auf. Zum Beispiel gehen Sie mit einer Taschenlampe in den Keller und stellen sich vor, Sie wären wieder ein Kind. Lassen Sie im Schein der Lampe die Gegenstände an den Wänden Leben annehmen, zu bedrohlichen Einheiten, ja zu Gespenstern werden. Achten Sie auf Geräusche: Knacken, Tropfen, Rascheln. Nehmen Sie Modergeruch wahr? Welche Gefühle oder Angstphantasien tauchen in Ihnen auf? Registrieren Sie Ihre Eindrücke und Vermutungen. Beispiel: *»Ich sehe einen großen, dunklen Kasten. Er knarrt und knackt. Möglicherweise ist jemand da drin. Ich habe Angst, daß er mir etwas antun will. Es riecht abgestanden. Wie in einer alten Kirche«* etc.
- Dritte Stufe: Machen Sie nun das Licht an, bzw. gehen Sie bei Tageslicht wieder an Ihren Ort, und notieren Sie in nüchternem Telegrammstil, was Sie jetzt wahrnehmen, z. B.: *»Kellerraum, Größe ca. 13 qm, Inhalt ein Kleiderschrank, mehrere Koffer – stop – dahinter eine Ecke voll*

Kartons, deren Inhalt ich nicht mehr kenne – stop – muß dringend entrümpelt werden – stop – Modergeruch – stop – Hausmeister muß angerufen werden.«

Arbeiten Sie dann weiter mit Punkt 3.

2. Beobachten Sie das *Aspen*-Prinzip in Ihrer Umgebung:

Gehen Sie zum Ausgang eines Kinos, in dem gerade ein Horrorfilm zu Ende gegangen ist, und beobachten Sie die Augen des herausströmenden Publikums. Was strahlen sie aus?

Achten Sie auf die Verhaltensweisen einer Touristengruppe in einem Burgverlies oder in einer Grabkammer. Besuchen Sie mit Ihren Kindern eine Geisterbahn.

3. Entdecken und entwickeln Sie Ihr positives *Aspen*-Potential:

Ihr **Fühl-Ich** muß lernen, nicht bei seinen Gefühlseindrücken stehenzubleiben, sondern mit Hilfe des **Denk-Ichs** seine sensiblen Wahrnehmungen richtig zu interpretieren und diese nach den Kategorien »realistisch« und »unrealistisch« zu ordnen. So kann im Umgang mit der eigenen Sensibilität immer mehr Sicherheit gewonnen und auf Dauer eine stabile Verbindung zum Höheren Selbst aufgebaut werden.

Allerdings – dieser Prozeß kann oft Jahre dauern und erfordert Anleitung, in manchen Fällen auch therapeutische Unterstützung.

Setzen Sie nun Übung 1 fort.

Was steckt dahinter?

Analysieren Sie Ihre schriftlichen Notizen aus Übung 1. Beantworten Sie sich nacheinander die folgenden Fragen:

- »Was habe ich wahrgenommen?« Z. B.: »*Knacken im Raum.*«
- »Welches Gefühl hat das bei mir ausgelöst, und wie habe ich reagiert?« »*Angst, Atemanhalten, Sträuben der Nackenhaare.*«
- »Welche Vermutung habe ich zunächst gehabt?« »*Es könnte jemand hinter dem Schrank stehen.*«
- »Was war die Realität bei nüchterner Betrachtung im Tageslicht?« »*Das Knacken ist vom Schrank ausgegangen, da sich wohl durch meinen Eintritt in den Raum die Statik des Schrankes verändert hat.*«
- »Was tue ich, wenn ich wieder in eine ähnliche Situation gerate?«

Entwickeln Sie eine persönliche Entscheidung auf Grundlage von Punkt 4 (Seite 71).

Ergänzende Empfehlung

Immer, wenn Sie das Gefühl haben, sich schützen zu wollen oder zu müssen, sollten Sie zuerst eines tun: sich zentrieren. Mit der so in Ihrem Zentrum angesammelten Energie können Sie sich dann nach eigener Vorstellung – z. B. in Form eines Licht-Anzuges – schützend umgeben.

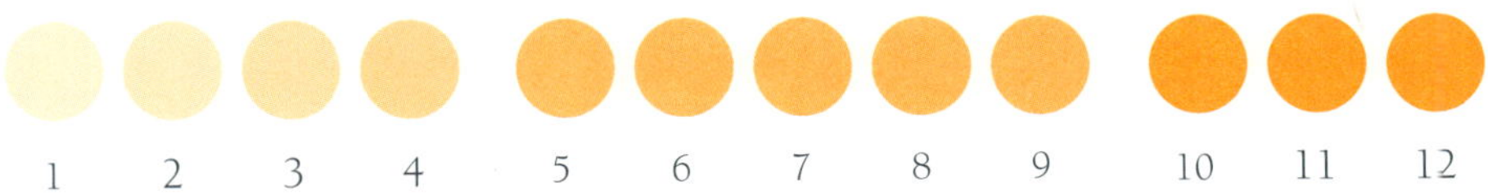

3. BEECH
DIE TOLERANZ-BLÜTE

1. Woran erkenne ich, daß ich im negativen *Beech*-Zustand bin?

Persönliche Ergänzungen:

An Gedanken wie:
»Ich finde immer ein Haar in der Suppe.«
»Wie kann man nur ...«

An Gefühlen wie:
Genervt sein, innerlich weit entfernt vom anderen sein

An Reaktionen wie:
Es fällt einem sofort auf, was nicht perfekt ist.
Man reagiert kritisch oder pseudo-tolerant.
Unerwartete Gefühlsausbrüche von Gesprächspartnern werden innerlich als peinliche Entgleisung bewertet.

An Energie-Qualitäten wie:
»Empfindliche Abgrenzung«, Enge

2. Wie entsteht die Kommunikationsstörung mit meiner inneren Führung?

Mein **Denk-Ich** hat viele Bedürfnisse meines **Fühl-Ichs** verdrängt. Wenn mein **Denk-Ich** nun mit diesen verdrängten Bedürfnissen durch entsprechendes Verhalten anderer Menschen in Resonanz kommt, versucht es, die Verdrängung aufrechtzuerhalten, indem es diese Verhaltensweisen beim anderen kritisiert.

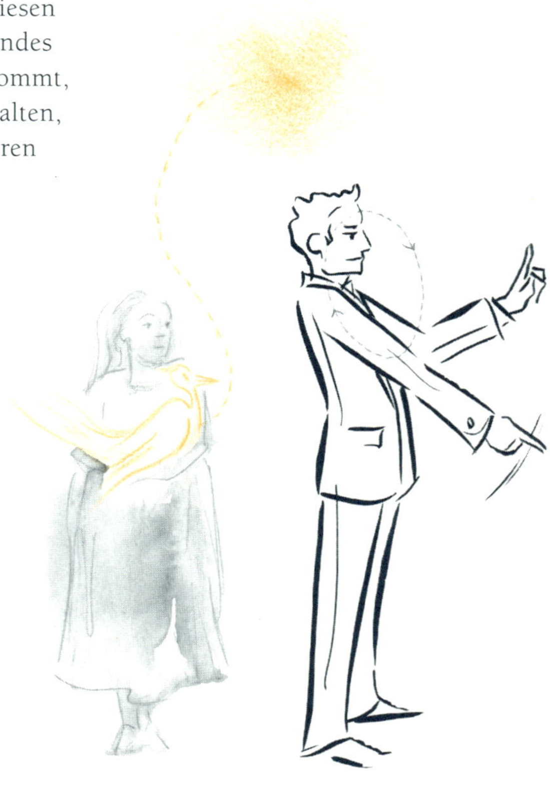

Persönliche Ergänzungen:

Dabei orientiert es sich nicht am Höheren Selbst, sondern an scheinbar idealen theoretischen Wertmaßstäben, die meinem **Fühl-Ich** fremd und für die Gefühle der anderen Menschen oft verletzend sind.

3. Welche geistige Wahrheit wird von meinem Denk-Ich nicht beachtet oder falsch verstanden?

Jede laut oder auch nur innerlich ausgesprochene abwertende Kritik ist ein Eingriff in die Persönlichkeit des anderen und verursacht gleichzeitig eine Blockade im übergeordneten kosmischen Energiefeld. Das widerspricht dem Gesetz der Einheit.

Bach sagt: »Jedes Schlechte ist etwas Gutes zur falschen Zeit am falschen Ort.«

4. Welche bewußte Entscheidung verbindet mich wieder mit meiner inneren Führung?

Zum Beispiel: *Ich entscheide mich, Situationen einfühlend zu beobachten, bevor ich urteile, und dabei auf die Resonanz mit meinen eigenen Gefühlen zu achten. Gleichzeitig bemühe ich mich um ein tieferes Verständnis für übergeordnete Wachstumsprozesse.*

5. Welche Eigenschaften werden mir dabei helfen?

Offenheit, Mitgefühl, Einfühlungsvermögen

6. Daran erkenne ich, daß mein positives *Beech*-Potential wächst

Zum Beispiel: *Ich kann Situationen mit Abstand auf mich wirken lassen. Ich kann sie aus mehreren Blickwinkeln betrachten und auch das Positive darin erkennen.*

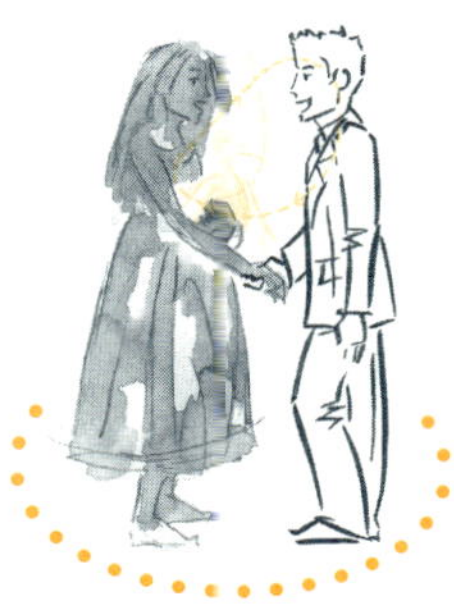

Ideale Kommunikation

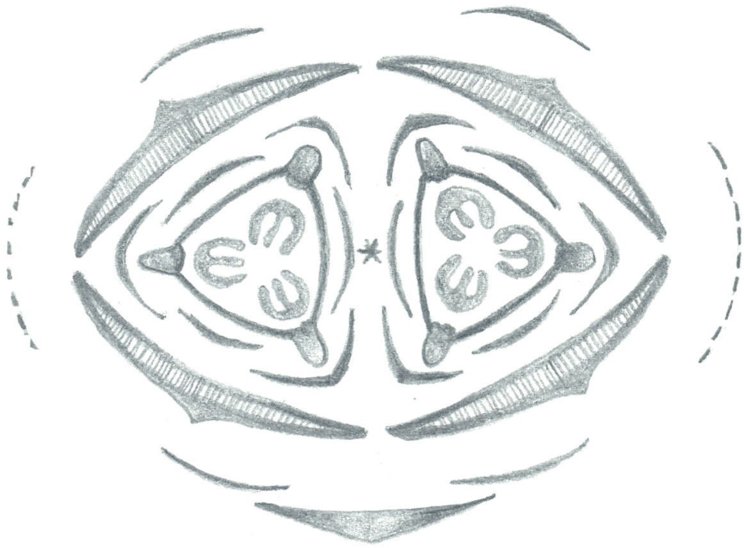

1. Erleben Sie den negativen *Beech*-Zustand ganz bewußt:

Suchen Sie Fehler!

Um den *Beech*-Zustand nachzuempfinden, setzen Sie sich für 45 Minuten in ein Verkehrsmittel auf einer vielbefahrenen Strecke.

Legen Sie sich Ihr Notizbrett auf den Schoß, und begutachten Sie Ihre Mitreisenden mit der inneren Fragestellung: Was ist hier nicht in Ordnung, was stört mich? Wenn ich Zensuren vergeben müßte, welche Note würde ich dieser Person geben?
Beispiel: *»Junger Mann in der Ecke, Mitte 20, Haare ungewaschen, Jacke zu klein, Ausstrahlung verbohrt, Gesamtnote ausreichend.«*
Oder: *»Frau neben mir, ca. 35, irgendwie verhärmt, riecht leicht verschwitzt (ein Deo kann sich ja wohl heute jeder leisten!).«* Usw.

Beobachten Sie, wie Sie sich fühlen, wenn Sie diese negative Blickrichtung einnehmen. Verändert sich etwas in Ihrem Körper? Verändert sich Ihr Gefühl für die anderen Menschen, für Sie selbst? Wie verändert sich Ihre Stimmung?

Um aus dieser destruktiven Haltung wieder herauszukommen, aktivieren Sie jetzt Ihre positiven Vorstellungskräfte. Malen Sie sich aus, wie die soeben kritisierten Menschen aussehen und wie sie auf Sie wirken würden, wenn sie sich in einer sehr positiven Lebenssituation befänden, z. B.: *»Wie wirkt der unrasierte Typ wohl, wenn er sich frisch verliebt mit seiner Freundin trifft? Wie wirkt die verhärmte Frau, wenn sie im Urlaub braungebrannt mit ihren Kindern spielt?«*

Notieren Sie, wie viele negative Punkte Sie gefunden haben und wie leicht oder wie schwer es Ihnen gefallen ist, sich das Positive vorzustellen.

2. Beobachten Sie das *Beech*-Prinzip in Ihrer Umgebung:

Studieren Sie die Opernkritiken in einer anspruchsvollen Tageszeitung: »Die Koloraturen hätte man sich noch perlender gewünscht.« Im Restaurant-Test lesen wir: »Leider zelebrierte Chefkoch X noch eine unausgewogene Achterbahnküche. Gebratener Aal mit dickem, fettem Speck ist für DM 21,90 etwas zu profan ...«
Müßte man diese Kritiker kritisieren, läge es einem auf der Zunge zu sagen: »Ihre Kritik hätte man sich etwas einfühlsamer gewünscht ...«
Die Frage danach, wer eigentlich Kritiker wird, ist hinreichend beantwortet: Menschen, die Sehnsucht nach dem Schönen und Vollkommenen haben, aber selbst nicht die Kreativität besitzen, derartiges zu erschaffen.

Beobachten Sie, wer in Ihrem Bekanntenkreis überall ein Haar in der Suppe findet und warum.

3. Entdecken und entwickeln Sie Ihr positives *Beech*-Potential:

Mein **Denk-Ich** muß sich bereit finden, Verbindung zu meinem **Fühl-Ich** aufzunehmen, die eigenen Gefühle kennenzulernen und auch die Gefühle anderer Menschen wahrzunehmen.

Über mein **Fühl-Ich** kann mein **Denk-Ich** auch den Anschluß an mein Höheres Selbst gewinnen und die Relativität von Urteilen erkennen.

Relativieren Sie Ihre Kritik

Denken Sie an eine Person oder an eine Situation, die Sie schon lange innerlich kritisieren.

- Beispiel: »*Kollege A ist penetrant und nicht sehr intelligent.*«
- Wie würden Sie sich fühlen, wenn man so etwas von Ihnen sagen würde? »*Verletzt.*«
- Wie begründen Sie Ihren Vorwurf? »*Wenn in einer Sitzung eigentlich schon alles klar ist, fragt Kollege A immer wieder nach, weil er anscheinend nichts begriffen hat.*«
- Was für ein Grund, den Sie nicht kennen können oder an den Sie nicht gedacht haben, steckt möglicherweise hinter dem Verhalten des Kollegen? »*A ist für die Protokolle verantwortlich. Vielleicht ist er früher oft kritisiert worden, weil sie nicht vollständig waren.*«
- Welchen positiven Aspekt könnte das Verhalten der kritisierten Person haben? »*Durch seine Nachfragerei zwingt A alle anderen Kollegen, gewisse Probleme bis zum Ende zu durchdenken. So können manchmal noch Unklarheiten aufgedeckt werden.*«
- Entdecken Sie an sich ähnliche Züge, mit denen Sie sich bisher noch nicht bewußt auseinandergesetzt haben? »*Ja. Wenn mir etwas noch nicht ganz klar ist, neige ich zu penetrantem Fragen, ohne mich um die Gefühle meiner Gesprächspartner zu scheren.*«

Wiederholen Sie diese Übung, immer wenn in Ihnen *Beech*-Gefühle aufkommen.

1 2 3 4 5 6 7 8 9 10 11 12

4. CENTAURY
DIE BLÜTE DES DIENENS

1. Woran erkenne ich, daß ich im negativen *Centaury*-Zustand bin?

Persönliche Ergänzungen:

An Gedanken wie:
»Man muß sich fügen.«
»Was wollen sie, daß ich tue?«
»Mein Vater möchte es so.«

An Gefühlen wie:
Innere Schwäche
Gegen Stärkere nicht ankommen können.
Reagierend statt agierend

An Reaktionen wie:
Man sagt ja, auch wenn man eigentlich nein sagen möchte.
Freunde mahnen immer wieder: »Du solltest dir weniger gefallen lassen.«

An Energie-Qualitäten wie:
Schwache Innenspannung, größerem Druck nachgebend.
Die Knochen scheinen aus Gummi zu sein.

2. Wie entsteht die Kommunikationsstörung mit meiner inneren Führung?

Mein **Fühl-Ich** sucht Anerkennung durch Gehorsam und Dienstbarkeit.

Mein **Denk-Ich** mißversteht das Prinzip des Dienens. Es verwechselt den hingebungsvollen Dienst am göttlichen Plan mit verantwortlichem, bewußtem Dienen im Alltag auf der polaren Realitätsebene (s. S. 25). Darum wagt es nicht, übertriebenen Forderungen anderer Menschen durch eine klare Willensentscheidung Grenzen zu setzen.

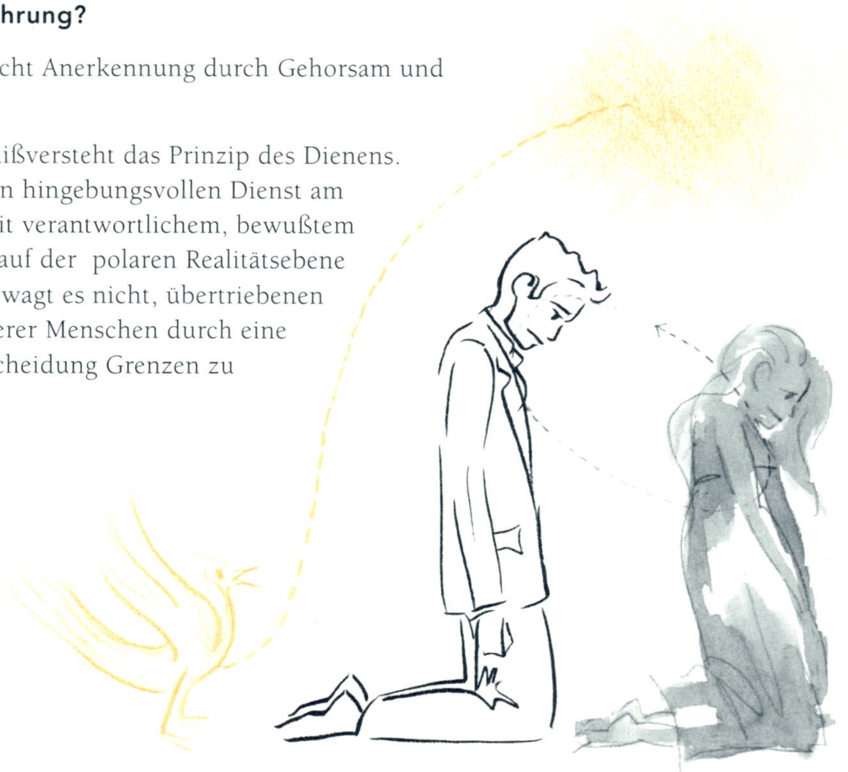

So kommen beide immer weniger dazu, den eigenen Lebensplan zu erkennen und zu erfüllen.

Persönliche Ergänzungen:

3. Welche geistige Wahrheit wird von meinem Denk-Ich nicht beachtet oder falsch verstanden?

Dem göttlichen Plan dient man nur, indem man seinen eigenen Lebensplan erfüllt.

4. Welche bewußte Entscheidung verbindet mich wieder mit meiner inneren Führung?

Zum Beispiel: *Bevor ich dem Wunsch anderer Menschen nachgebe, frage ich mich: »Inwieweit dient dieses meiner eigenen Entwicklung und der Entwicklung des anderen, und inwieweit nützt oder schadet es dem großen Ganzen? Dann entscheide und handle ich.*

5. Welche Eigenschaften werden mir dabei helfen?

Eigenständigkeit, Unterscheidungsfähigkeit, Willenskraft

6. Daran erkenne ich, daß mein positives *Centaury*-Potential wächst:

Zum Beispiel: *Ich kann meine eigenen Bedürfnisse besser erkennen und tue mehr und mehr, was ich wirklich möchte.*

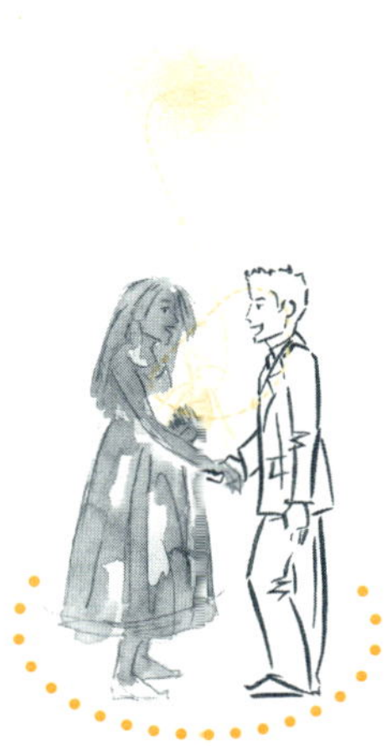

Ideale Kommunikation

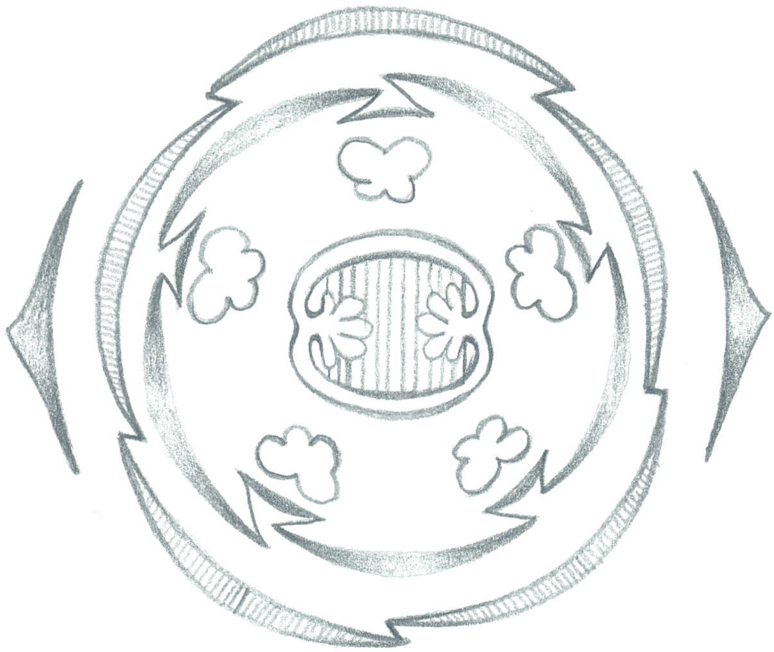

1. Erleben Sie den negativen *Centaury*-Zustand ganz bewußt:

Wo bin ich zu nachgiebig?

Machen Sie mit einem Kind Tauziehen, oder spielen Sie mit einem jungen Hund, der einen Stock festhält. Bemühen Sie sich aber nicht, so lange wie möglich zu widerstehen, sondern geben Sie schnell nach.

Registrieren Sie, wie Sie sich dabei fühlen, wie Sie eigentlich das Spiel gar nicht richtig mitspielen, und beobachten Sie auch, ob nicht Ihr Gegenüber irgendwie ein bißchen enttäuscht reagiert.

Stellen Sie Ihre Kurzzeituhr auf 15 Minuten. Zentrieren Sie sich, und schreiben Sie dann in Ihr Blüten-Journal drei bis fünf Situationen, in denen Sie »nein« sagen wollten, es aber aus irgendwelchen Gründen nicht getan haben.

So gliedern Sie Ihre Eintragung:

- Situation:
  Z. B.: *»Ich konnte nicht nein sagen, als meine Mutter mich bat, ihren Balkon zu bepflanzen.«*
- »Warum habe ich nicht nein gesagt?«
  »Weil ich ihre Vorwürfe fürchte.«
- »Welche Nachteile hatte ich persönlich davon?«
  »Ich kam nicht dazu, mich auf meinen Unterricht vorzubereiten. Es gab ein Chaos in der Klasse.«

Lesen Sie Ihre Eintragungen jetzt noch einmal durch, und lassen Sie die Situationen auf sich wirken. Wie fühlen Sie sich jetzt? Notieren Sie Ihre Gefühle in Ihrem Blüten-Journal.

2. Beobachten Sie das *Centaury*-Prinzip in Ihrer Umgebung:

Vielleicht haben Sie auch schon mal folgende Klage gehört: »Da habe ich

mir doch an der Haustür ein Zeitschriftenabonnement andrehen lassen, obwohl wir schon drei Zeitschriften ins Haus bekommen!«
Auch folgende Situation kommt Ihnen möglicherweise bekannt vor: Bei einer Essenseinladung fühlt man sich bereits satt, die Gastgeberin hat aber noch ein köstliches Dessert vorbereitet und zwingt es einem höflich auf. Bringen Sie es fertig, abzulehnen?
Im *Centaury*-Zustand sind oft auch kleine Mädchen im Alter zwischen fünf und sieben Jahren, die als besonders artig gelten und die durch Folgsamkeit und Sanftheit unbewußt das Wohlwollen ihrer Erzieher und Verwandten sicherstellen wollen.

3. Entdecken und entwickeln Sie Ihr positives *Centaury*-Potential:

Mein **Fühl-Ich** muß wieder Anschluß an mein Höheres Selbst bekommen, um aus der eigenen Mitte heraus zu spüren, ob die Forderungen anderer dem eigenen Lebensplan widersprechen.
Mein **Denk-Ich** muß seinen Willen entwickeln, artikulieren und vor allem lernen, die eigenen Grenzen zu verteidigen.

Üben Sie Neinsagen

Schließen Sie jetzt an Übung 1 an, und wählen Sie eins von Ihren Beispielen aus. Machen Sie sich fit für das nächste Ereignis, bei dem Sie üben können, nein zu sagen.

- Stufe 1: Schreiben Sie einen Dialog. Wie antworten Sie z.B., wenn Ihre Mutter Sie erneut um etwas bittet, was Sie nur erledigen können, indem Sie eine eigene wichtige Angelegenheit dafür liegenlassen?

  Mutter: »*Wenn du schon nicht den Balkon bepflanzen willst, kannst du mir wenigstens die Pflanzen beim Gärtner besorgen.*«

  Tochter: »*Nein, auch dazu habe ich keine Zeit.*«
  Mutter: »*Dann sag mir doch wenigstens, was ich pflanzen soll.*«

  Tochter: »*Ist das mein Balkon oder dein Balkon? Ich bleibe bei meinem Nein. Da ich meinen Unterrricht vorbereiten will, mußt du dich selbst darum kümmern.*«

  Mutter: »*Na, dann muß ich eben ...*«

- Beenden Sie den Dialog jeweils mit Ihrer persönlichen Willens-Formel: **»Ich, ...** (Ihr Name), **beabsichtige, ... zu tun.«** Also in unserem Beispiel: »*Ich, Inge Schüble, beabsichtige, meinen Unterricht vorzubereiten.*«

- Stufe 2: Verlesen Sie diesen Dialog laut vor Ihrem Spiegel und beobachten Sie, wie sich Ihr Gesichtsausdruck und Ihre ganze Haltung verändert. Registrieren Sie, wie in Ihr »Nein« immer mehr Kraft und Überzeugung fließen, bis schließlich Ihre ganze Persönlichkeit dieses Nein ausstrahlt.

- Stufe 3: Belohnen Sie sich für jedes »Nein«: Richten Sie sich eine »Willens-Kasse« ein, in der Sie für jeden Nein-Sieg eine kleine Summe für die Erfüllung eines persönlichen Wunsches einzahlen.

5. CERATO

DIE INTUITIONS-BLÜTE

1. Woran erkenne ich, daß ich im negativen *Cerato*-Zustand bin?

Persönliche Ergänzungen:

An Gedanken wie:
»So einfach kann das nicht sein.«
»Macht man das heute so?«
»Andere wissen das besser als ich.«

An Gefühlen wie:
Verunsicherung, Ratlosigkeit, Zweifel

An Reaktionen wie:
Man hat sich zu etwas entschlossen und sucht nun die Bestätigung seiner Mitmenschen, daß die Entscheidung wirklich richtig ist.
Schüler in Klassenarbeitssituation »verschlimmbessern« ihre Arbeit noch kurz vor Abgabe mit einigen Fehlern.

An Energie-Qualitäten wie:
Die Energie läuft nach verschiedenen Seiten weg. Zentrum leer und irritiert

2. Wie entsteht die Kommunikationsstörung mit meiner inneren Führung?

Mein **Fühl-Ich** ist eingeschüchtert und irritiert, da mein **Denk-Ich** seine Impulse anzweifelt und sie immer wieder verwirft.

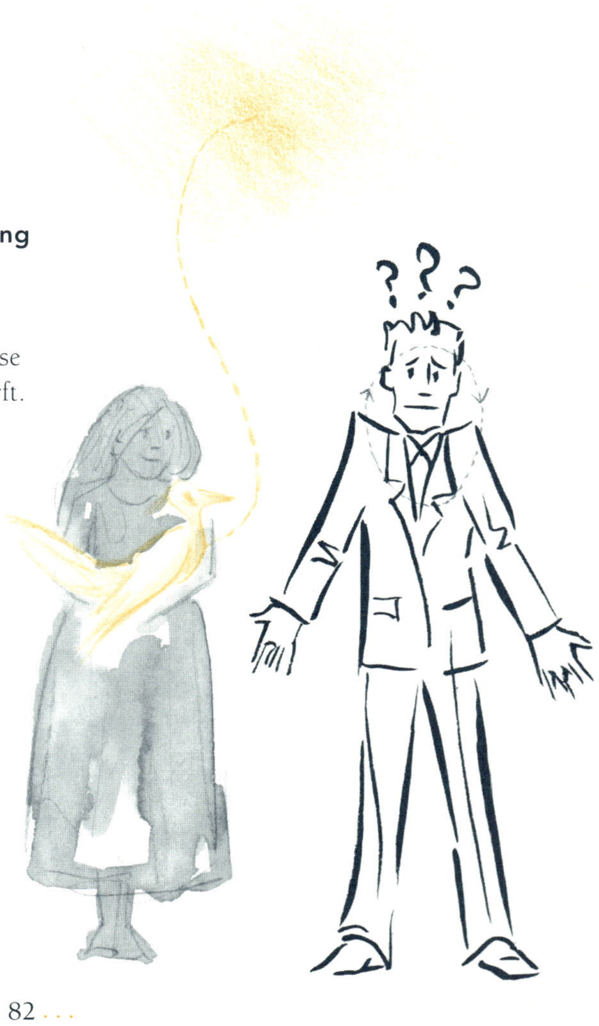

Mein **Denk-Ich** glaubt, Lösungen allein mit dem Verstand finden zu müssen. Dabei zersplittert es seine Energie, weil es sich in der Außenwelt rückversichern will, um die Verantwortung nicht allein tragen zu müssen.

In dieser Situation wird es für das Höhere Selbst immer schwieriger, sich bemerkbar zu machen.

Persönliche Ergänzungen:

3. Welche geistige Wahrheit wird von meinem Denk-Ich nicht beachtet oder falsch verstanden?

Die richtigen Antworten für seinen eigenen Lebensplan findet man nicht im Außen, sondern nur im eigenen Inneren. Die innere Führung äußert sich über die Stimme der Intuition, in der Gefühl und Verstand zusammenwirken.

4. Welche bewußte Entscheidung verbindet mich wieder mit meiner inneren Führung?

Zum Beispiel: *Wenn ich eine Antwort für mich suche, wende ich mich nach innen und vertraue dem ersten Impuls, den ich empfange, sei es als Bild, Idee, Gefühl, Ereignis ...*

5. Welche Eigenschaften werden mir dabei helfen?

Mut, Vertrauen

6. Daran erkenne ich, daß mein positives *Cerato*-Potential wächst

Zum Beispiel: *Ich kann mir jetzt schneller meine eigene Meinung bilden und dazu stehen.*

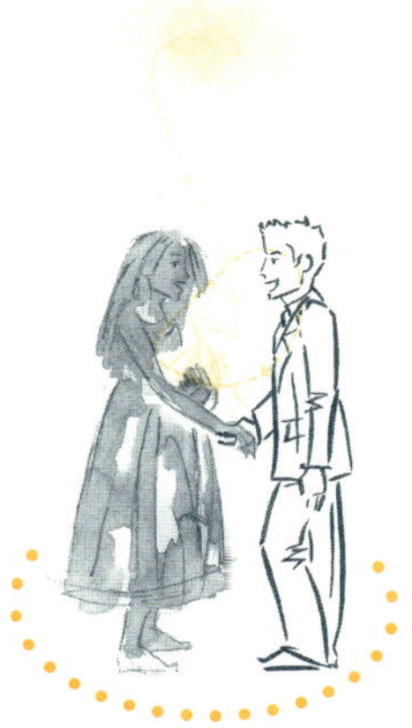

Ideale Kommunikation

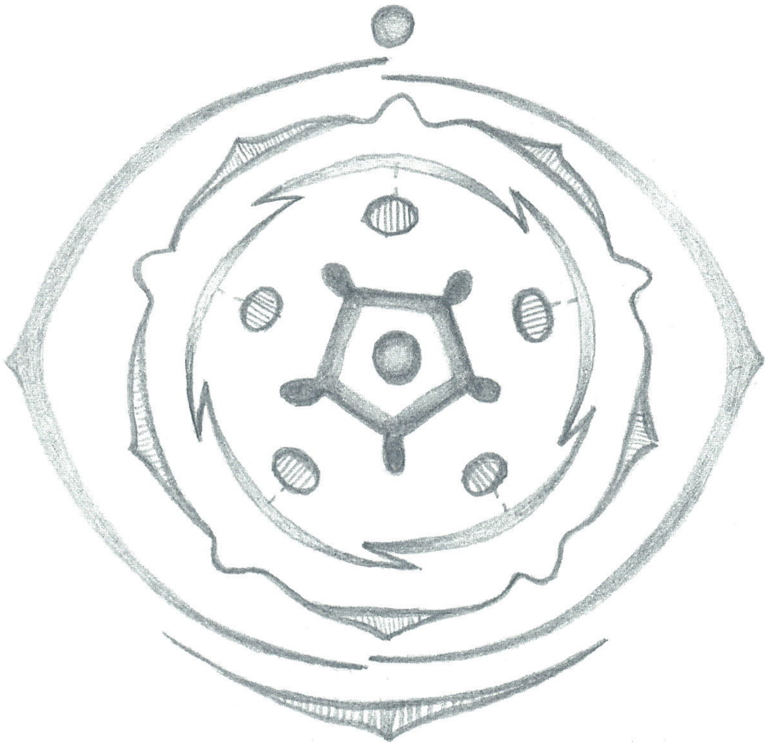

1. Erleben Sie den negativen *Cerato*-Zustand ganz bewußt:

Was würde Tante Anna dazu sagen ...

Denken Sie an eine Angelegenheit – keine zu schwerwiegende –, in der Sie in nächster Zeit eine Entscheidung treffen müssen. Z. B. die Installationen in Ihrem Badezimmer sind uralt und stören Sie täglich. Sie müssen die Entscheidung treffen, ob Sie für eine vollständige Renovierung samt neuer Dekoration relativ viel Geld investieren wollen.

Formulieren Sie die bevorstehende Entscheidung als Frage, notieren Sie diese in der Mitte eines Blattes in Ihrem Blüten-Journal, und schreiben Sie blitzschnell unten auf die Seite ganz klein die erste Antwort, die Ihnen spontan dazu einfällt.

Stellen Sie sich nun vor, Sie würden sechs Personen in Ihrem Familien- und Bekanntenkreis zu Ihrem Entscheidungsproblem befragen und Sie um einen Rat bitten.
Welche Antworten würden Sie erhalten? Schreiben Sie die Namen der Ratgeber und ihre Vorschläge in Stichworten strahlenförmig um Ihre Frage herum, und vertiefen Sie sich dabei in die jeweiligen Antworten. Wie ist es Ihnen dabei ergangen? Fühlen Sie sich bereichert, nervös, zersplittert, innerlich mehr und mehr durcheinander? Und sind Sie jetzt besser in der Lage, eine Entscheidung zu treffen?

Notieren Sie Ihre Eindrücke.

2. Beobachten Sie das *Cerato*-Prinzip in Ihrer Umgebung:

Beobachten Sie einmal andere Menschen beim Einkaufen, z. B. in einer teuren Boutique. Oft erlebt man dabei, wie die Verkäuferin eine Kundin, die sich schon fast für ein Kleidungsstück entschieden hatte, wieder verunsichert, indem sie noch ausgefallenere oder ganz andere Modelle anbietet.

Sicher kennen auch Sie jemanden in Ihrer näheren Umgebung, der Sie ständig um eine Entscheidungshilfe bittet, beginnend mit der Frage: »Würdest du das gut finden, wenn ich ...?«

3. Entdecken und entwickeln Sie Ihr positives *Cerato*-Potential:

Mein **Denk-Ich** muß sich meinem **Fühl-Ich** zuwenden und dankbar anerkennen, daß bei guter Zusammenarbeit mit Sicherheit immer die richtigen Entscheidungen getroffen werden können.

Schließen Sie hier an Übung 1 an.

Meine Meinung, meine Entscheidung

- Stufe 1: Wenden Sie sich nun innerlich an Ihr **Fühl-Ich**.

Überprüfen Sie, wie die verschiedenen Ratschläge Ihrer sechs Familienangehörigen und Bekannten auf Ihr **Fühl-Ich** wirken, indem Sie in Ihren Solarplexus hineinspüren; registrieren Sie also Ihr »Bauchgefühl«.

Fertigen Sie eine Liste an, indem Sie immer auf die linke Seite des Blattes einen Ratschlag und auf die rechte Seite das dadurch ausgelöste Gefühl schreiben.

Ratschlag: *»Tante Anna sagt, ich sollte das Geld lieber sparen.«* – Gefühl: »Fühlt sich unbefriedigend an.«

»Meine Schwester empfiehlt eine Billiglösung.« – »Da passiert bei mir gar nichts.«

»Mein Mann will wie immer warten.« – »Das macht mich aggressiv.«

»Freund Henry empfiehlt, wenn schon renovieren, dann die ganze Wohnung.« – »Da wird mir schwindelig.«

»Elisabeth sagt, ich sollte mit meinem Hauswirt eine spätere Kostenübernahme vereinbaren und dann genau das nehmen, was mir am besten gefällt.« – »Da bin ich erleichtert, das fühlt sich gut an, o. k!«

- Stufe 2: Analysieren Sie die Ratschläge auch nach folgenden Kriterien:

»Was davon war mir eigentlich schon unbewußt klar?«

»Welche Vorschläge lösen eigentlich nicht mein Problem, sondern das des Ratgebers?«

»Welche Ratschläge würden mich innerlich unter Druck setzen, so daß ich Schuldgefühle hätte, wenn ich sie nicht befolge?« Usw.

- Stufe 3: Fragen Sie sich: »Wie erkenne ich bei mir, ob eine Entscheidung für mich stimmt?«

Zum Beispiel an einer bestimmten Körperreaktion wie Kribbeln o.ä., an einem bestimmten Gedanken, an einem bestimmten inneren Gefühl wie Freude oder Erleichterung. Kombinieren Sie diese Wahrnehmung bewußt mit einer Geste, z.B. fassen Sie sich ans linke Ohr, und schaffen Sie sich damit ein persönliches Ritual.

Benutzen Sie diese Gefühls-Bewegungs-Kombination aus dem NLP in Zukunft als Kriterium, bevor Sie eine Entscheidung treffen.

6. CHERRY PLUM

DIE GELASSENHEITS-BLÜTE

Persönliche Ergänzungen:

1. Woran erkenne ich, daß ich im negativen *Cherry-Plum*-Zustand bin?

An Gedanken wie:
»Es ist zum Aus-der-Haut-Fahren.«
»Gleich platze ich.«

An Gefühlen wie:
Aufbau von Innenspannung
Angst, die Selbstkontrolle zu verlieren

An Reaktionen wie:
Man möchte jemandem »eine reinhauen« oder einen Fußtritt versetzen, muß sich aber beherrschen.

An Energie-Qualitäten wie:
Überdruck, der zurückgehalten wird

2. Wie entsteht die Kommunikationsstörung mit meiner inneren Führung?

Mein **Denk-Ich** wehrt sich massiv gegen die Gefühlsimpulse meines **Fühl-Ichs**, weil es fürchtet, sie gedanklich nicht in den Griff zu bekommen.

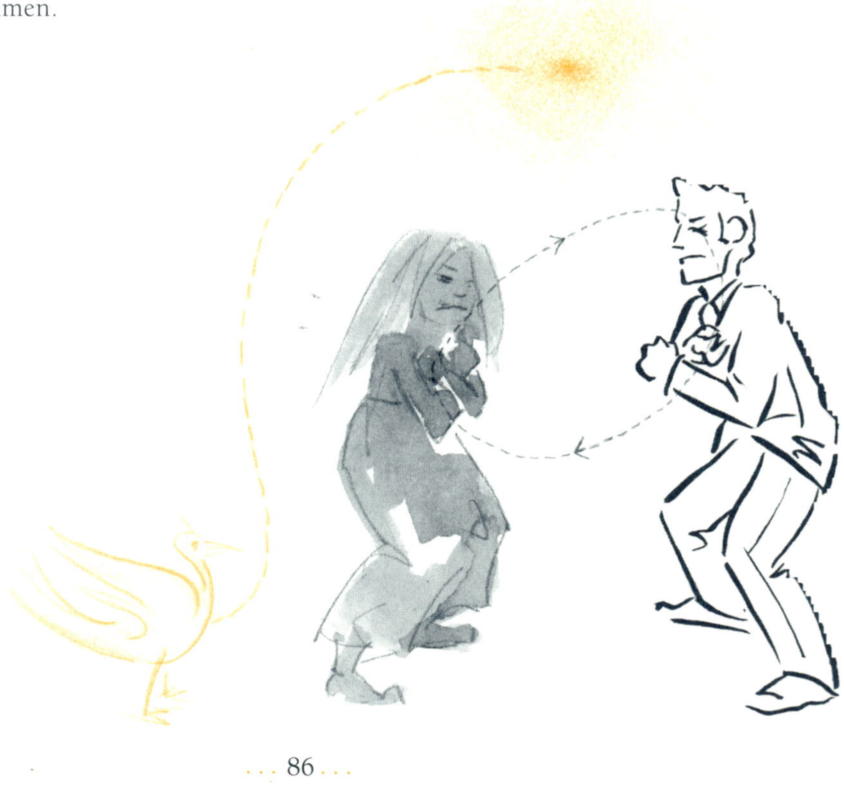

Dadurch ist mein **Fühl-Ich** blockiert und kann auch keine neuen Impulse des Höheren Selbst mehr aufnehmen. Der Lernprozeß stagniert.

Diese Vermeidungsstrategie funktioniert so lange, bis die innere Spannung zu groß wird und sich in einem falschen Moment entlädt.

Persönliche Ergänzungen:

3. Welche geistige Wahrheit wird von meinem Denk-Ich nicht beachtet oder falsch verstanden?

Wir sind ein Teil in einem großen Ganzen, ein kleines Energiesystem in einem großen Energiesystem, ein Mikrokosmos im Makrokosmos.

Nur wenn wir die Verbindung zum nächsthöheren System durch unsere innere Führung offenhalten, können wir in ihm mitschwingen und uns mitentwickeln. Dann sind wir geborgen, sind in Gottes Hand.

4. Welche bewußte Entscheidung verbindet mich wieder mit meiner inneren Führung?

Zum Beispiel: *Sobald ich eine Situation geistig nicht mehr im Griff habe, entscheide ich mich bewußt, mich zu öffnen, durchlässig zu werden, um die Weisungen meines Höheren Selbst wahrnehmen zu können – und dann nach dieser inneren Führung vertrauensvoll zu handeln.*

5. Welche Eigenschaften werden mir dabei helfen?

Bereitwilligkeit, Vertrauen, Toleranz, Geduld

6. Daran erkenne ich, daß mein positives *Cherry-Plum*-Potential wächst

Zum Beispiel: *Ich kann eigene Gefühlsimpulse früher erkennen, besser akzeptieren und mich ausdrücken, bevor sich zuviel Spannung angesammelt hat. Deshalb reagiere ich in vielen Situationen gelassener als früher.*

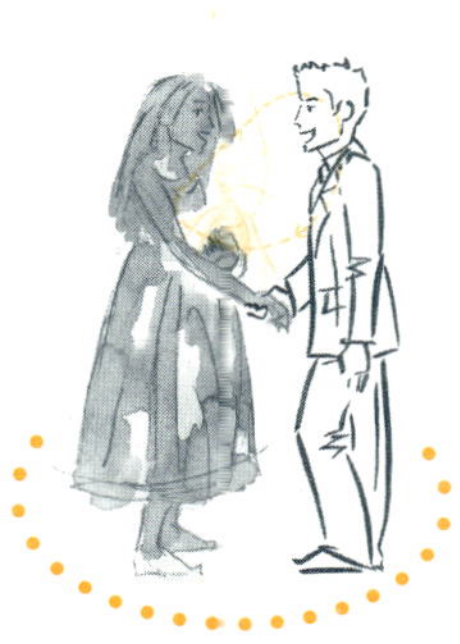
Ideale Kommunikation

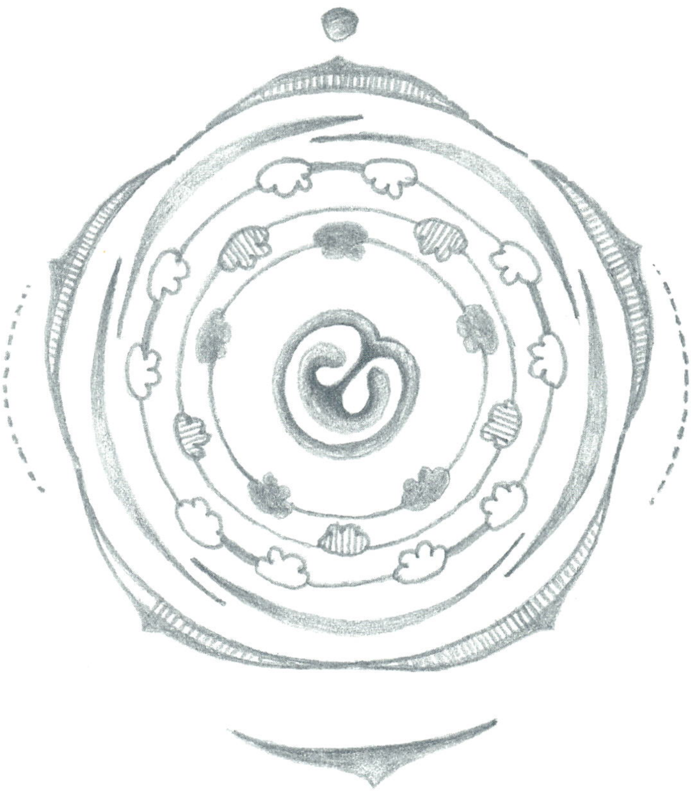

1. Erleben Sie den negativen *Cherry-Plum*-Zustand ganz bewußt:

Horten Sie Ihre Gefühle!

Versuchen Sie mal, einen sprudelnden Gartenschlauch mit Ihrer Hand zu verschließen, und beobachten Sie, wie lange Sie dem Druck widerstehen können.

Oder versetzen Sie sich folgendermaßen in den *Cherry-Plum*-Zustand: Tragen Sie einen Vormittag lang einen etwas zu engen Blazer oder einen etwas zu warmen Pullover. Männer schnallen ihren Gürtel zwei Löcher enger als gewohnt.

Notieren Sie in Ihrem Blüten-Journal, wie es Ihnen an diesem Vormittag ergangen ist. Welche Gefühle und Gedanken haben sich aufgestaut? Sind Sie unruhig geworden? Mußten Sie die Übung vielleicht sogar abbrechen?

2. Beobachten Sie das *Cherry-Plum*-Prinzip in Ihrer Umgebung:

In den nordeuropäischen Ländern sind wir dazu erzogen worden, keine intensiven Gefühle zu zeigen.

Viele Menschen lächeln etwas über den intensiven Gefühlsausdruck, wie man ihn z. B. im italienischen Straßenverkehr beobachten kann. Darum ist der *Cherry-Plum*-Zustand in unseren Breiten besonders häufig dort zu finden, wo Menschen von Berufs wegen keine Emotionen zeigen dürfen: zum Beispiel bei Mitarbeitern in einer Reklamations-Abteilung oder bei Polizisten, die verbal oder sogar körperlich provoziert werden. Auch der Außenstehende bemerkt ihre erzwungene und gespielte Ruhe und fühlt den Anstieg ihrer inneren Gefühlstemperatur.

3. Entdecken und entwickeln Sie Ihr positives *Cherry-Plum*-Potential:

Mein **Fühl-Ich** muß sich selbst annehmen und die Angst vor den eigenen Gefühlen und den Gefühlsimpulsen des Höheren Selbst aufgeben.

Mein **Denk-Ich** muß die Existenz meines **Fühl-Ichs** akzeptieren und dessen Impulse bereitwillig bearbeiten.

Beide müssen darauf vertrauen, daß unter Führung des Höheren Selbst nichts passieren kann, was uns schadet.

Lernen Sie Ihre Gefühle kennen und lieben

Trainieren Sie den Umgang mit Ihren Gefühlen. Gestaute Gefühle eskalieren etwa in folgender Reihenfolge: Gefühlsirritation – Ärger – Wut – Haß – Destruktion.
Solche Emotionen werden entweder nach außen, oder schlimmer, nach innen abgeleitet. Je früher man seine Gefühle erkennt und durch eine Reaktion nach außen bringen kann – möglichst schon in der Irritationsphase –, desto weniger Gefühlsrückstau erzeugen sie im inneren System.

In der folgenden Übung geht es darum, Ihre ersten Gefühlsimpulse kennenzulernen. Besorgen Sie sich dazu eine Tischglocke oder etwas ähnliches, mit dem Sie schnell Signale geben können. Nehmen Sie sich eine Illustrierte, blättern Sie sie durch, und drücken Sie bei der ersten wahrnehmbaren Emotion auf die Glocke.

- Nehmen Sie dieses Gefühl jetzt bewußt wahr, und akzeptieren Sie es.
  Z. B.: *»Aha, Beklemmung.«*
- Sprechen Sie dieses Gefühl laut aus.
  »Ich fühle mich unwohl, beklommen.«
- Schreiben Sie dieses Gefühl in Ihr Blüten-Journal.
- Dramatisieren Sie dieses Gefühl, indem Sie es mehrfach in verschiedenen Stimmlagen und Lautstärken aussprechen oder sogar singen und mit Gesten begleiten.
- Analysieren Sie das Gefühl:
  Wie hat sich der erste Impuls dazu geäußert, durch welches Körpergefühl?

  Bei welcher Schlagzeile oder bei welchem Bild trat dieses Gefühl auf?

  Verfolgen Sie das Gefühl noch weiter zurück. Wann und bei welcher Gelegenheit hatten Sie ähnliche Gefühle?

  Was will mir dieses Gefühl vermitteln, welchen Impuls zu einer möglichen Änderung möchte es mir geben?

  Machen Sie diese Übung auch, wenn durch andere Blüten-Übungen starke Gefühle auftreten.

Ergänzende Empfehlung

Machen Sie eine Schüttelmeditation, bei der Sie zu einer dynamischen Musik 15 Minuten lang Ihre Gefühle ausschütteln. Hacken Sie Holz, bearbeiten Sie einen Punchingball, spielen Sie Fußball, tanzen Sie Flamenco. Bewährt haben sich auch isometrische Übungen, wobei man die Anspannung in bestimmten Muskelpartien gezielt steigert und dann plötzlich losläßt.

1 2 3 4 5 6 7 8 9 10 11 12

7. CHESTNUT BUD
DIE LERN-BLÜTE

Persönliche Ergänzungen:

1. Woran erkenne ich, daß ich im negativen *Chestnut-Bud*-Zustand bin?

An Gedanken wie:
»Irgendwie wird es schon gehen.«
»Wenn ich das fertig habe, mache ich das, danach das, dann das ...«

An Gefühlen wie:
Verwunderung, innere Getriebenheit, innerer Automatismus, Indifferenz

An Reaktionen wie:
Man ertappt sich immer wieder in den gleichen unbefriedigenden Situationen, weiß aber nicht, wie man dort hineingeraten ist.
Man ist im Gespräch nicht bei der Sache und stellt, ohne es zu bemerken, immer wieder die gleichen Fragen.

An Energie-Qualitäten wie:
Die Energie drückt vom Nacken her nach vorn.
Energetische »Blackouts«

2. Wie entsteht die Kommunikationsstörung mit meiner inneren Führung?

Mein **Fühl-Ich** möchte nicht mehr an negative Erfahrungen erinnert werden und versucht, diese zu blockieren.

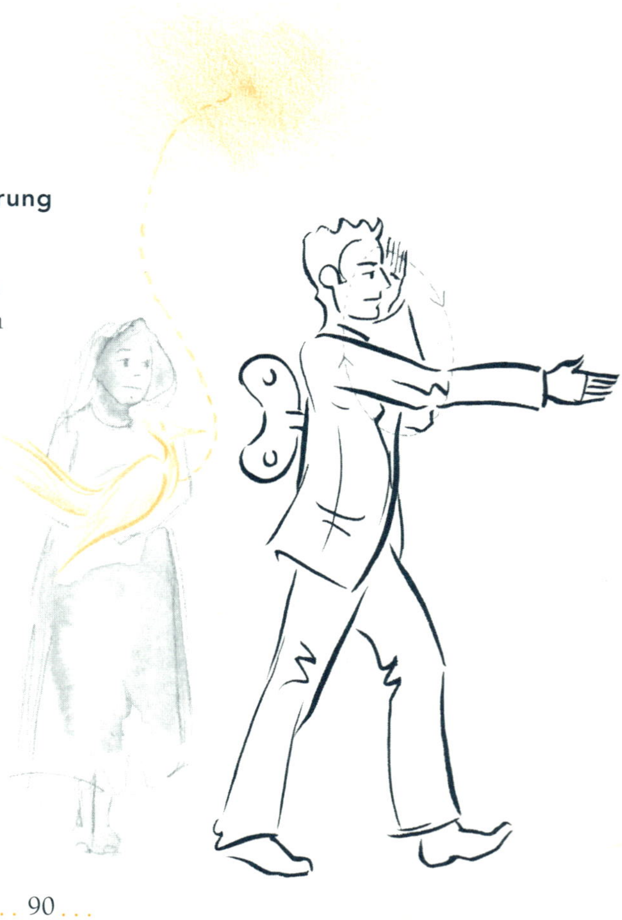

Persönliche Ergänzungen:

Mein **Denk-Ich** bemüht sich nicht, die Gründe dafür herauszufinden, sondern nimmt lieber in Kauf, daß bei der nächsten ähnlichen Gelegenheit wieder das gleiche passiert. So entsteht ein ewiges »*stop and go*« im Lernprozeß. Es erfolgen unbewußt immer wieder die gleichen automatischen Abläufe. Neue Impulse meines Höheren Selbst können nicht wahrgenommen werden.

3. Welche geistige Wahrheit wird von meinem Denk-Ich nicht beachtet oder falsch verstanden?

Jedes Ereignis hat seine Bedeutung und birgt eine Entwicklungschance.

Aber man muß Handlungsabläufe zu Ende bringen, Lernprozesse abschließen, die Erfahrung geistig voll ausschöpfen, um sie für seine Entwicklung wirklich nutzen zu können. Immer wieder die gleichen Fehler zuzulassen, ist »kosmische Energieverschwendung«, denn auch im Universum gilt das »ökonomische Prinzip«.

4. Welche bewußte Entscheidung verbindet mich wieder mit meiner inneren Führung?

Zum Beispiel: *Ich entscheide mich, unter der Führung meines Höheren Selbst, von jetzt ab in der Schule des Lebens besser mitzumachen, alles genauer zu beobachten und, bevor ich handele, über die möglichen Konsequenzen nachzudenken.*

5. Welche Eigenschaften werden mir dabei helfen?

Bereitwilligkeit zur geistigen Auseinandersetzung, Lernwille, innere Konsequenz

6. Daran erkenne ich, daß mein positives *Chestnut-Bud*-Potential wächst

Zum Beispiel: *Ich erkenne meine eigenen automatischen Reaktionsmuster. Ich weiß besser, warum ich etwas tue und lerne täglich dazu.*

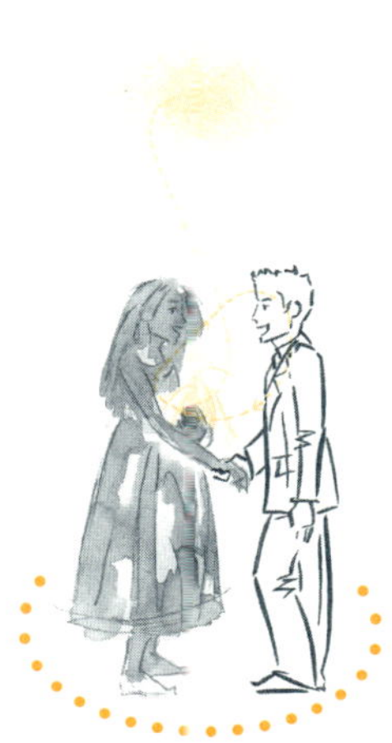

Ideale Kommunikation

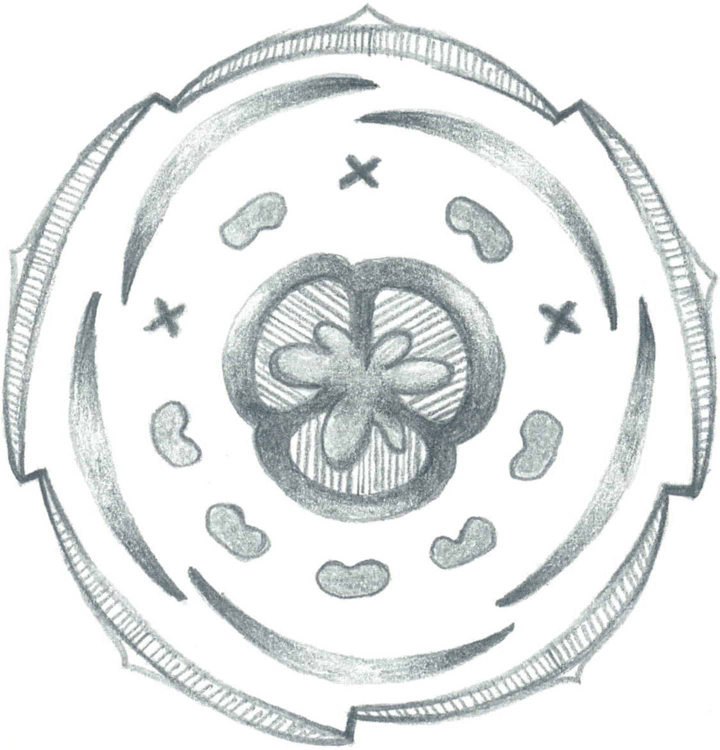

1. Erleben Sie den negativen *Chestnut-Bud*-Zustand ganz bewußt:

Händewaschen im Akkord

Im *Chestnut-Bud*-Zustand unterliegt man einem inneren Automatismus. Bringen Sie sich folgendermaßen in diesen Zustand hinein:

Stellen Sie Ihre Kurzzeituhr auf 15 Minuten. Gehen Sie ins Badezimmer, und waschen Sie sich die Hände, so wie Sie es für gewöhnlich tun. Also ganz automatisch: naß machen, einseifen, abspülen, abtrocknen, eincremen. Tun Sie das flott und mehrmals hintereinander, so lange bis die 15 Minuten um sind.

Beobachten Sie dabei, was Sie überhaupt noch wahrnehmen. Merken Sie, wie Sie gedanklich immer weiter abschweifen und immer automatischer handeln? Machen Sie sich dazu einige Notizen in Ihrem Blüten-Journal.

2. Beobachten Sie das *Chestnut-Bud*-Prinzip in Ihrer Umgebung:

Wohl jeder klagt über Gewohnheiten, die er gern ablegen würde – vom Räuspern bis zum Nägelkauen o. ä. Für das Beobachten von *Chestnut-Bud*-Zuständen ist es wichtig, den kleinen, aber entscheidenden Moment zu erkennen, in dem eine Person wieder unbewußt in ihren inneren Automatismus abrutscht. Bei anderen Menschen erkennt man so etwas natürlich leichter als bei sich selbst.

Wenn man längere Zeit einer Firma angehört, hat man bald heraus, in welchen Situationen Kollegen unbewußt in automatische Muster hineingleiten: Einer reagiert immer zu schnell, ein anderer immer zu spät. Einer kommt ins Stottern, ein anderer muß erst aggressiv werden, bevor er eine Anweisung entgegennehmen kann.

Kennen Sie den Fernseh-Sketch »*Dinner for one*«? Millionen von Zuschauern erwarten Silvesterabend für Silvesterabend die Momente, in denen der Butler immer wieder über den Tigerkopf stolpert ...

3. Entdecken und entwickeln Sie Ihr positives *Chestnut-Bud*-Potential:

Mein **Denk-Ich** muß sich auf mein **Fühl-Ich** zubewegen und es ermutigen, sich wieder an das Höhere Selbst zu wenden, im Vertrauen darauf, daß es von dieser Instanz immer konstruktive Lernimpulse bekommt.

Mein **Denk-Ich** muß bereit sein, diese Impulse auch zu bearbeiten, damit Lernprozesse ablaufen können.

Schließen Sie jetzt an Übung 1 an.

Durchbrechen Sie eine Automatik: »Das Tao des Händewaschens«

Waschen Sie sich jetzt noch einmal Ihre Hände, aber diesmal im Zeitlupentempo. Beobachten Sie sorgfältig, und beschreiben Sie in Ihrem Blüten-Journal wie ein Drehbuchautor ganz genau die einzelnen Phasen des Waschvorganges.
Also z. B.: *»Ich drehe den Wasserhahn mit meiner rechten Hand auf, ich mache mir die Hände naß, ich nehme ebenfalls mit rechts die Seife, ich seife die Hände ein, ich spüle die Seife gründlich wieder ab, ich greife mit meiner linken Hand zum Handtuch und trockne meine Hände damit ab ...«*

Erkennen Sie jetzt, daß Sie bei einer bewußten Beobachtung jedes Handlungsdetails in jedem Moment die Chance haben, den Ablauf zu verändern?

Fangen Sie an, immer wieder auftretende Fehler oder lästige Gewohnheiten aufzudecken und zu verändern, indem Sie sich die folgenden Fragen beantworten:

- »Welche lästige Angewohnheit oder welchen Fehler möchte ich mir abgewöhnen?«
  »Den Wasserhahn im Bad nicht vollständig abzudrehen.«
- »Unter welchen Umständen tritt das bei mir besonders stark oder häufig auf?«
  »Wenn ich in Eile bin und in Gedanken schon die nächste Aufgabe in Angriff nehme.“
- Sehen Sie sich jetzt im Geiste zu, wenn Sie diesen Fehler machen.
  »Wie läuft das bei mir genau ab?«
  »Ich greife schon mit der linken Hand zum Handtuch und fange an, mich abzutrocknen, während ich mit der rechten noch flüchtig am Wasserhahn drehe.«
- »Was könnte ich verändern, um diesen Automatismus zu stoppen?«
  »Ich könnte das Handtuch so weit weghängen, daß ich zum Abtrocknen vom Waschbecken wegtreten muß.«
- »Wann fange ich damit an?«
  »Beim nächsten Händewaschen!«

Bearbeiten Sie weitere mögliche »Untugenden« wie: zu spät kommen, anderen ins Wort fallen, beim Essen schlürfen ... und überlisten Sie sich mit hilfreichen Tricks.

1 2 3 4 5 6 7 8 9 10 11 12

8. CHICORY

DIE MÜTTERLICHKEITS-BLÜTE

Persönliche Ergänzungen:

1. Woran erkenne ich, daß ich im negativen *Chicory*-Zustand bin?

An Gedanken wie:
»Das steht mir zu.«
»Das ist man mir schuldig.«

An Gefühlen wie:
Hunger nach seelischen Streicheleinheiten. Man fühlt sich zurückgesetzt, nicht genügend geliebt.
Innerlich im Zugzwang. Man hat Angst, daß Beziehungen sich verändern könnten.

An Reaktionen wie:
Man gibt etwas, um etwas zu bekommen, z. B.: Man kommt mit einer Flasche Wein zum Nachbarn, um zu erreichen, daß er ohne Widerspruch die defekte Klingelanlage repariert.
»Helfersyndrom«

An Energie-Qualitäten wie:
Leeres Zentrum
Energie in verschiedenen Richtungen wie festgehakt

2. Wie entsteht die Kommunikationsstörung mit meiner inneren Führung?

Mein **Fühl-Ich** ist seelisch unterernährt und hungert nach Zuwendung. Um das Defizit aufzufüllen, wendet es sich jedoch nicht an mein Höheres Selbst, sondern an mein **Denk-Ich**.

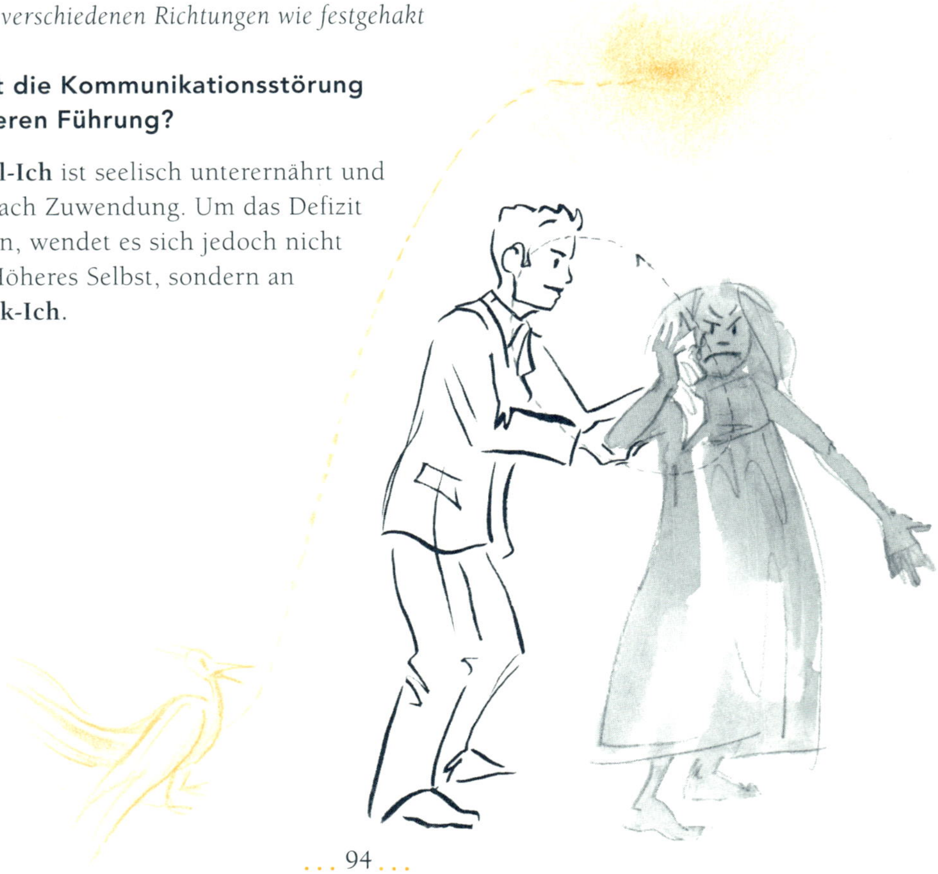

Mein **Denk-Ich** macht sich zum Werkzeug des **Fühl-Ichs**. Es setzt seine gesamten Fähigkeiten dazu ein, die nie endenden Gefühlsbedürfnisse des **Fühl-Ichs** zu befriedigen – und wenn es sein muß, auch zu erzwingen.

Persönliche Ergänzungen:

3. Welche geistige Wahrheit wird von meinem Denk-Ich nicht beachtet oder falsch verstanden?

Liebe ist überall und unerschöpflich vorhanden, wenn man mit Hilfe seines Höheren Selbst den Anschluß an die göttliche Liebesquelle im eigenen Inneren findet. Weil man nach dem Resonanzgesetz das anzieht, was man ausstrahlt, wird man dann auch in der Außenwelt Gegenliebe finden.
Manipulationen der Gefühle anderer Menschen verstoßen gegen das Gesetz der Einheit, weil so in andere Lebenspläne eingegriffen wird. Alles, was man auf diese Art erzwingt, wird einem früher oder später wieder genommen.

4. Welche bewußte Entscheidung verbindet mich wieder mit meiner inneren Führung?

Zum Beispiel: *Ich entscheide mich zu akzeptieren, daß ich die Gefühle anderer Menschen nicht steuern oder festhalten kann. Ich erkenne, daß ich das, was ich suche und was mir auch zusteht, nicht in einem anderen Menschen finden kann, sondern daß ich mich durch meine innere Führung mit der nie versiegenden Liebesquelle direkt verbinden kann.*
Ich respektiere, daß jeder Mensch seinen eigenen Lebensplan erfüllen muß.

5. Welche Eigenschaften werden mir dabei helfen?

Respekt, Weisheit

6. Daran erkenne ich, daß mein positives *Chicory*-Potential wächst

Zum Beispiel: *Ich stehe zu meinen persönlichen Bedürfnissen, bin innerlich reicher geworden und weniger von der Gefühlszuwendung anderer Menschen abhängig.*

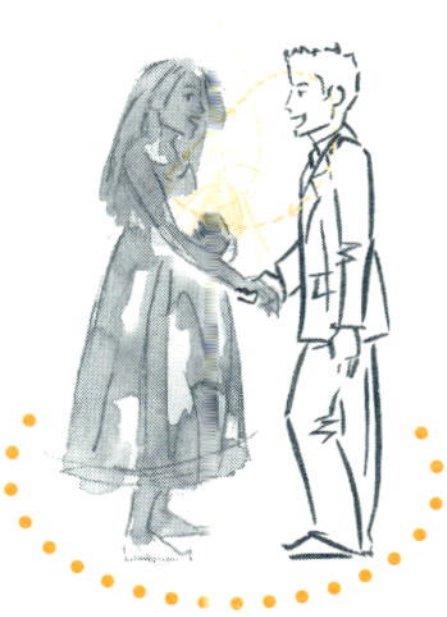

Ideale Kommunikation

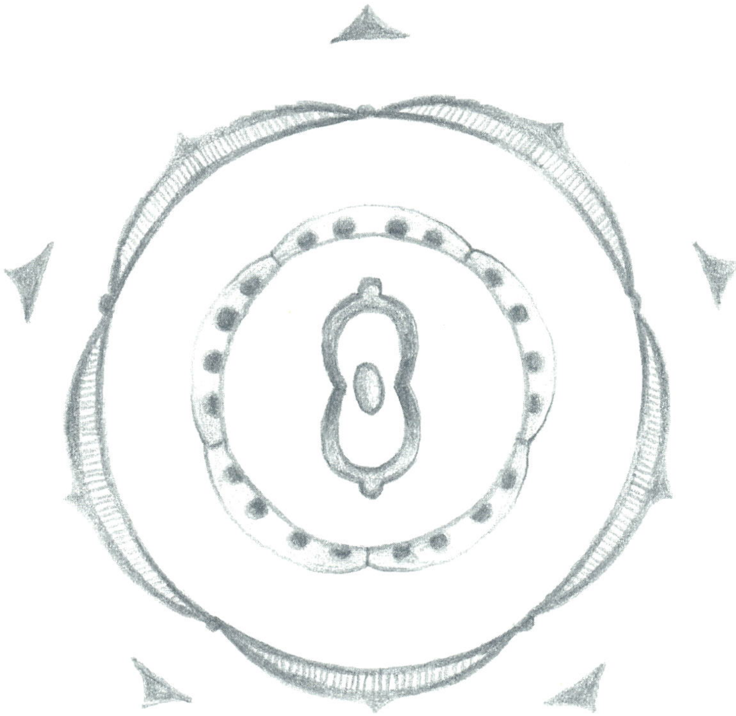

1. Erleben Sie das negative *Chicory*-Potential ganz bewußt:

Wie bringe ich jemanden dazu, daß ...

Eigentlich muß man diesen Zustand kaum einüben, denn fast alle Menschen erleben oder erleiden ihn täglich, mitunter im Privatleben, ganz sicher aber im Beruf.

Entwerfen Sie einen kleinen Dialog aus etwa sechs Sätzen mit folgender Strategie:
Sie möchten ein bestimmtes Ziel erreichen, den Wunsch aber nicht direkt aussprechen, sondern eine andere Person auf Umwegen dazu bringen, Ihnen diesen Wunsch zu erfüllen.

Zum Beispiel: Nach einem anstrengenden Tag im Büro sind Sie zu müde, um zu kochen, und möchten Ihren Partner dazu bringen, mit Ihnen essen zu gehen.

Sie: *»Hast du schon die wunderschöne Markise beim Italiener an der Ecke gesehen?«*

Er: *»Welche Markise, an welcher Ecke?«*

Sie: *»An der Ecke hat ein neuer Italiener aufgemacht, und Nina hat mir erzählt, daß sie dort einen sehr netten Abend verbracht und ein wunderbares Tiramisu gegessen hat.«*

Er *(ißt gern Tiramisu, daher jetzt etwas aufmerksamer): »Tiramisu?«*

Sie: *»Noch hat der Italiener preiswerte Einführungsmenüs, aber heute abend ist er sicher ausgebucht. Das läßt sich doch niemand entgehen ...«*

Er, *angefeuert durch den scheinbaren Widerstand: »Was heißt ausgebucht? Laß uns doch einfach mal rübergehen ...«*

2. Beobachten Sie das *Chicory*-Prinzip in Ihrer Umgebung:

Das positive *Chicory*-Potential ist eine Manifestation der kreativen, weiblichen Schöpfungsenergie, die in vergangenen Jahrtausenden vielfach systematisch unterdrückt wurde. Deshalb ist der negative *Chicory*-Zustand als eine verzerrte Form kreativen Selbstausdrucks so verbreitet.

Beobachten Sie, wie z. B. Erwachsene ein kleines Kind ohne zu fragen anfassen und es »knuddeln«. Wie fühlt sich das Kind wohl dabei, und was will der Erwachsene sich dadurch holen?

Achten Sie auch darauf, was Eltern ihren Kindern versprechen, um unbehelligt einen freien Abend genießen zu können. Registrieren Sie, womit Menschen anderen drohen oder was manche tun, um etwas Bestimmtes zu bekommen: *»Wenn ich ihr den teuren Gürtel kaufe, wird sie vielleicht besonders nett zu mir sein.«* Oder: *»Wenn ich mich gut mit seinem besten Freund stelle und der von mir schwärmt, macht er mir vielleicht endlich einen Heiratsantrag.«*

3. Entdecken und entwickeln Sie Ihr positives *Chicory*-Potential:

Mein **Fühl-Ich** muß die Existenz meines Höheren Selbst anerkennen und sich seiner Führung anvertrauen. Mein **Denk-Ich** muß mein **Fühl-Ich** auf diesem Weg ermutigen und unterstützen.

Die folgende Übung soll Ihnen dabei helfen, eigene Bedürfnisse besser zu erkennen, und Sie ermutigen, sich Ihre Wünsche auf direktem Wege selbst zu erfüllen.

Was will ich tatsächlich?

Beantworten Sie sich in Ihrem Blüten-Journal diese Fragen:

- »Wo mische ich mich ein?«
  Z. B.: »In die Urlaubsplanung meiner Kinder. Ich versuche, sie für eine Ägyptenreise zu begeistern.«
- »Was ist das Positive, das ich dadurch für die anderen erreichen will?«
  »Ich will ihnen unvergeßliche Eindrücke und großartige Impulse vermitteln.«
- »Ist diese Maßnahme jetzt für die Entwicklung der anderen notwendig?«
  »Nein.«
- »Was ist das Positive, das ich für m i c h durch diese Einmischung erreichen will?«
  »Ich möchte in die Urlaubsplanung einbezogen werden, vielleicht sogar mitfahren.«
- »Wie könnte ich dieses Bedürfnis anderweitig direkter erfüllen?«
  »Ich könnte mich einer Gesellschaft Interessierter anschließen, die Studienreisen nach Ägypten unternimmt. Dort würde ich gleichgesinnte Menschen kennenlernen.«

Versuchen Sie, auf diese Art und Weise im Laufe eines Monats zehn persönliche Bedürfnisse zu erkennen. Machen Sie sich einen Plan, wie Sie sich diese Wünsche – ohne Umwege über Dritte – systematisch nacheinander erfüllen wollen.

9. CLEMATIS
DIE REALITÄTS-BLÜTE

1. Woran erkenne ich, daß ich im negativen *Clematis*-Zustand bin?

Persönliche Ergänzungen:

An Gedanken wie:
»Wo bin ich eigentlich?«
»Es wäre schön, wenn ...«
»Man müßte mal ...«

An Gefühlen wie:
Man ist nicht ganz da,
seelisch absorbiert, schwebt wie auf Wolken
Zerstreutheit

An Reaktionen wie:
Man weiß nicht mehr, was der Gesprächspartner im vorigen Satz gesagt hat.
Man ist nicht im Vollbesitz seiner Körperintuition, stößt sich z. B. an der Tischkante.
Man geht bei jeder Gelegenheit auf eine innere Phantasiereise.
Nachrichten – egal ob gut oder schlecht – berühren einen nicht sehr.

An Energie-Qualitäten wie:
Unsichtbarer Halbreifen auf dem Hinterkopf von Ohr zu Ohr
Bioenergetisches Feld trennt sich teilweise vom physischen Körper
Hände und Füße ohne Energie

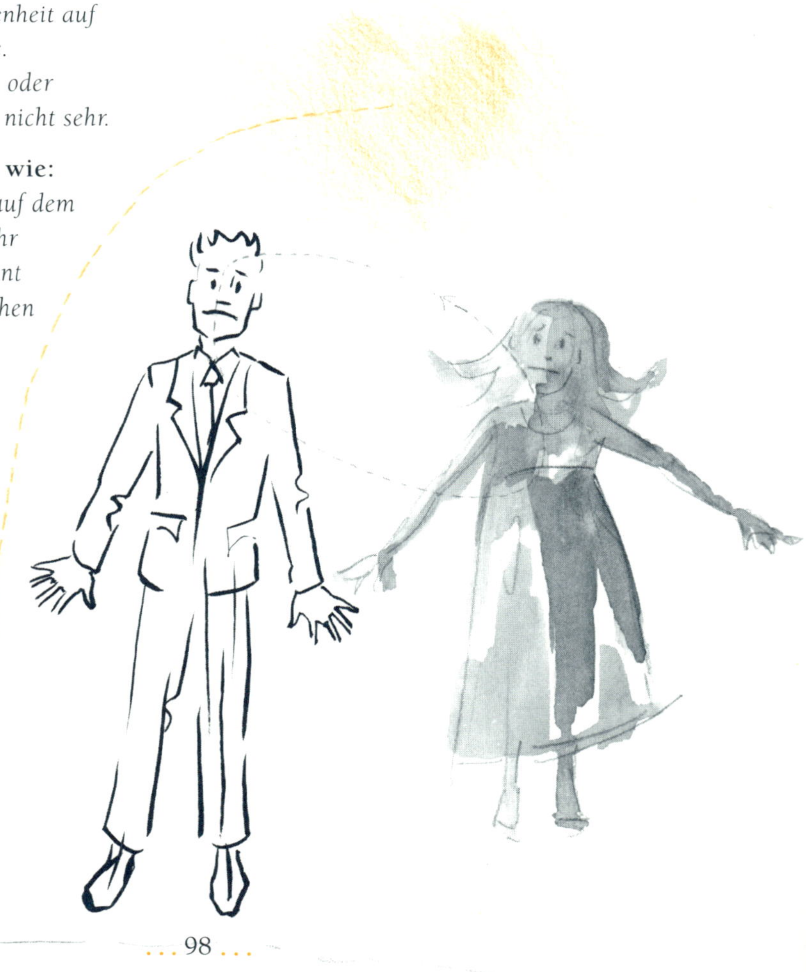

Persönliche Ergänzungen:

2. Wie entsteht die Kommunikationsstörung mit meiner inneren Führung?

Mein **Fühl-Ich** flüchtet vor verletzenden Erfahrungen in einen illusionären Raum schön gefärbter Bilder. Mein **Denk-Ich** reagiert wie in Trance auf diese Bilder und hat seine Aktivitäten eingestellt. So kann sich mein Höheres Selbst nicht bemerkbar machen.

3. Welche geistige Wahrheit wird von meinem Denk-Ich nicht beachtet oder falsch verstanden?

Ziel unseres physischen Daseins ist es, die Ideen und Pläne des Höheren Selbst zu empfangen, zu begreifen und zu realisieren. Jede andere Verwendung kosmischer Energie dient weder der eigenen Entwicklung noch der großen Einheit.

4. Welche bewußte Entscheidung verbindet mich wieder mit meiner inneren Führung?

Zum Beispiel: *Ich entscheide mich, aus meinen Träumen aufzuwachen und einen aktiven Schritt ins Leben hinein zu tun. Ich werde meine inneren Bilder an der Realität prüfen und, was sinnvoll ist, verwirklichen. Die Kraft, die ich dazu brauche, werde ich von meinem Höheren Selbst bekommen.*

5. Welche Eigenschaften werden mir dabei helfen?

Präsenz, Entschlossenheit, Ausdauer

6. Daran erkenne ich, daß mein positives *Clematis*-Potential wächst

Zum Beispiel: *Seitdem ich mit meinem Bewußtsein mehr in der Realität verweile, ist mein Leben reicher, kraftvoller und befriedigender.*

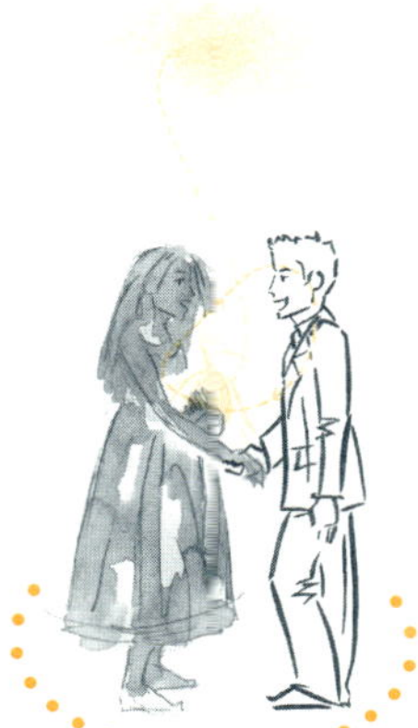

Ideale Kommunikation

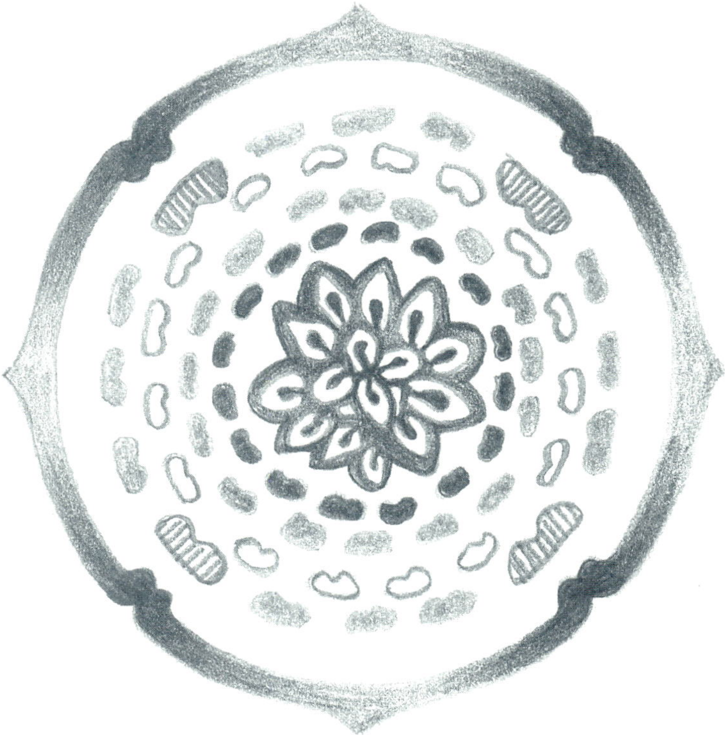

1. Erleben Sie den negativen *Clematis*-Zustand ganz bewußt:

Flüchten Sie in eine Traumwelt!

Kaufen Sie sich einen Groschenroman zu einem Thema, für das Sie ein mittelmäßiges Interesse haben, z. B. einen Arztroman, einen Krimi, einen Heimatroman. Lesen Sie die ersten 15 Seiten, und gehen Sie bewußt in diese Welt hinein. Erleben Sie, wie Sie sich immer mehr aus der Gegenwart lösen …

Brechen Sie dann ab, und lesen Sie die gleichen 15 Seiten noch einmal, indem Sie mit einem Highlighter alle Stellen markieren, die verführerische Klischeevorstellungen wiedergeben und der Realität widersprechen. Notieren Sie nun in Ihrem Blüten-Journal, wieviel Zeit Sie für diese Übung aufgewendet haben und welche realen Pflichten des Tages Sie in dieser Zeit hätten erledigen können.

2. Beobachten Sie das *Clematis*-Prinzip in Ihrer Umgebung:

Es begegnet uns auf Schritt und Tritt. Sie brauchen nur die Gesichter von Menschen zu beobachten, die untätig in einer Warteschlange stehen müssen. Erinnern Sie sich an die verzögerte Reaktion eines Menschen, den man aus dem Tiefschlaf weckt und der mit großen Teilen seines Bewußtseins noch nicht wieder in seinem Körper ist? Beobachten Sie Kinder, die in ihr Spiel vertieft sind und ganz in der Welt ihrer Puppen und Figuren leben. Müssen sie das Spiel unterbrechen, brauchen sie oft Minuten, um wieder in die Wirklichkeit zurückzufinden.

Menschen, die in eine Lüge verstrickt sind, schauen ihren Gesprächspartner nicht direkt oder mit einem verschleierten Blick an. Sie blicken innerlich auf die Scheinwelt, in der sie verweilen.

3. Entdecken und entwickeln Sie Ihr positives *Clematis*-Potential:

Mein **Fühl-Ich** muß mit Hilfe meines **Denk-Ichs** erkennen, daß es sich die ideale Welt, die es eigentlich sucht, nicht erträumen, sondern diese nur durch Hinwendung zum Höheren Selbst erfahren kann.
Mein **Denk-Ich** muß sich dafür entscheiden, mein **Fühl-Ich** bei der Verarbeitung realer Ereignisse aktiv zu unterstützen und dann zu handeln. Dazu muß es seinen Willen entwickeln.

Realisieren Sie einen Tagtraum

Schreiben Sie drei bis fünf Ihrer typischen Tag- oder Wunschträume in Ihr Blüten-Journal, und wählen Sie einen davon aus.

- Beispiel:
  »Ein Haus in der Provence zu besitzen und dort Lavendel anzubauen.«
  Beantworten Sie sich dann folgende Fragen:

- »Welches reale Bedürfnis steht hinter meinem Traum?«
  »Einen kreativen Teil meiner Persönlichkeit auszuleben.«

- »Wie wahrscheinlich ist es in Prozent, daß dieser Traum in Erfüllung geht?«
  »5%.«

- »Was spricht gegen die Erfüllung meines Traumes?«
  »Ich habe nicht genug Geld.«

- »Wie müßte ich den Traum verändern, damit er sich erfüllen könnte?«
  »Statt zu kaufen, könnte ich so ein Haus für zwei Jahre mieten.«

- »Wie würde ich mich fühlen, nachdem ich den Traum verwirklicht habe?«
  »Sehr zufrieden, lebendig.«

- »Welche ersten Schritte müßte ich einleiten, um den Traum zu verwirklichen?«
  »Entsprechende Angebote von örtlichen Maklern prüfen.«

- »Wie würde ich mich fühlen, während ich das tue?«
  »Aufgeregt, energiegeladen.«

Ergänzende Empfehlungen

Menschen, die zu *Clematis*-Zuständen neigen, sollten sich mit den folgenden grundsätzlichen Fragen beschäftigen:

- »Wann verfüge ich über mehr Energie und persönliche Kraft . . .«

  »... wenn ich mir etwas nur vorstelle?«

  »... oder wenn ich eine Vorstellung praktisch umsetze?«

- »Wann ist meine körperliche Verfassung stärker ...«

  »... wenn ich mir etwas nur vorstelle?«

  »... oder wenn ich eine Vorstellung praktisch umsetze?«

- »Wann bin ich hilfreicher für meine Mitmenschen ... «

  »... wenn ich mir etwas nur vorstelle?«

  »... oder wenn ich eine Vorstellung praktisch umsetze?«

Finden Sie noch mehr Gründe, warum es lohnender ist, in der Realität zu leben.

10. CRAB APPLE

DIE REINIGUNGS-BLÜTE

Persönliche Ergänzungen:

1. Woran erkenne ich, daß ich im negativen *Crab-Apple*-Zustand bin?

An Gedanken wie:
»Diese Unordnung macht mich nervös.«
»Auch die Kleinigkeiten müssen stimmen.«
»Ich ekele mich vor ...«

An Gefühlen wie:
Mutlosigkeit, Irritation
Man fühlt sich geplagt, unrein, klebrig.

An Reaktionen wie:
Nach einer Besprechung mit Menschen, unter denen man sich nicht wohl gefühlt hat, hat man das Bedürfnis sich zu duschen, um wieder »man selbst« zu werden.
Es klingelt Sturm, man geht zur Tür, um zu öffnen, auf dem Weg entdeckt man einige Papierschnipsel auf dem Boden. Man kann die Tür nicht öffnen, bevor man diese Schnipsel aufgehoben und in den Papierkorb getragen hat.

An Energie-Qualitäten wie:
Feine Stagnation und Irritation im ganzen Körper.

2. Wie entsteht die Kommunikationsstörung mit meiner inneren Führung?

Mein Fühl-Ich hat die Verbindung zum Höheren Selbst verloren und leidet unter Unordnungs-, Abscheu- und Ekelgefühlen.

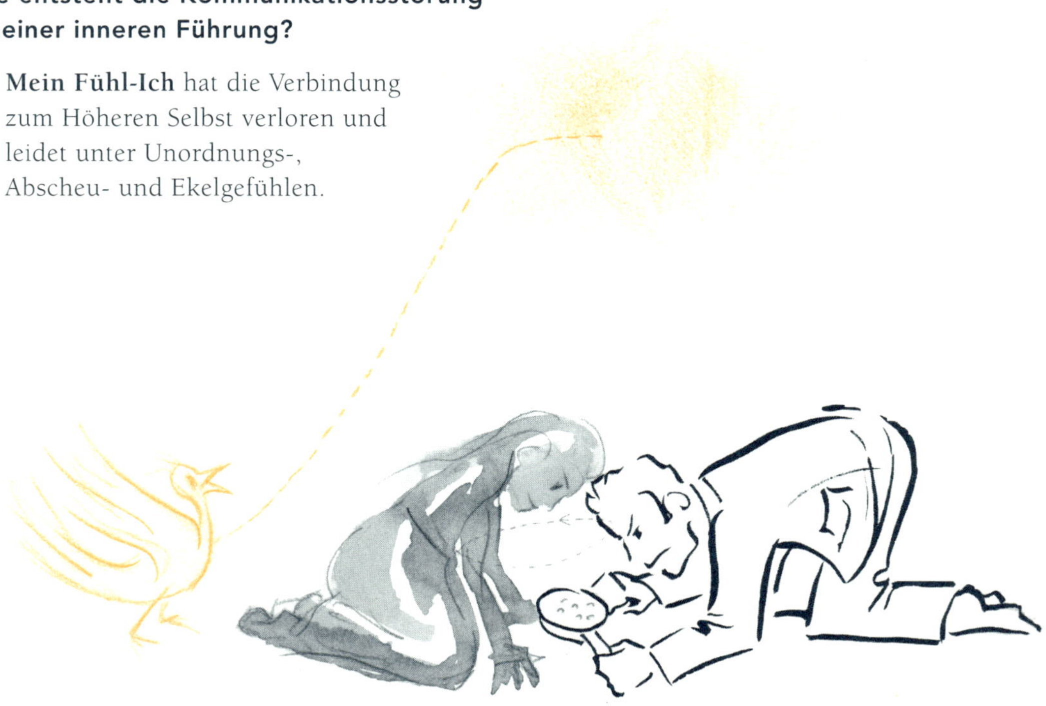

Mein **Denk-Ich** will ihm helfen, versucht aber diesen Ordnungs- und Reinheitsansprüchen vordergründig auf der Polaritätsebene gerecht zu werden. So ordnet es nach begrenzten Maßstäben und fixiert sich zu sehr auf das Detail.

Persönliche Ergänzungen:

3. Welche geistige Wahrheit wird von meinem Denk-Ich nicht beachtet oder falsch verstanden?

Göttliche Ordnung und Vollkommenheit ist nichts Statisches, sondern ein harmonischer Prozeß in ewiger Bewegung, in der jedes Detail in ständiger Veränderung begriffen ist.
Was heute vollkommen scheint (z. B. ein fertiges Haus), war eben noch nicht vollkommen (Baustelle) und wird schon bald nicht mehr vollkommen sein (Verschleißerscheinungen).
Je mehr man sich von den Fixierungen auf äußerliche Details löst und auf die übergeordneten Rhythmen und Ordnungsmuster einschwingt, desto mehr können sich diese Muster im eigenen Inneren verankern und sich auch im Äußeren zeigen.

4. Welche bewußte Entscheidung verbindet mich wieder mit meiner inneren Führung?

Zum Beispiel: *Ich entscheide mich, meine engen Vorstellungen von Ordnung und Reinheit aufzugeben und statt dessen mehr und mehr die übergeordneten kosmischen Ordungsprinzipien zu erkennen und darin mitzuschwingen.*

5. Welche Eigenschaften werden mir dabei helfen?

Großzügigkeit, Weitherzigkeit und Vertrauen

6. Daran erkenne ich, daß mein positives *Crab-Apple*-Potential wächst

Zum Beispiel: *Ich gehe lockerer mit scheinbaren Unvollkommenheiten des Alltags und meines Körpers um. Ich erkenne immer mehr übergeordnete Ordnungsprinzipien und habe Freude daran.*

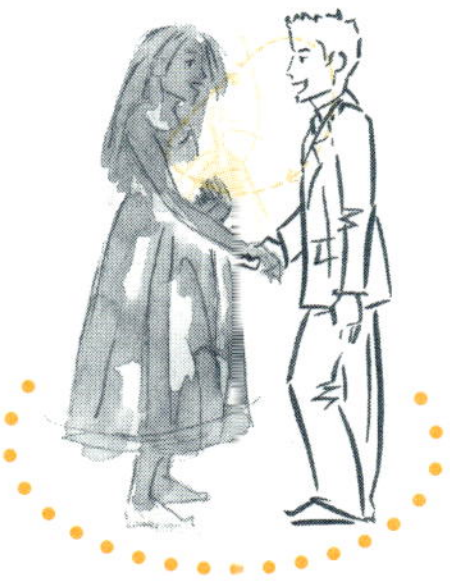

Ideale Kommunikation

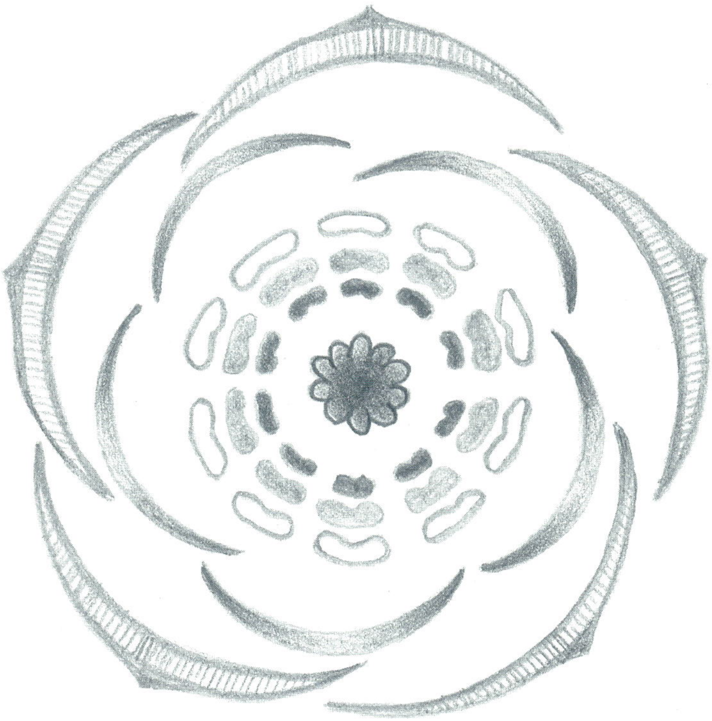

1. Erleben Sie den negativen *Crab-Apple*-Zustand ganz bewußt:

Es lebe das Chaos!

Verbringen Sie bewußt ein Wochenende – oder so lange, wie Sie es aushalten – in Unordnung: Körperhygiene unterbleibt, Aufräumen entfällt, Müll wird nicht entfernt. Das Lüftungsfenster bleibt geschlossen. Nehmen Sie sich ein Vergrößerungsglas, und betrachten Sie dadurch liebevoll einen eigenen Pickel.

Bald werden Sie spüren, wie diese Unordnung und Unsauberkeit Sie dermaßen stören, daß Sie an nichts anderes mehr denken können und nur noch den Wunsch haben, die gewohnte Ordnung wiederherzustellen.

Wie lange hat es gedauert, bis es soweit war?

Gönnen Sie sich jetzt erst einmal eine heiße Dusche, räumen Sie auf, und wenn Sie sich wieder wohl fühlen, notieren Sie Ihre Erfahrungen im Blüten-Journal.

2. Beobachten Sie das *Crab-Apple*-Prinzip in Ihrer Umgebung:

Im *Crab-Apple*-Zustand hat das **Fühl-Ich** das Verhältnis zu seiner eigenen Natur verloren. Dies zeigt sich besonders in den westlichen Industrienationen und in Japan, wo der Trend zur Hygiene immer extremere Formen annimmt.

Beobachten Sie, wo das *Crab-Apple*-Prinzip in Ihrem Bekanntenkreis zuschlägt. Es wirkt nicht nur in der Hausfrau, die mit dem Putzen niemals fertig ist, oder in dem Kollegen, dessen Schreibtisch so peinlich sauber ist wie ein Operationstisch.

Eine *Crab-Apple*-Neigung wird auch sichtbar bei einer Geschäftsbesprechung, bei der die Tagesordnung Schritt für

Schritt genau eingehalten werden muß, obgleich einige Punkte inzwischen überholt sind.

Menschen, die z. B. Türklinken nicht mit bloßen Händen anfassen oder außer Haus keine Toilette aufsuchen können, leben das *Crab-Apple*-Prinzip krankhaft aus.

Beobachten Sie *Crab-Apple*-Zustände auch in der Natur. Sie werden feststellen, daß zu jeder Jahreszeit immer alles nebeneinander existiert: Aufkeimen, Blüte und Zerfall.

Rosenstöcke gedeihen besonders gut und bescheren uns duftende Blüten, wenn sie mit verrottetem Mist gedüngt werden! Naturabläufe sind zyklisch – so auch das menschliche Leben: Der Säugling beginnt im Schmutz in seinen Windeln, und der Greis endet oft wieder in der gleichen Situation.

3. Entdecken und entwickeln Sie Ihr positives *Crab-Apple*-Potential:

Durch Hinwendung zum Höheren Selbst muß mein **Fühl-Ich** wieder Anschluß an seine eigene Natur gewinnen und dadurch seine Ekelgefühle verlieren.

Mein **Denk-Ich** muß mein **Fühl-Ich** dabei unterstützen, indem es die übergeordneten Ordnungsprinzipien erkennt.

Mein **Denk-Ich** und **Fühl-Ich** müssen akzeptieren, daß ideale Ordnung und Vollkommenheit nur auf der Ebene des Höheren Selbst existieren.

Welches Detail stört mich?

Beantworten Sie sich die folgenden Fragen in Ihrem Blüten-Journal.

- »Welches Detail stört mich?«
  »Die Schuppen auf dem Jackett meiner Kollegin.«
- Wofür ist dieses Detail nützlich, bzw. zu welchem Prozeß gehört dieses Detail?
  »Schuppen verhindern zunächst den Haarausfall, da durch Abschuppen alter Hautreste die Kopfhaut wieder atmen kann. Das dient dem Hautstoffwechsel.«
- Welches übergeordnete Muster wird hinter diesem Prozeß erkennbar?
  »Die ständige Erneuerung des menschlichen Körpers.«
- Was hätten Sie früher getan, wenn Sie dieses Detail gestört hätte?
  »Ich hätte mich angewidert abgewandt oder die Kollegin spitz darauf hingewiesen, daß sie Schuppen hat.«
- Sehen Sie das Detail jetzt mit anderen Augen?
  »Ja, denn in Wirklichkeit sind Schuppen etwas ganz Natürliches.«
- Wie können Sie sich jetzt in bezug auf dieses Detail verhalten?
  »Ich könnte meiner Kollegin eventuell eine naturheilkundliche Stoffwechselkur empfehlen und ihr die Adresse eines Spezialisten geben«

11. ELM

DIE VERANTWORTUNGS-BLÜTE

Persönliche Ergänzungen:

1. Woran erkenne ich, daß ich im negativen *Elm*-Zustand bin?

An Gedanken wie:
»Dieser Aufgabe bin ich nicht gewachsen.«
»Das wächst mir über den Kopf.«
»Ich weiß nicht mehr, wo ich anfangen soll.«

An Gefühlen wie:
Unzulänglichkeit, Mutlosigkeit,
Verzagtheit, Verteidigungshaltung

An Reaktionen wie:
In einer beruflichen Überforderungssituation glaubt man, den falschen Beruf gewählt zu haben.

An Energie-Qualitäten wie:
Leere im Brustraum
Die Energie ist weitgehend vom Körper getrennt,
wie auf eine andere Ebene geflossen.

2. Wie entsteht die Kommunikationsstörung mit meiner inneren Führung?

Mein **Denk-Ich** hat sich mit einer Aufgabe überidentifiziert und die Verbindung zu meinem **Fühl-Ich** vernachlässigt.
Dadurch können die regulierenden und intuitiven Impulse meines Höheren Selbst über mein **Fühl-Ich** mein **Denk-Ich** nicht mehr erreichen.

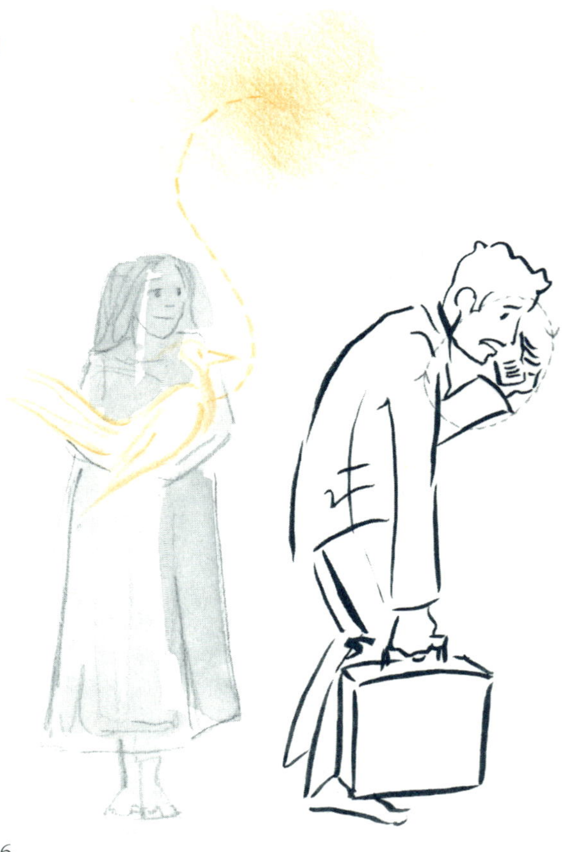

Nun gerät mein **Denk-Ich** vorübergehend kräftemäßig in eine Sackgasse, in der es glaubt, dieser Aufgabe nicht gewachsen zu sein. Der Entwicklungsprozeß stockt.

Persönliche Ergänzungen:

3. Welche geistige Wahrheit wird von meinem Denk-Ich nicht beachtet oder falsch verstanden?

Es genügt, wenn man seine Lebensaufgabe in einem »menschlich zumutbaren« Rahmen erfüllt, in dem alle Teile der Persönlichkeit zu ihrem Recht kommen und wachsen können.
Man ist als Mensch nicht verantwortlich für das »große Ganze«, sondern nur für den eigenen Lebensplan.
Wenn man mit seiner inneren Führung zusammenarbeitet, merkt man, wann man den Bogen seiner Vorstellungen überspannt hat.
Bittet man um Hilfe, wird sie automatisch kommen, denn unser Lebensplan verlangt keine übermenschlichen Opfer von uns.

4. Welche bewußte Entscheidung verbindet mich wieder mit meiner inneren Führung?

Zum Beispiel: *Ich entscheide mich, ab heute die Bedürfnisse meines* **Fühl-Ichs** *viel wichtiger zu nehmen und bei der Erfüllung meiner Aufgabe menschliche und nicht übermenschliche Maßstäbe anzulegen.*

Wenn ich mein Bestes gegeben habe,
kann ich darauf vertrauen, daß sich das Notwendige fügt.

5. Welche Eigenschaften werden mir dabei helfen?

Vertrauen, Selbstrespekt, Kreativität, Gelassenheit

6. Daran erkenne ich, daß mein positives *Elm*-Potential wächst

Zum Beispiel: *Ich berücksichtige meine persönlichen Bedürfnisse mehr als früher und habe mehr Kraft zur Erfüllung meiner Aufgabe.*

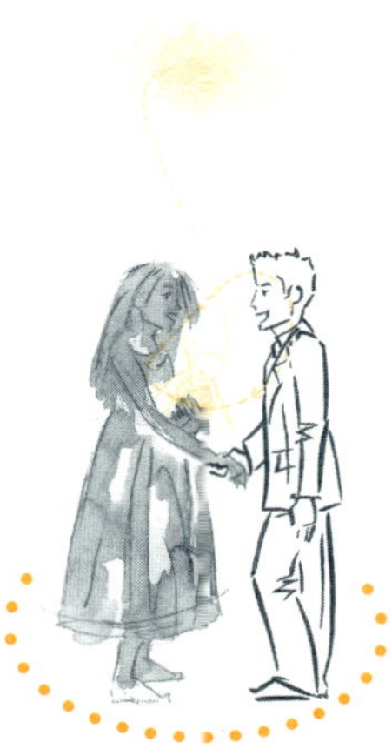

Ideale Kommunikation

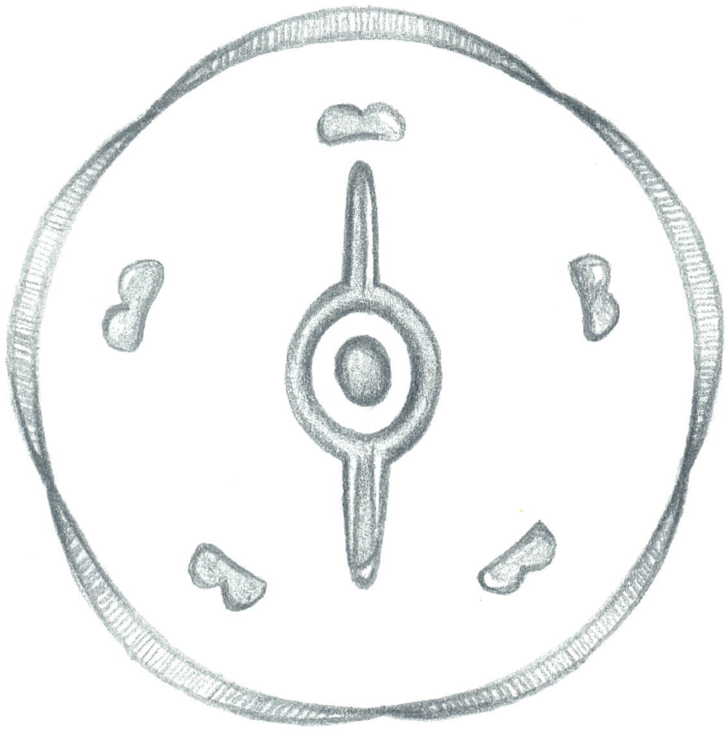

1. Erleben Sie den negativen *Elm*-Zustand ganz bewußt:

Habe ich eine Aufgabe oder bin ich meine Aufgabe?

Erinnern Sie sich an eine Situation, in der Sie eine ungewohnte Aufgabe übernommen hatten, deren Ergebnis nicht nur für Sie persönlich, sondern auch für andere Menschen wichtig war.

Beispiel: Sie haben sich bereit erklärt, für die Lehrer und Eltern der Mitschüler Ihres Sohnes zum informellen Erfahrungsaustausch **allein** ein Picknick zu arrangieren.

Was müssen Sie alles tun, um diese Aufgabe zu erledigen?
Stellen Sie Ihre Kurzzeituhr auf 10 Minuten und machen Sie eine Stichwortliste.
Wie fühlen Sie sich dabei?

In letzter Minute erfahren Sie, daß diese Aufgabe jetzt noch zusätzliche Wichtigkeit erhält: Der Direktor der Schule möchte auch an dieser Pilotveranstaltung teilnehmen.

Wie fühlen Sie sich jetzt? Wird die Aufgabe dadurch »psychologisch größer«? Werden Sie mutlos, oder fragen Sie sich sogar, ob Sie dieser Aufgabe überhaupt gewachsen sind?

Notieren Sie Ihre Gefühle in Ihrem Blüten-Journal.

2. Beobachten Sie das *Elm*-Prinzip in Ihrer Umgebung:

Der *Elm*-Zustand wird oft von Menschen erlebt, die viel oder zuviel Verantwortung für eine Aufgabe übernommen haben. Er ist von außen nicht immer leicht zu erkennen.

Besonders anfällig für den *Elm*-Zustand sind erfahrungsgemäß: alleinerziehende

Eltern; berufstätige Mütter; Menschen, die in verantwortlichen Positionen im öffentlichen Leben stehen; aber auch Schüler, die nach einem langen Schultag auch noch viele schwierige Hausaufgaben erledigen sollen, sowie Menschen, die anderen Menschen in Notsituationen helfen.

3. Entdecken und entwickeln Sie Ihr positives *Elm*-Potential:

Mein **Denk-Ich** muß sich meinem **Fühl-Ich** zuwenden – von überzogenen Rollenvorstellungen freimachen und dadurch Anschluß an mein Höheres Selbst gewinnen, um dessen Steuerungsimpulse wieder wahrzunehmen.

Mensch bleiben ...

Arbeiten Sie nun weiter an Übung 1. Machen Sie sich klar, daß der *Elm*-Zustand durch die Veränderung der Ausgangssituation entstanden ist.

Aufgaben werden im Gefühl »wichtiger«, sobald man selbst oder andere sie entsprechend bewerten. In solchen Situationen neigt man häufig dazu, sich die Erfüllung dieser Aufgabe schwerer vorzustellen als es tatsächlich ist.

Arbeiten Sie nun weiter mit einer aktuellen konkreten Aufgabenstellung aus Ihrer jetzigen Lebenssituation. Klären Sie für sich die folgenden Fragen:

- »Welche Wichtigkeit messe ich dieser Aufgabe bei? Welche Wichtigkeit hat sie für andere Menschen aus meinem persönlichen Umfeld?«
- »Wie wichtig ist diese Aufgabe aus übergeordneter Sicht?«
- »Welche Impulse meiner inneren Führung melden sich: Was will ich tun – und was kann ich tatsächlich tun?«
- »Welche Hilfe für die Bewältigung dieser Aufgabe könnte ich mobilisieren?«
- »Was würde passieren, wenn ich diese Aufgabe gar nicht übernehme?«

Notieren Sie Ihre Antworten wiederum auf einer Stichwortliste.

Ergänzende Empfehlung für Elm-Kandidaten: Verantwortung delegieren!

Üben Sie in Ihrer Familie oder im Kollegenkreis, kleinere Aufgaben abzugeben, die Sie bisher immer selbst übernommen haben: Lassen Sie mal Ihren Mann die Wäsche waschen, Ihre Kinder den Hund versorgen.

Nutzen Sie die gewonnene Zeit ganz bewußt zur Erfüllung einiger Ihrer persönlichen Bedürfnisse.

Kümmern Sie sich jedoch keinesfalls darum, **wie** die anderen die delegierte Aufgabe erledigen. Vertrauen Sie darauf, daß alles klappt, wenn auch vielleicht anders, als Sie es bisher gemacht haben.

Üben Sie ab heute, Ihre Aufgaben so zu erfüllen, daß auch für Ihre persönliche Entwicklung genügend Raum bleibt.

Erkennen Sie auch, daß die Menschen in Ihrer Umgebung mehr Lernchancen bekommen, wenn Sie ihnen Teilaufgaben übertragen.

12. GENTIAN
DIE GLAUBENS-BLÜTE

Persönliche Ergänzungen:

1. Woran erkenne ich, daß ich im negativen *Gentian*-Zustand bin?

An Gedanken wie:
»Das konnte ja nicht gutgehen!«
»Das kann ich nicht glauben!«
»Ich habe es ja gleich gesagt!«
»Da bin ich aber skeptisch.«

An Gefühlen wie:
Unsicherheit, Enttäuschung
Man ist deprimiert, innerlich verhärmt.

An Reaktionen wie:
Man fühlt sich bestätigt, ja fast erleichtert, wenn ein angezweifeltes Vorhaben schiefgegangen ist.
Wenn in einem Projekt erste Rückschläge auftauchen, nimmt man es als Hinweis dafür, das Projekt ganz fallenzulassen.

An Energie-Qualitäten wie:
Spannung im Hinterkopf
Die Energie versackt
unterhalb des Herzens.

2. Wie entsteht die Kommunikationsstörung mit meiner inneren Führung?

Mein **Fühl-Ich** hat viele enttäuschende Erfahrungen gemacht und wehrt weitere Erfahrungen ab, um nicht wieder enttäuscht zu werden.

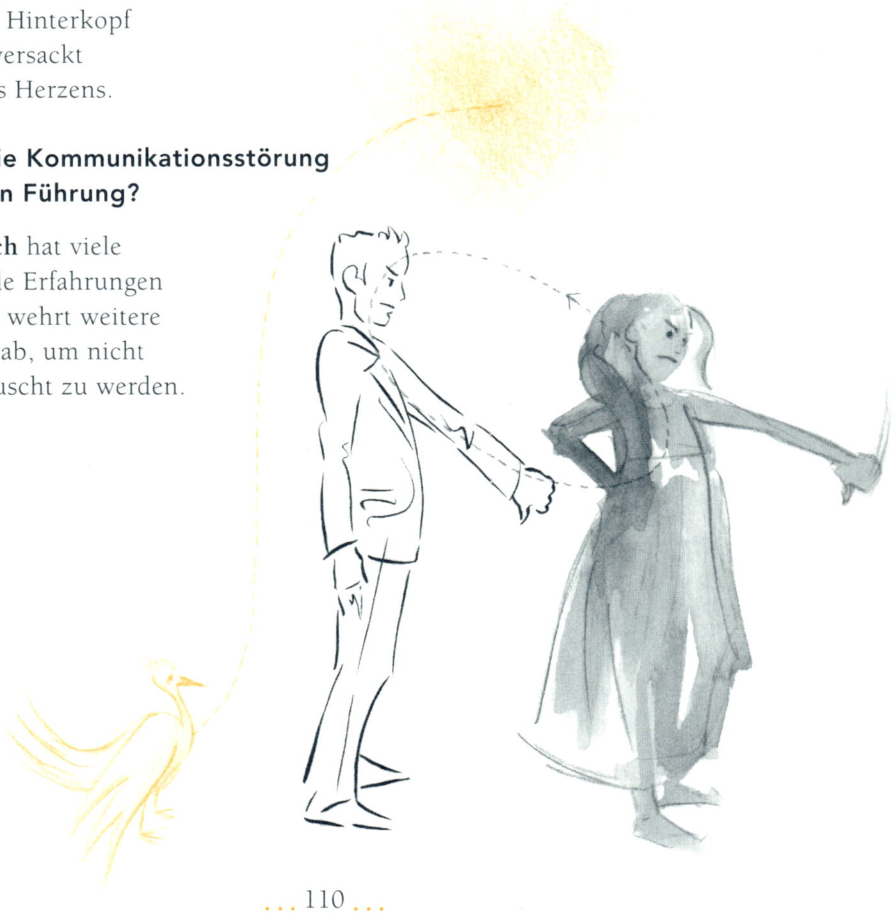

Persönliche Ergänzungen:

Anstatt diese Erfahrungen verstandesmäßig zu relativieren, identifiziert sich mein **Denk-Ich** mit diesen Erfahrungen und verallgemeinert sie.

So entsteht ein dauerhaftes Mißtrauen auch gegenüber allen positiven Impulsen meines Höheren Selbst.

3. Welche geistige Wahrheit wird von meinem Denk-Ich nicht beachtet oder falsch verstanden?

Die Lebensreise verläuft wellenförmig und führt durch Höhen und Tiefen.
In jedem Entwicklungsprozeß muß es Rückschläge geben, die dazu verhelfen sollen, die nächste Stufe noch zielsicherer anzusteuern.
Wenn man sich vom Höheren Selbst führen läßt und bereit ist durchzuhalten, wird man die auftretenden Schwierigkeiten meistern und gestärkt und bereichert daraus hervorgehen.

4. Welche bewußte Entscheidung verbindet mich wieder mit meiner inneren Führung?

Zum Beispiel: *Ich entscheide mich, mein Leben aus einer erweiterten und positiven Perspektive zu betrachten, grundsätzlich den Sinn des Entwicklungsprozesses zu akzeptieren, das Auf und Ab anzunehmen, Hilfe vom Höheren Selbst zu erbitten und zuzulassen.*

5. Welche Eigenschaften werden mir dabei helfen?

Vertrauen, Glauben, Demut, Ausdauer

6. Daran erkenne ich, daß mein positives *Gentian*-Potential wächst

Zum Beispiel: *Ich bin optimistischer als früher und bringe dem Leben mehr Vertrauen entgegen.*

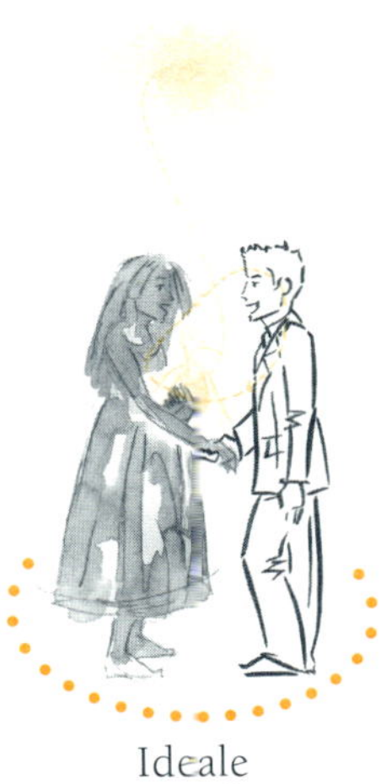

Ideale Kommunikation

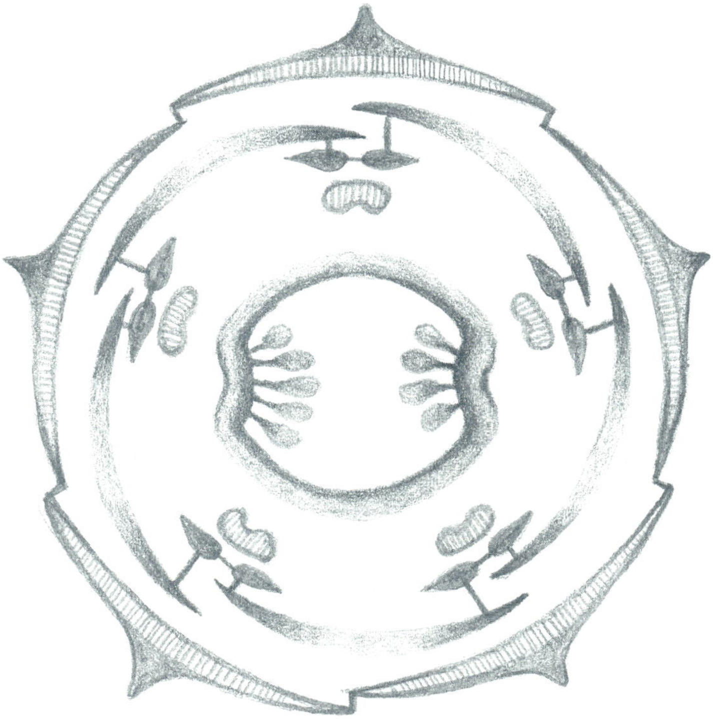

1. Erleben Sie den negativen *Gentian*-Zustand ganz bewußt:

Skeptiker-Haltung

Wer hat nicht schon mal in seinem Leben Enttäuschungen hinnehmen müssen, die ihn zu dem Gedanken oder dem Ausspruch veranlaßten: *»Es fällt mir schwer, noch an das Gute im Menschen zu glauben.«*
Schreiben Sie sich fünf solcher Situationen auf, wählen Sie eine davon für diese Übung aus, und beantworten Sie sich nun die folgenden Fragen:

- Beispiel:
  »Ich bin skeptisch, ob wir eine neue, passende Wohnung finden.«

- »Welche objektiven Gegebenheiten veranlassen mich zur Skepsis?«
  »Es gibt kaum schöne freie Wohnungen, und die Preise sind zu hoch.«

- »Welche persönliche Erfahrung steht dahinter?«
  »Nach unserer jetzigen Wohnung haben wir zwei Jahre gesucht – und uns nach vielen menschlichen Enttäuschungen auch noch für die falsche entschieden!«

- »Welchen verallgemeinernden Schluß habe ich daraus gezogen?«
  »Die passende Wohnung zu finden, ist ein riesiges Problem und klappt nie.«

- »Wie verhalte ich mich deshalb heute?«
  »Wir bleiben eben in unseren unbefriedigenden Wohnverhältnissen.«

Wie fühlen Sie sich beim Durchlesen Ihrer letzten Aussage? Bemerken Sie die geistige und gefühlsmäßige Einengung? Notieren Sie Ihre Empfindungen in Ihrem Blüten-Journal.

Dadurch werden auch die noch vorhandenen positiven Entwicklungsmöglichkeiten nicht mehr wahrgenommen, Veränderungschancen nicht mehr erwogen. Der Energiefluß kommt zum Erliegen.

Persönliche Ergänzungen:

3. Welche geistige Wahrheit wird von meinem Denk-Ich nicht beachtet oder falsch verstanden?

Aus der Sicht des Höheren Selbst hat alles einen Sinn. Solange Leben ist, ist Hoffnung.

4. Welche bewußte Entscheidung verbindet mich wieder mit meiner inneren Führung?

Zum Beispiel: *Ich entscheide mich, wieder JA zum Leben zu sagen, und bin bereit, unter der Führung meines Höheren Selbst meine Lebenssituation aus einem neuen, konstruktiven Blickwinkel zu betrachten.*

Ich erkenne, worin der Sinn und die Chance der jetzigen Situation liegen und was ich dadurch gewinnen kann.

5. Welche Eigenschaften werden mir dabei helfen?

Hoffnung, Vertrauen, Ausdauer

6. Daran erkenne ich, daß mein positives *Gorse*-Potential wächst

Zum Beispiel: *Ich sehe in meinem Leben neue konstruktive Ansätze und positive Möglichkeiten.*

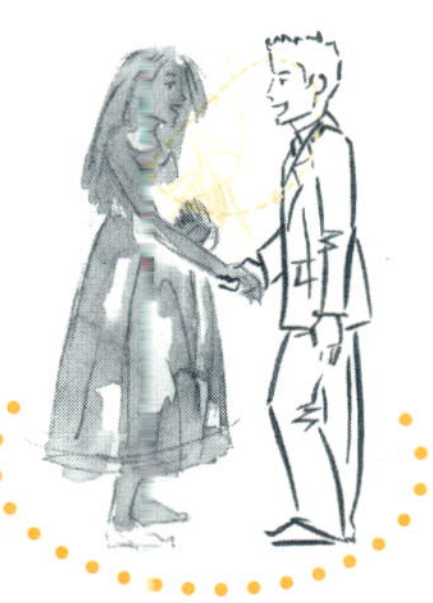

Ideale Kommunikation

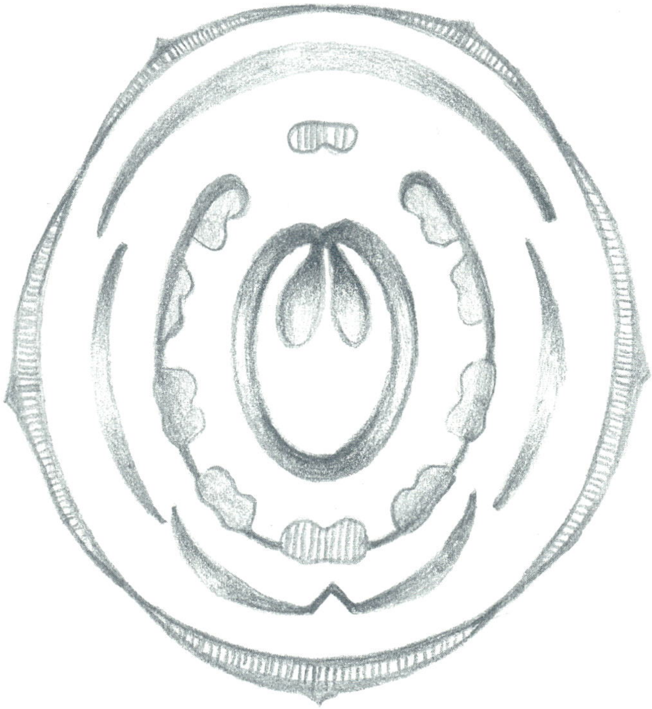

1. Erleben Sie den negativen *Gorse*-Zustand ganz bewußt:

Es hat doch keinen Zweck mehr!

Kaufen Sie sich die Wochenendausgabe einer Tageszeitung, und schneiden Sie aus dem Wirtschaftsteil alle Schlagzeilen heraus, die scheinbar objektiv Besorgniserregendes oder Negatives berichten, (nicht zu verwechseln mit der *Willow*-Übung, S. 216), z. B.: »Firma Omega baut 2100 Arbeitsplätze ab« usw.

Beim Lesen werden Sie sich vielleicht unwillkürlich fragen, ob man eigentlich überhaupt noch etwas Positives von der Zukunft erwarten kann.

Prüfen Sie Ihre Wahrnehmungen und Gedanken, und notieren Sie sie in Ihrem Blüten-Journal.

2. Beobachten Sie das *Gorse*-Prinzip in Ihrer Umgebung:

Viele Menschen, die sich mit einem chronischen seelischen oder körperlichen Mangelzustand schon fast abgefunden haben, sind im *Gorse*-Zustand: Heimkinder, Dialyse-Patienten, Dauerarbeitslose.

Andere durchleiden *Gorse*-Zustände aufgrund einer chronischen seelischen Mangelsituation, die sie in ihrem Elternhaus erlebten und die sie schon in jungen Jahren glauben machte, von der Sonnenseite des Lebens ausgeschlossen zu sein.

Gerade das *Gorse*-Prinzip findet sich aber in unserer Gesellschaft auch häufig in positiver Form: in Institutionen, die durch ihre Tätigkeit beweisen, daß es sich lohnt, die Hoffnung aufrechtzuerhalten und positive Zeichen zu setzen, und auch bei Menschen, die z. B. ehrenamtlich Behinderte pflegen oder Gefangene besuchen.

3. Entdecken und entwickeln Sie Ihr positives *Gorse*-Potential:

Mein **Denk-Ich** muß seine rein verstandesmäßige Beurteilung von Situationen aufgeben und sich meinem **Fühl-Ich** zuwenden. Es muß begreifen, daß das Leben immer wieder neue Möglichkeiten bietet, wenn es über mein **Fühl-Ich** die Impulse des Höheren Selbst wahrnimmt und aufgreift.

Meine neuen Möglichkeiten – mein nächster Entwicklungsschritt

Machen Sie ein Rollenspiel mit sich selbst. Stellen Sie sich vor, Sie wären ein Berater, der Menschen hilft, in schwierigen Lebenssituationen neue positive Lebensansätze und Handlungsmöglichkeiten zu erarbeiten. Sie sind gleichzeitig Berater (B) und Klient (K). Führen Sie jetzt einen Dialog in mehreren Schritten.

- Beispiel:
  »Ein Sportler hat durch einen Unfall ein steifes Knie zurückbehalten und kann nun keinen Leistungssport mehr betreiben.«

- B: Wie ist die Situation, die Sie akzeptieren müssen?
  K: *»Ich kann meinen Beruf nicht mehr ausüben.«*

- B: Welches sind Ihre persönlichen Stärken? Zählen Sie so viele auf, wie möglich.
  K: *»Kommunikationsfähigkeit, Begabung zum Lehren, handwerkliches Geschick …«*

- B: Welche dieser Eigenschaften können Sie auch jetzt noch einsetzen?
  K: *»Eigentlich alle.«*

- B: Welche dieser Fähigkeiten haben Sie bisher noch nie bewußt eingesetzt?
  K: *»Handwerkliches Geschick, pädagogisches Talent.«*

- B: Sind Sie bereit, einen neuen Entwicklungsschritt zu tun?
  K: *»Ja.«*

- B: Welche neuen Möglichkeiten haben sich schon gezeigt, die Sie bisher gar nicht beachtet haben?
  K: *»Ich habe Anfragen von Ex-Kollegen bekommen, ob ich ihnen helfen könnte, ihre Sportgeräte zu reparieren.«*

- B: Wie könnte der nächste Schritt für Sie aussehen?
  K: *»Rumtelefonieren und signalisieren, daß ich überlege, einen Reparaturservice für Sportgeräte aufzubauen.«*

- B: Haben Sie für Ihre zukünftige Tätigkeit eine Vision, die auch übergeordneten Interessen dienen könnte?
  K: *»Einen Sportclub für Behinderte zu gründen und das nötige Geld dafür mit einem Reparaturservice für Sportgeräte zu verdienen.«*

Wichtig für Menschen im *Gorse*-Zustand ist, jeden kleinsten Wachstumsschritt sorgfältig zu registrieren und sich dadurch immer wieder vor Augen zu führen, daß ein neuer, positiver Lebensabschnitt bereits begonnen hat.

14. HEATHER
DIE IDENTITÄTS-BLÜTE

Persönliche Ergänzungen:

1. Woran erkenne ich, daß ich im negativen *Heather*-Zustand bin?

An Gedanken wie:
»Wer kümmert sich jetzt um mich?«
»Wem kann ich das jetzt erzählen?«

An Gefühlen wie:
Seelischer Hunger, innere Bedürftigkeit

An Reaktionen wie:
Alleinsein erträgt man schwer.
Trifft man eine Freundin, fragt man kaum,
wie es ihr geht, sondern erzählt sofort von sich selbst.
Man fühlt sich unbewußt als Mittelpunkt der Welt,
um den alles andere kreist.

An Energie-Qualitäten wie:
Energie-Vakuum, das aufgefüllt werden muß

2. Wie entsteht die Kommunikationsstörung mit meiner inneren Führung?

Mein **Fühl-Ich** ist seelisch so unterernährt, daß es reagiert wie ein Neugeborenes, welches völlig auf die Zuwendung seiner Mutter angewiesen ist.

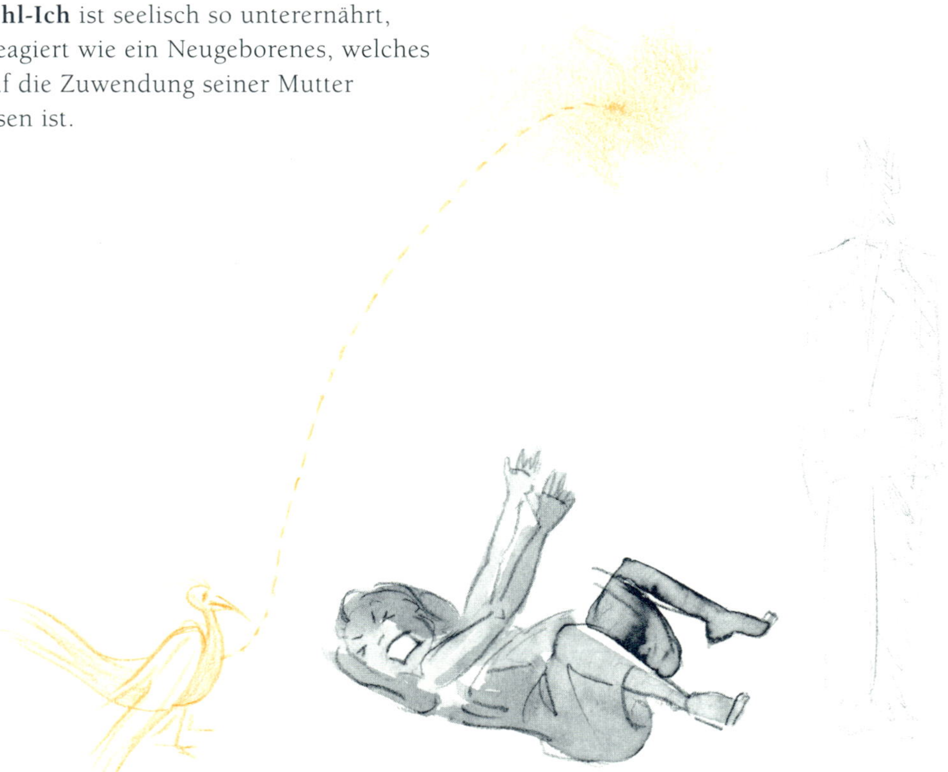

Persönliche Ergänzungen:

Die entsprechenden Signale werden aber nicht an das Höhere Selbst oder an mein **Denk-Ich** gefunkt, sondern an andere **Fühl-Ichs** in der Umgebung, um von ihnen seelische Nahrung und Energie zu bekommen.

So erhält mein **Denk-Ich** keine Chance, sich zu entwickeln.

3. Welche geistige Wahrheit wird von meinem Denk-Ich nicht beachtet oder falsch verstanden?

Kein System kann auf Dauer nur von fremden Energien leben.

Man muß bereit sein, die eigene innere Kraftquelle zu erschließen. Nur sie fließt immer und exklusiv, da sie über das eigene Höhere Selbst aus der kosmischen Energie der großen Einheit gespeist wird.

Man verstößt gegen das Gesetz des eigenen Höheren Selbst wie auch gegen das Gesetz der Einheit, wenn man schmarotzerhaft von den Energien anderer Menschen leben will.

4. Welche bewußte Entscheidung verbindet mich wieder mit meiner inneren Führung?

Zum Beispiel: *Ich entscheide mich jetzt, erwachsen zu werden und die Verantwortung für alle Aspekte meines Lebens selbst zu übernehmen. Ich stelle meine Forderungen in erster Linie an mich selbst.*

Ich unterstelle mich meinem Lebensplan und vertraue bei der Erfüllung meiner Bedürfnisse auf die Hilfe meines Höheren Selbst.

5. Welche Eigenschaften werden mir dabei helfen?

Mut, Eigeninitiative, innere Konsequenz

6. Daran erkenne ich, daß mein positives *Heather*-Potential wächst

Zum Beispiel: *Ich bin weniger in mir selbst befangen und kann die Situation meiner Mitmenschen deutlicher wahrnehmen.*

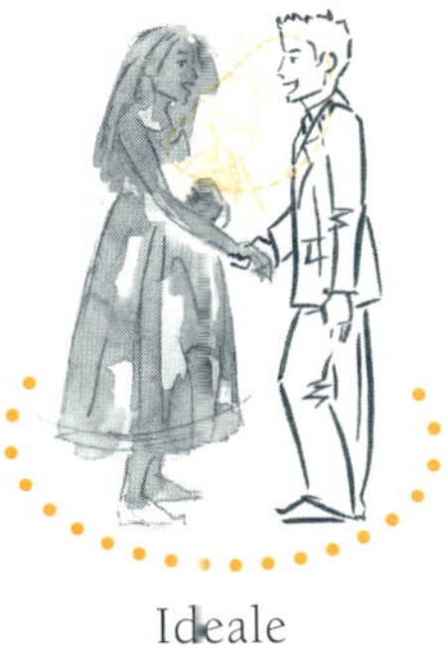

Ideale Kommunikation

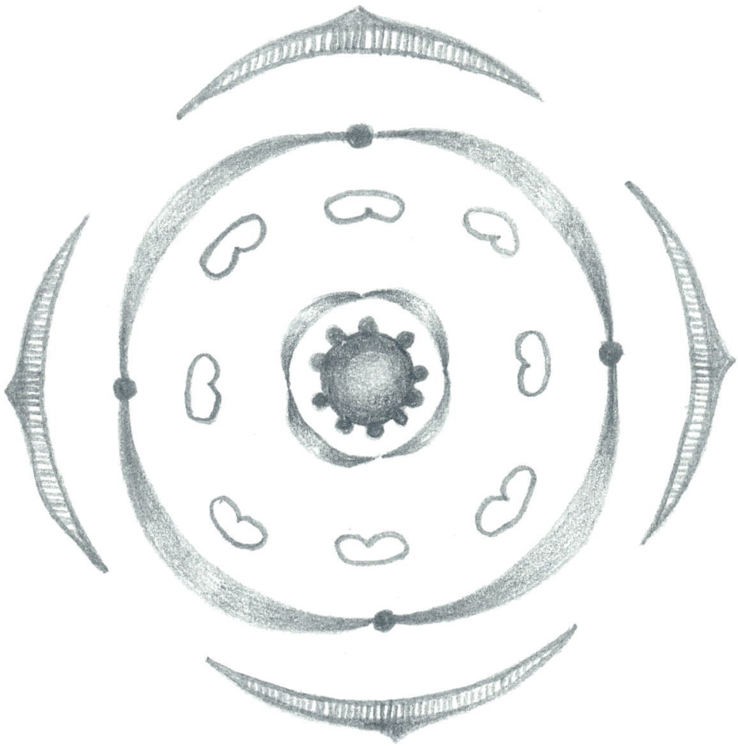

1. Erleben Sie den negativen *Heather*-Zustand ganz bewußt:

Spiegeltelefon

Zu dieser Übung brauchen Sie ein Telefon, Ihr Telefonbuch und einen gemütlichen Sitzplatz vor einem Spiegel. Schlagen Sie im Telefonbuch die Service-Seiten für telefonische Ansagedienste auf, z. B. »Wetterbericht«, »Verbrauchertips« usw.

Stellen Sie die Kurzzeituhr auf 15 Minuten. Nun wählen Sie hintereinander verschiedene Service-Nummern und lassen sich informieren. Gleichzeitig betrachten Sie sich selbst ununterbrochen im Spiegel. Registrieren Sie, wie Sie auf die verschiedenen Auskünfte reagieren.

Beobachten Sie sich: Wie wirke ich im Profil? Runzele ich die Stirn? Bekomme ich rote Ohren ...? Sie werden bald eine interessante Feststellung machen: je mehr Sie sich in der Betrachtung Ihres Spiegelbildes verlieren, desto weniger gelingt es Ihnen, den wirklichen Inhalt der telefonischen Ansagen zu erfassen. Sie bekommen also ständig etwas geliefert, ohne es selbst zu verwerten, »konsumieren« aber immer weiter ... Beobachten Sie dabei Ihre innere Verfassung. Wie fühlt sich das an?

2. Beobachten Sie das *Heather*-Prinzip in Ihrer Umgebung:

Am besten läßt sich das *Heather*-Prinzip auf einem Fest beobachten. Dort gibt es immer jemanden, der einen anderen Menschen schon nach kurzer Bekanntschaft in eine Ecke manövriert und intensiv auf ihn einredet, ohne ihm eine Chance zu lassen, sich selbst in das Gespräch einzubringen.

Auch in Wartezimmern oder bei langen Eisenbahnfahrten nutzen Menschen im

Heather-Zustand oft die Gelegenheit, ihre unbewußte seelische Bedürftigkeit auszuleben. Dabei nehmen sie die Reaktionen ihres Gesprächspartners oder der Umsitzenden gar nicht wahr.

3. Entdecken und entwickeln Sie Ihr positives *Heather*-Potential:

Mein **Fühl-Ich** muß dazu gebracht werden, über sein chronisches Gefühl der inneren Leere hinauszuwachsen und eine differenzierte, bewußte Wahrnehmung für seine Bedürfnisse zu entwickeln. Dann muß es lernen, mit Hilfe des **Denk-Ichs** herauszufinden, was es selbst zur Befriedigung dieser Bedürfnisse beitragen kann.
Bevor Sie sich an diese Übung machen, sollten Sie Ihr bedürftiges **Fühl-Ich** noch etwas verwöhnen: Nehmen Sie z. B. ein Luxusbad mit Ihrem Lieblingsöl, schalten Sie alle negativen Gedanken ab, und genießen Sie ausgiebig …
Wenn Sie dann innerlich richtig aufgetankt haben, setzen Sie sich an einen Tisch und schreiben in Ihr Blüten-Journal folgende Liste:

Meine unbefriedigten seelischen Bedürfnisse

Schreiben Sie mindestens sechs unbefriedigte seelische Bedürfnisse auf, und wählen Sie für die folgende Übung eines davon aus.

- Beispiel: *»Ich möchte von meinem Partner mehr seelische Unterstützung bei Berufsproblemen bekommen.«*

Beantworten Sie sich dazu folgende Fragen:

- »Wie habe ich das Bedürfnis bisher befriedigt?«
  Z. B.: *»Ich habe meinen Partner dreimal täglich im Büro angerufen und jeden Abend mindestens noch zwei Stunden mit ihm darüber gesprochen.«*
- »Was riskiere ich, wenn ich so weitermache?«
  »Ich riskiere, daß mein Partner sich innerlich abschottet.«
- »Welche Art der Hilfestellung von außen brauche ich weiterhin?«
  »Zuspruch durch meinen Partner und seine Meinung zu dem Verhalten und den psychischen Reaktionen meiner Kollegen.«
- »Auf welchen Teil meiner bisherigen Bedürfniserfüllung kann ich verzichten?«
  »Auf die täglichen Anrufe im Büro.«
- »Wie kann ich mein Bedürfnis auch auf andere Weise befriedigen?«
  »Indem ich z. B. das Gespräch mit einem Psychologen suche.« Wichtigste Frage:
- »Was kann ich tun, um innerlich unabhängiger zu werden und mir dieses Bedürfnis in Zukunft selbst zu erfüllen?«

Die genaue Antwort auf diese Frage sollten Sie eventuell mit einem erfahrenen Gesprächspartner ausarbeiten. Sie sollte sinngemäß beinhalten: »Die Energie, die ich nach außen wende, um die Bedürfnisbefriedigung durch andere Menschen zu erzwingen, werde ich in Zukunft gezielt nach innen wenden, um meine eigene Persönlichkeit zu entwickeln.« Dies ist ein längerer Prozeß, der häufig therapeutische Begleitung erfordert.

1 2 3 4 5 6 7 8 9 10 11 12

15. HOLLY
DIE HERZÖFFNUNGS-BLÜTE

Persönliche Ergänzungen:

1. Woran erkenne ich, daß ich im negativen *Holly*-Zustand bin?

An Gedanken wie:
»Das tut mir weh.«
»Das macht mich wütend!«
»Ich fürchte mich vor einer neuen Enttäuschung.«

An Gefühlen wie:
Verletztheit, Wut, Jähzorn, »giftige« Laune
Man fühlt sich innerlich wund.

An Reaktionen wie:
Man ist rasch gekränkt oder beleidigt.
Man kann nicht freundlich sein, obwohl man es gerne möchte.
Durch eine harmlos gemeinte Bemerkung eines Kollegen ist man so irritiert, daß man in schlechte Laune verfällt.

An Energie-Qualitäten wie:
Die Energie zieht sich zusammen, kocht hoch, brennt.

2. Wie entsteht die Kommunikationsstörung mit meiner inneren Führung?

Die starken positiven Gefühle meines **Fühl-Ichs** sind in der Kindheit oft falsch verstanden, enttäuscht oder verletzt worden. Deshalb reagiert es auf Impulse des Höheren Selbst häufig mißtrauisch und auf Gefühlsbezeugungen von anderen Menschen oft irritiert oder ärgerlich oder gar verletzend.

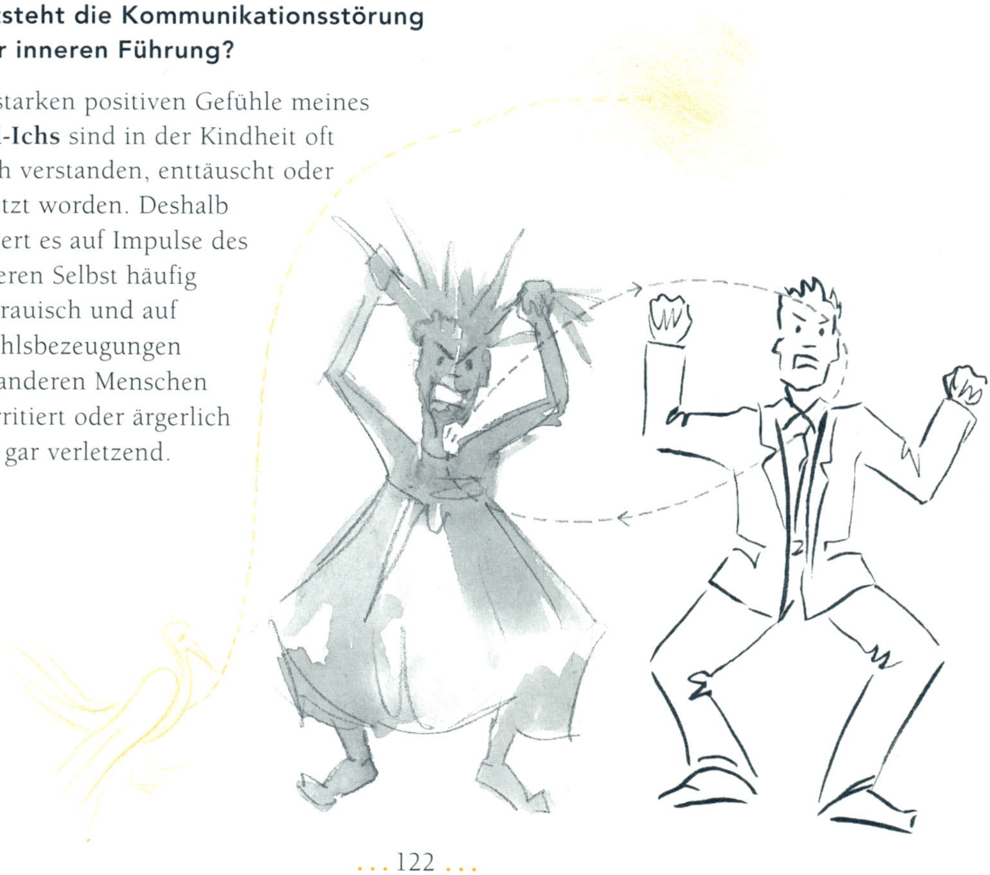

Mein **Denk-Ich** läßt sich von diesen Gefühlen mitreißen und nimmt seine Aufgaben nicht mehr wahr.

Persönliche Ergänzungen:

3. Welche geistige Wahrheit wird von meinem Denk-Ich nicht beachtet oder falsch verstanden?

Wer Einheit und göttliche Liebe in der Außenwelt sucht, muß zwangsläufig enttäuscht werden. Menschliche Gefühle sind immer unvollkommen und widersprüchlich.

Göttliche Liebe erfahren wir nur über das Öffnen unseres Herzens gegenüber unserem Höheren Selbst, welches uns grundsätzlich nach den Prinzipien der göttlichen Liebe führt.

Durch die Liebe, die wir dann auf unserem Lebensweg erfahren, wächst unser Verständnis für die göttlichen Gesetze, welches uns ermöglicht, immer mehr mit dem Herzen zu denken und die Gefühle anderer Menschen immer besser zu verstehen.

4. Welche bewußte Entscheidung verbindet mich wieder mit meiner inneren Führung?

Zum Beispiel: *Ich entscheide mich, die göttliche Liebe direkt anzunehmen und nicht länger in der Außenwelt danach zu suchen. Ich verstehe, daß wir alle auf dem Weg sind. Ich öffne mein Herz, wo ich die Impulse meines Höheren Selbst am besten und reinsten wahrnehmen kann, und folge dieser Führung.*

5. Welche Eigenschaften werden mir dabei helfen?

Weitherzigkeit, Toleranz, Liebe

6. Daran erkenne ich, daß mein positives *Holly*-Potential wächst

Zum Beispiel: *Ich kann gegenüber anderen Menschen mehr guten Willen aufbringen, ihnen offener entgegengehen, weil ich ihre Gefühle besser verstehe. Seitdem ich das Göttliche in meinem Inneren klarer wahrnehmen kann, kann ich es auch im anderen besser erkennen.*

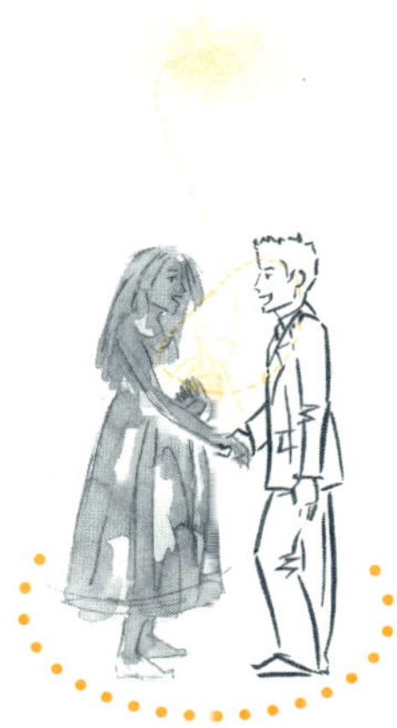

Ideale Kommunikation

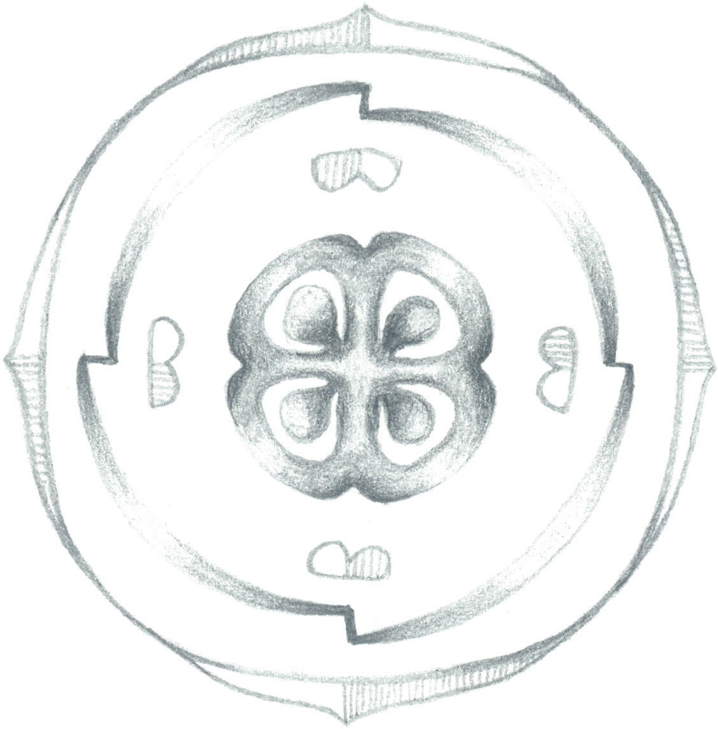

1. Erleben Sie den negativen *Holly*-Zustand ganz bewußt:

Verletzte Gefühle

Gefühlsverletzungen entstehen in den meisten Fällen schon sehr früh in der Kindheit, zum Beispiel so:
Sie sind vier Jahre alt und haben mit viel Eifer und Hingabe auf einer Wiese einen Blumenstrauß für Ihre Mutter gepflückt. Er enthält Feldblumen, Gräser, Unkräuter, alles, was Ihnen auf dieser Wiese interessant erschien. Als Sie ihrer Mutter gerade den Strauß präsentieren, kommt Tante Inge ins Zimmer und sagt: »Da ist ja das ganze Unkraut der Umgebung versammelt. Dieser Strauß gehört auf den Komposthaufen!«

Was haben Sie in diesem Moment empfunden? Sie fragten sich wahrscheinlich: »Was habe ich hier falsch gemacht?« Sie wollten etwas Gutes tun, wurden aber ausgelacht. Sie erlebten vermutlich Gefühle wie Verwirrung, Verletztheit, Enttäuschung, Trauer ...

Suchen Sie jetzt fünf Situationen in Ihrem Leben, in denen Sie sich gefühlsmäßig verletzt fühlten, und schreiben Sie diese in Ihr Blüten-Journal.

2. Beobachten Sie das *Holly*-Prinzip in Ihrer Umgebung:

Gefühlsmäßige Verletzungen treten nicht nur in partnerschaftlichen Beziehungen auf, sondern bilden genausooft auch die unbewußte Entscheidungsgrundlage in beruflichen Situationen.
Zum Beispiel: Die Kollegen Meier und Müller befinden sich unbewußt im Wettbewerb um die Anerkennung durch die Vorgesetzten. Müller hat Meier unbeabsichtigt die Schau gestohlen. Meier ist so sauer auf ihn, daß er bei der nächsten Betriebsratssitzung gegen ihn stimmt, obwohl er eigentlich seiner Meinung wäre.

3. Entdecken und entwickeln Sie Ihr positives *Holly*-Potential:

In dieser Übung soll mein **Fühl-Ich** erkennen, daß es die göttlichen Gefühlseigenschaften des Höheren Selbst grundsätzlich nicht von anderen Menschen erwarten kann. Darüber hinaus muß das **Fühl-Ich** lernen, sich von deren menschlichen – oder allzu menschlichen – Gefühlsreaktionen nicht so schnell aus der Fassung bringen zu lassen.

Mein **Denk-Ich** muß üben, zwischen realistischen Gefühlsbezeugungen von außen und eigenen Gefühlsprojektionen zu unterscheiden. Zum Beispiel die eigene unbewußte Angst, zu wenig Liebe geben zu können, nicht auf den Partner zu projizieren und daher zu fürchten, von ihm zu wenig Liebe zu bekommen.

Schließen Sie jetzt an Übung 1 an.

Was verletzt mich?

Rufen Sie sich eine Situation aus der jüngeren Vergangenheit in Erinnerung, durch die Sie sich heute noch verletzt fühlen.

- Beispiel:
» Mein Mann hat unseren 13. Hochzeitstag vergessen und mich zusätzlich brüskiert.«

- Was ist passiert?
»Ich hatte einen stimmungsvollen Abendbrottisch gedeckt. Mein Mann kam viel zu spät nach Hause und rief mir schon von weitem zu: ›Mach meinen Reisekoffer fertig!‹«

- Was hatten Sie erwartet?
»Einen romantischen Abend zu verbringen.«

- Welche Gefühle wurden ausgelöst?
»Enttäuschung, Frustration, Mißtrauen.«

- Welche zusätzlichen Gedanken kamen in Ihnen hoch?
»Vielleicht hat mein Mann ein Verhältnis mit seiner Sekretärin und will mit ihr verreisen.«

- Was war die Realität, die sich hinterher herausstellte?
»Mein Mann mußte überraschend nach Rom fliegen und hat daher noch bis spät abends im Büro die nötigen Akten zusammengesucht.«

- Welche Verhaltensmuster haben Sie erkannt?
»Ich übertrage schlechte Erfahrungen aus der Ehe meiner Eltern auf meine eigene Ehe.«

- Welche Bedeutung hat dieser Vorfall für Ihre eigene Partnerschaft?
»Keine, denn mein Mann ist ganz anders als mein Vater.«

Wenn Sie nach Durchlaufen dieser oder einer ähnlichen Fragenkette nicht aus Ihrer Verstimmung herausfinden konnten, wäre es wichtig, mit Ihrem Partner vernünftig über das betreffende belastende Gefühlserlebnis zu sprechen. Damit kann das Gefühl wieder in die richtige Proportion gebracht werden und das Herz sich wieder öffnen.

16. HONEYSUCKLE
DIE VERGANGENHEITS-BLÜTE

Persönliche Ergänzungen:

1. Woran erkenne ich, daß ich im negativen *Honeysuckle*-Zustand bin?

An Gedanken wie:
»Als ich noch berufstätig, im Außendienst, ledig, verheiratet usw. war ...«
»Es ist, als sei es gestern gewesen.«

An Gefühlen wie:
Wehmut, Bedauern, Heimweh, sentimentale Sehnsüchte

An Reaktionen wie:
Man mißt gegenwärtige Ereignisse mit Maßstäben der Vergangenheit, z. B.: »Als ich dreißig war, hatte ich schönes volles Haar, jetzt habe ich einen Ansatz zur Glatze.«
Es zieht einen wie magisch zu Menschen oder an Orte, wo man Schönes erlebt hat.
Das Aufarbeiten von Vergangenem, z. B. die Wohnung aufzulösen, sich von alten Sachen zu trennen, fällt einem sehr schwer.

An Energie-Qualitäten wie:
Herz schwer, Energie fließt nach hinten ab.

2. Wie entsteht die Kommunikationsstörung mit meiner inneren Führung?

Mein **Fühl-Ich** möchte gegenwärtigen unangenehmen Wahrnehmungen ausweichen, indem es sich schwärmerisch an schönen Erinnerungen, Bildern und Ritualen festhält.

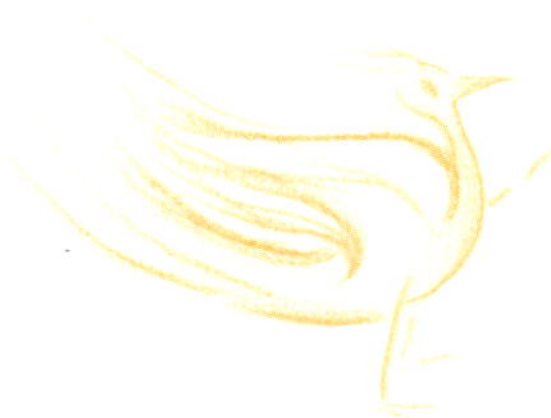

Mein **Denk-Ich** läßt sich von diesen Bildern einlullen und dazu hinreißen,

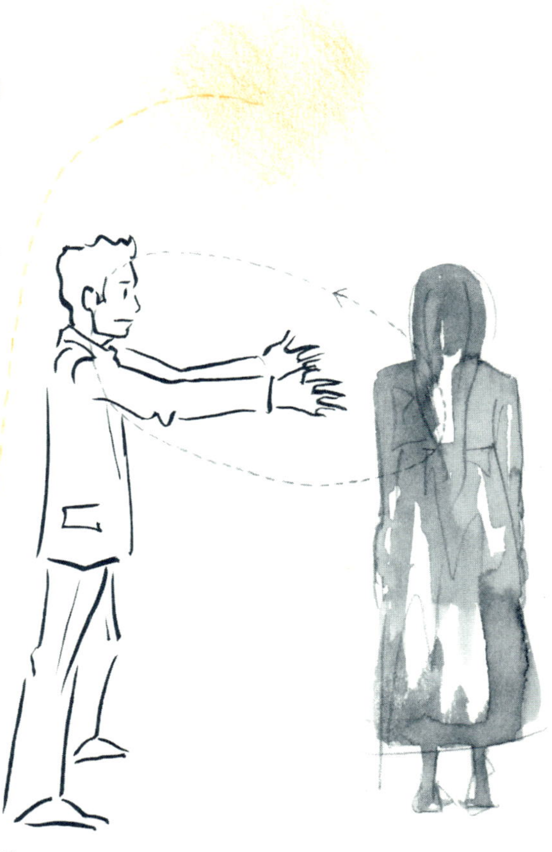

die gegenwärtige Situation mit den unpassenden Maßstäben der Vergangenheit zu messen.

So werden auch die Impulse des Höheren Selbst nicht richtig wahrgenommen.

Es kann keine echte Wahl im Hier und Jetzt getroffen werden, keine Verantwortung für die gegenwärtige Situation übernommen werden und kein Lernprozeß stattfinden.

Persönliche Ergänzungen:

3. Welche geistige Wahrheit wird von meinem Denk-Ich nicht beachtet oder falsch verstanden?

Alles fließt und ist einem beständigen Wandel unterworfen. Das einzige wirkliche Leben findet jetzt statt, nämlich in dem Moment zwischen gestern und morgen. Auch die Stimme des Höheren Selbst kann man nur im Jetzt hören. Durch das Fixieren auf Vergangenes entfernen wir uns aus dem Leben, und die Impulse des Höheren Selbst können uns nicht mehr erreichen.

4. Welche bewußte Entscheidung verbindet mich wieder mit meiner inneren Führung?

Zum Beispiel: *Ich entscheide mich, in den Fluß der Zeit voll einzutauchen und mich meiner inneren Führung vertrauensvoll hinzugeben, die viele neue, großartige Entwicklungsmöglichkeiten für mich bereithält, an denen ich weiterwachsen werde.*

5. Welche Eigenschaften muß ich dafür stärker entwickeln?

Bereitwilligkeit, alte Denkmuster aufzugeben und die Situation neu zu betrachten, Risikofreude, Flexibilität

6. Daran erkenne ich, daß mein positives *Honeysuckle*-Potential wächst

Zum Beispiel: *Ich sehe vergangene Ereignisse jetzt nüchterner und realistischer. Ich erkenne mehr und mehr Zusammenhänge mit gegenwärtigen Ereignissen und bin bereit, mich darauf einzulassen.*

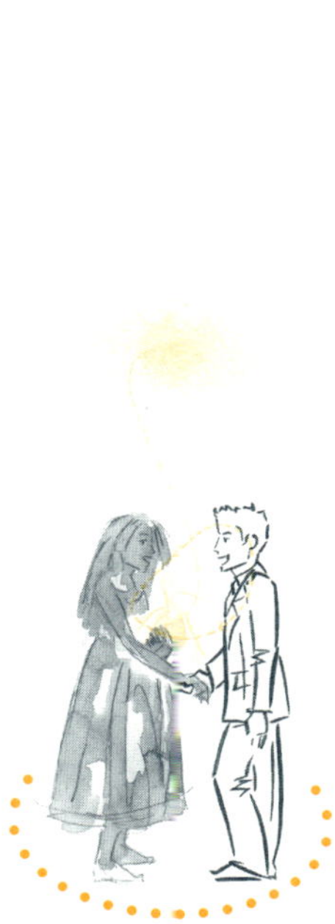

Ideale Kommunikation

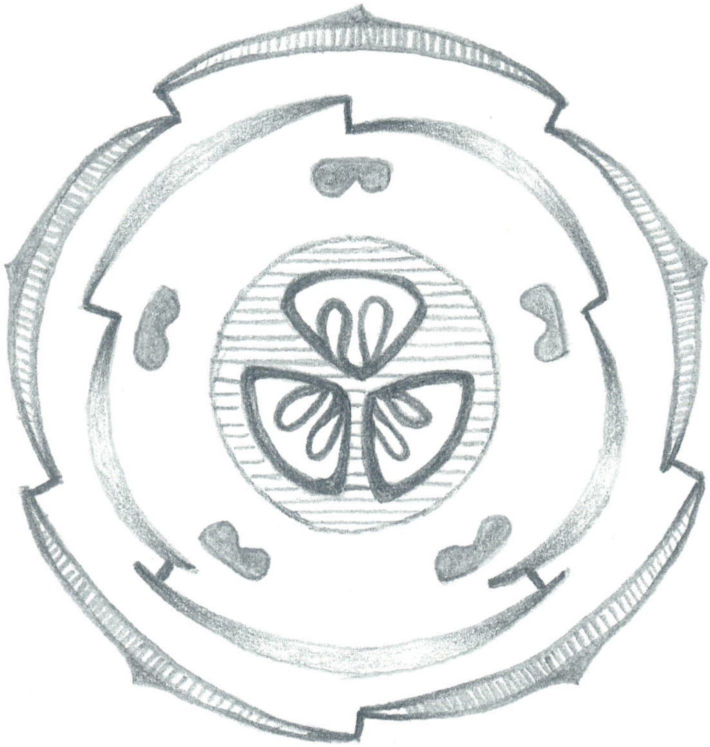

1. Erleben Sie den negativen *Honeysuckle*-Zustand ganz bewußt:

Glorifizieren Sie Ihre Vergangenheit!

Nehmen Sie sich ein Fotoalbum vor, blättern Sie es durch, und lassen Sie Ihre Aufmerksamkeit von einem Foto einfangen, das ein Erlebnis in Ihrem Leben zeigt, welches Ihnen viel bedeutet. Dabei kann es sich zum Beispiel um ein Familienfest handeln oder um einen Ausflug mit lieben Freunden ans Meer.

Versetzen Sie sich wie im Kino in diesen »Film« zurück, und versuchen Sie, die schönen Gefühle von damals noch einmal zu erleben. Wie geht es Ihnen dabei? Schreiben Sie Ihre Empfindungen in Ihr Blüten-Journal.

Stellen Sie sich nun vor, Sie könnten die Uhr zurückdrehen. Würden Sie es gern tun? Und wie würden Sie sich dabei fühlen?

2. Beobachten Sie das *Honeysuckle*-Prinzip in Ihrer Umgebung:

Das dürfte Ihnen nicht schwerfallen, denn die *Honeysuckle*-Strategie wird heute, im ausgehenden 20. Jahrhundert, auf vielerlei Weise bewußt genutzt. Denken Sie zum Beispiel an Werbung, wo der »Geschmack der guten alten Zeit« gerühmt wird, oder an das Image der »Kaiserstadt« Wien.

Besuchen Sie ein Klassentreffen, eine Antiquitätenmesse oder eine Zusammenkunft von Oldtimer-Fans, und beobachten Sie, wie sich einige Besucher in äußerer Erscheinung und Gesichtsausdruck unbewußt dem damaligen Zeitgeist anpassen und darin mitschwingen.

Interviews und Gespräche mit alten, berühmten Menschen sind lesenswerte Beispiele für das positive *Honeysuckle*-Potential: Hier werden Bilanzen gezogen und wertvolle menschliche Erfahrungen

an die jüngere Generation weitergegeben.
In der Literatur findet man den *Honeysuckle*-Zustand häufig. Lesen Sie zum Beispiel die Heidi-Bücher von Johanna Spyri.
In der Natur werden Sie das *Honeysuckle*-Prinzip nicht beobachten können. Oder kennen Sie ein Tier, das im Sommer noch seinen Winterpelz trägt? Und welcher Baum nimmt seine alten Blätter mit in den nächsten Sommer?

3. Entdecken und entwickeln Sie Ihr positives *Honeysuckle*-Potential:

Mein **Denk-Ich** muß mein **Fühl-Ich** davon überzeugen, daß es lohnend und attraktiv ist, aus »alten Filmen« auszusteigen und die Energie, die lange in alten vergangenen Bildern gebunden war, wieder in die Gegenwart zu investieren.

Mein **Fühl-Ich** muß lernen zu differenzieren: zwischen dem, das sich aus der Vergangenheit in die Gegenwart hinüberzuretten lohnt, und dem, das – wie alte Blätter vom Baum – besser abgeworfen werden sollte, damit Neues Platz finden kann.

Objektivieren Sie Ihre Vergangenheit

Schließen Sie hier an Übung 1 an. Betrachten Sie das ausgesuchte Foto erneut, und fragen Sie sich jetzt nach den negativen Momenten, die es bei diesem Ereignis gab.
Zum Beispiel: »*Tante Anna erlitt auf diesem Geburtstag einen Herzanfall, den keiner erkannte.*« Welche der Gefühle, die Sie damals hatten, möchten Sie heute nicht wieder erleben?

Gehen Sie die Menschen auf dem Foto einzeln durch, und denken Sie darüber nach, wie sich Ihre Beziehung zu jedem von ihnen in den vergangenen Jahren entwickelt hat. Wo bestehen auch in der Gegenwart echte gegenseitige Gefühle, und wo sind diese abgestorben?

Rufen Sie eine oder mehrere der auf dem Foto abgebildeten Personen an, und registrieren Sie während dieser Unterhaltung für sich, welche alten Beziehungsmuster beide Seiten heute noch aufrechterhalten.

Ergänzende Empfehlungen

Machen Sie eine Reise an die Orte Ihrer Vergangenheit. Vieles wird Ihnen heute klein und unbedeutend erscheinen. In anderem werden Sie völlig neue Dimensionen entdecken.

Menschen, denen *Honeysuckle*-Zustände zu schaffen machen, sollten sich auch einmal mit folgenden Fragen beschäftigen:

- »Welchen Problemen in der Gegenwart weiche ich aus, indem ich an Vergangenem festhalte?«
- »Welche vergangene Gelegenheit, der ich noch nachtrauere, könnte ich heute auf ganz andere Weise nutzen?«
- »Was gewinne ich, wenn ich mich entschließe, etwas Vergangenes endgültig fallenzulassen?«

1 2 3 4 5 6 7 8 9 10 11 12

17. HORNBEAM

DIE SPANNKRAFT-BLÜTE

1. Woran erkenne ich, daß ich im negativen *Hornbeam*-Zustand bin?

Persönliche Ergänzungen:

An Gedanken wie:
»Wenn ich bloß daran denke, muß ich schon gähnen.«
»Das ist mir lästig.«
»Das schaffe ich nicht ohne Kaffee, Tee, Zigaretten usw.«
»Das macht mich nicht an.«

An Gefühlen wie:
Trägheit, Schlaffheit, Motivationslosigkeit
Man ist ohne Schwung, alles ist mühsam.

An Reaktionen wie:
Man wünschte sich, daß Heinzelmännchen die Arbeit erledigen, die man noch vor sich hat.
Man fürchtet, die eigene Energie reiche nicht aus, um eine Arbeit zu Ende zu bringen.
Tägliche Verrichtungen strengen an, weil man sie halbherzig tut.

An Energie-Qualitäten wie:
Träger Fluß, kaum noch Wellenbewegungen

2. Wie entsteht die Kommunikationsstörung mit meiner inneren Führung?

Aus Vernunft- oder Zweckmäßigkeitsgründen hat mein **Denk-Ich** längere Zeit einseitig in einem begrenzten Erlebnisrahmen agiert und dabei die Bedürfnisse meines **Fühl-Ichs** nach Abwechslung nicht berücksichtigt.

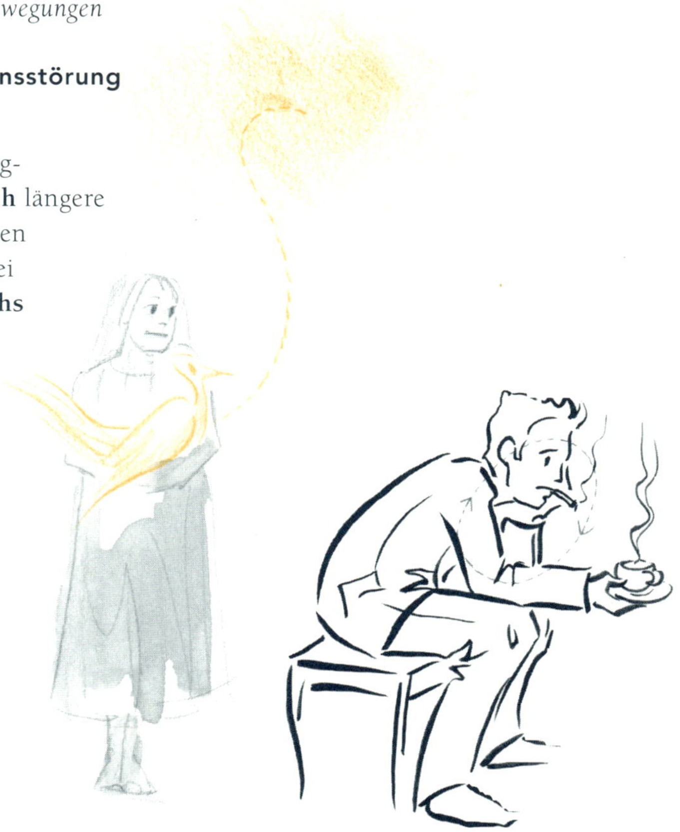

Mein **Fühl-Ich** ist frustriert, demotiviert, gibt keine Impulse des Höheren Selbst mehr weiter, spielt energetisch nicht mit.

Persönliche Ergänzungen:

Mein **Denk-Ich** sucht die fehlenden Impulse durch Stimulanzien aus der Außenwelt zu ersetzen.

3. Welche geistige Wahrheit wird von meinem Denk-Ich nicht beachtet oder falsch verstanden?

Das Leben ist ein wellenförmig fließender Prozeß, in dem von der Zeitqualität her jeder Tag einmalig ist und anders verläuft.
Langeweile oder Routinegefühle können nur auftreten, wenn man sich gedanklich selbst begrenzt und den Anregungen und Impulsen seines **Fühl-Ichs** nicht genügend Raum gibt.

4. Welche bewußte Entscheidung verbindet mich wieder mit meiner inneren Führung?

Zum Beispiel: *Ich beabsichtige, überholte mentale Erwartungsmuster fallenzulassen.*

Ich entscheide mich, meine innere Führung von ganzem Herzen zu bejahen und voll mitzuspielen, mehr Gefühlswahrnehmung in meinem Leben zuzulassen und spontaner auf meine Empfindungen zu reagieren.

5. Welche Eigenschaften muß ich dafür stärker entwickeln?

Neugierde, Bereitwilligkeit,
Achtsamkeit, Hingabe

6. Daran erkenne ich, daß mein positives *Hornbeam*-Potential wächst

Zum Beispiel: *Seitdem ich stärker auf meine unterschiedlichen Bedürfnisse eingehe, verläuft mein Alltag leichter und schwungvoller.*

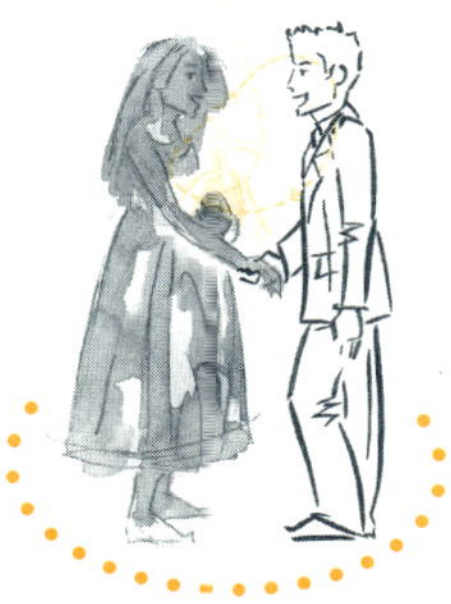

Ideale Kommunikation

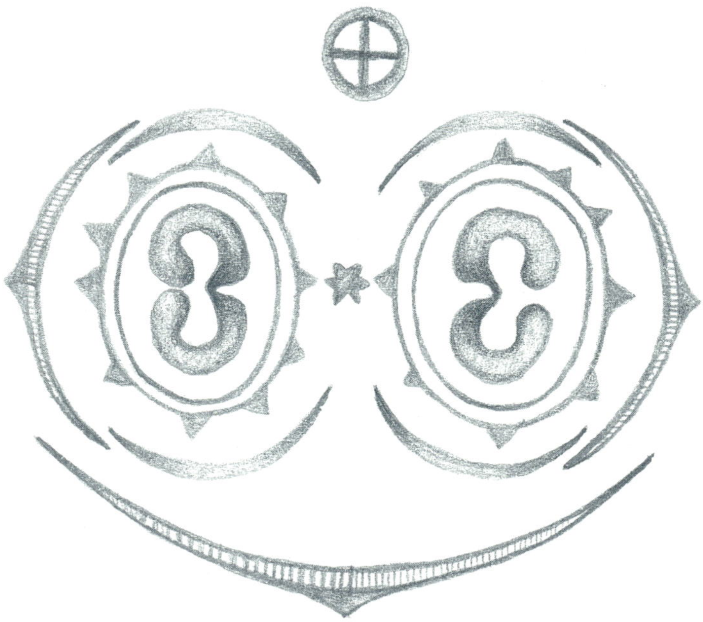

1. Erleben Sie den negativen *Hornbeam*-Zustand ganz bewußt:

Machen Sie sich zum Automaten!

Stellen Sie Ihre Kurzzeituhr auf 10 Minuten, und nehmen Sie ein Telefonbuch zur Hand.
Fangen Sie bei A an, bewußt jede Seite umzublättern. Schreiben Sie dabei immer den ersten und den letzten Namen jeder Seite auf ein Blatt Papier.

Wie fühlen Sie sich? Spüren Sie, wie Ihre Aufmerksamkeit und Motivation sich verändern und die Ausführung dieses an sich ganz einfachen Vorganges immer mühsamer und lähmender wird?

Nach dem Klingeln der Uhr brechen Sie die Arbeit ab, folgen Ihrem ersten Impuls und tun genau das, was Ihnen spontan in den Sinn kommt. Vermutlich wird das etwas sein, was Ihre Sicht wieder weitet und eine ganz andere Seite Ihrer Persönlichkeit zum Ausdruck kommen läßt.

2. Beobachten Sie das *Hornbeam*-Prinzip in Ihrer Umgebung:

Hornbeam-Zustände kann man überall dort beobachten, wo einseitige, immer wiederkehrende und im Grunde unterfordernde Tätigkeiten ausgeübt werden. Das kann zum Beispiel Montag morgens in einer Fabrik oder an einem monotonen Büro-Arbeitsplatz sein, aber auch in einem Haushalt, in dem immer die gleichen Tätigkeiten routinemäßig abgewickelt werden.
Oft hört man Menschen sagen: »Komisch, je weniger ich zu tun habe, desto schwerer fällt mir die Arbeit.«
Auch Kinder, die »erwachsene« Arbeiten verrichten sollen, geraten leicht in den *Hornbeam*-Zustand. Ein fünfjähriges Mädchen, das lange beim Kartoffelschälen helfen muß, hat zunächst

Freude an ihrer Tätigkeit. Dann aber wird sie immer stiller, macht ohne innere Motivation weiter und traut sich nicht aufzuhören, weil sie ja »erwachsen« sein will. Dabei kommen ihre kindlichen Bedürfnisse nach Bewegung und Kreativität zu kurz.

3. Entdecken und entwickeln Sie Ihr positives *Hornbeam*-Potential:

Hier ist es wichtig, daß mein allzu vernünftiges und eher nüchtern agierendes **Denk-Ich** die Bedürfnisse meines **Fühl-Ichs** nach kreativem Selbstausdruck ernst nimmt und bereit ist, mit ihm Hand in Hand zu arbeiten. Nur so kann mein **Denk-Ich** wieder in Kontakt zur inneren Führung kommen.

Die folgende Übung soll Ihnen helfen, notwendige Routinearbeiten so zu gestalten, daß auch Ihr **Fühl-Ich** dadurch einen Lustgewinn hat.

Überraschen Sie Ihr Fühl-Ich durch »kreatives Routine-Management«

Wählen Sie für diese Übung ein Wochenende und entscheiden Sie sich, dann eine bestimmte Routinearbeit zu erledigen, die Sie schon lange vor sich herschieben. Zum Beispiel die Gartenhütte zu entrümpeln, längst fällige Briefe zu beantworten usw.

Überlegen Sie nun, mit welchen anderen Dingen Sie sich an diesem Wochenende viel lieber beschäftigen würden. Vielleicht möchten Sie eine neue Frisur ausprobieren oder ein neues Haushaltsgerät erproben.

Wenn Sie nun die Routinearbeit ausführen, für die Sie sich entschieden haben, unterbrechen Sie diese mit der Tätigkeit, die Ihnen Spaß macht, etwa in folgendem Zeitrhythmus:
Dauert die Routinetätigkeit 2 Stunden, unterbrechen Sie spätestens nach 45 Minuten, dauert sie 6 Stunden, unterbrechen Sie spätestens alle 100 Minuten. Nach der Unterbrechung gehen Sie für eine gewisse Zeit Ihrer kreativen Wunschtätigkeit nach.

Wenn Sie sich trauen, befreien Sie sich auch von diesem Zeit- und Themenschema und jonglieren Sie zwischen den Tätigkeiten hin und her, so wie es Ihnen gerade in den Sinn kommt. Sie müssen nur sicherstellen, daß auch die Routinetätigkeit abends fertig ist. Die Tatsache, eine »langweilige« Arbeit fast nebenbei auf angenehme Weise zu Ende gebracht zu haben, wird Sie wahrscheinlich mit Befriedigung erfüllen.

Notieren Sie am Ende des Tages in Ihrem Blüten-Journal, wie Sie sich jetzt fühlen und wie Ihre kreativen Impulse und spontanen Tätigkeiten ausgesehen haben. Vielleicht konnten Sie dabei etwas entdecken, was Sie auch in späteren Situationen wieder nutzen können.

18. IMPATIENS
DIE ZEIT-BLÜTE

1. Woran erkenne ich, daß ich im negativen *Impatiens*-Zustand bin?

Persönliche Ergänzungen:

An Gedanken wie:
»Schade um die Zeit.«
»Das werden wir gleich haben!«
»Wie lange dauert das denn noch?«

An Gefühlen wie:
Inneres Kribbeln, nervöse Anspannung, Gereiztheit

An Reaktionen wie:
Man nimmt dem Gesprächspartner das Wort aus dem Mund. Auch wenn ein Vorgang noch nicht ausgereift ist, schließt man ihn ab, um ihn hinter sich zu bringen.

An Energie-Qualitäten wie:
Die Energie hüpft innerlich hin und her, auf und ab.

2. Wie entsteht die Kommunikationsstörung mit meiner inneren Führung?

Mein **Denk-Ich** hat eine falsche theoretische Zeitvorstellung. Es verwechselt Qualität mit Quantität und möchte sehr zielstrebig möglichst viel in möglichst wenig Zeit hineinpacken.

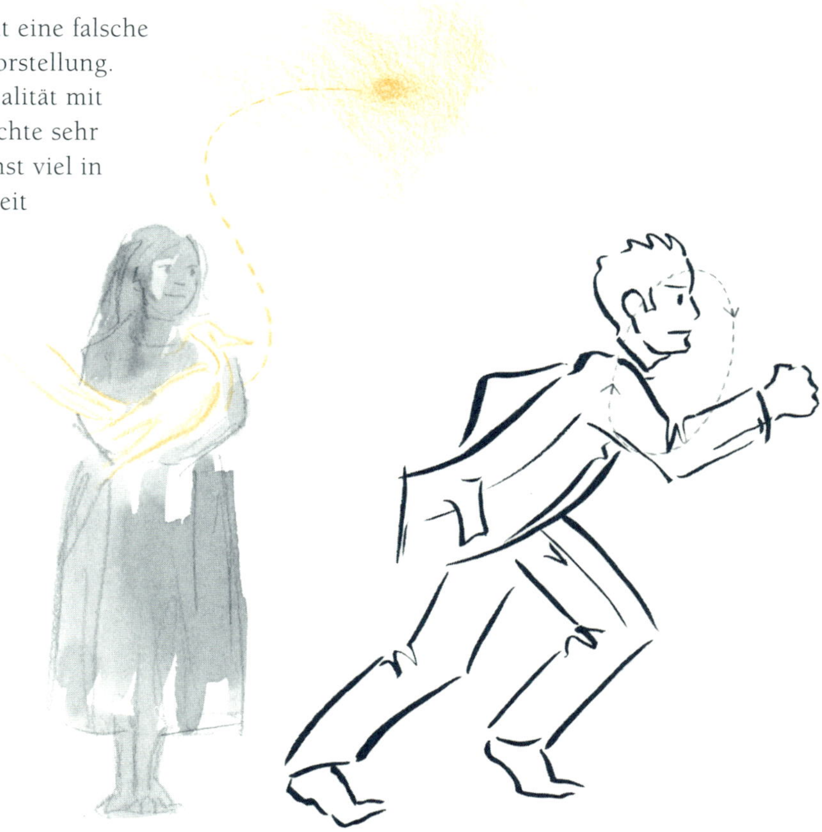

Persönliche Ergänzungen:

Dadurch hat sich mein **Denk-Ich** von meinem **Fühl-Ich** und vom Höheren Selbst abgekoppelt und kann dessen regulierende und inspirierende Impulse nicht mehr wahrnehmen.

Mein **Denk-Ich** rast zeitweise am Leben vorbei. Mitmenschliche Erfahrungen können so nicht gemacht werden.

3. Welche geistige Wahrheit wird von meinem Denk-Ich nicht beachtet oder falsch verstanden?

Da wir Teil einer größeren Einheit sind, verläuft auch unsere Lebensreise eingebettet in einen größeren Lebensprozeß. Jedes Ereignis hat seine Stunde.
Es ist wichtiger, die Dinge zum (kosmisch) richtigen Zeitpunkt so **gut** wie möglich zu tun, als alles so **schnell** wie möglich hinter sich bringen zu wollen.

4. Welche bewußte Entscheidung verbindet mich wieder mit meiner inneren Führung?

Zum Beispiel: *Ich entscheide mich, meine Zeit nicht nur mit einer äußeren Uhr, sondern mit meiner inneren Uhr zu messen und mir und anderen gegenüber geduldiger zu sein. Unter der Führung meines Höheren Selbst erkenne ich mehr und mehr den richtigen Zeitpunkt zum Handeln oder Innehalten.*

5. Welche Eigenschaften werden mir dabei helfen?

Demut, Geduld, Einfühlungsvermögen

6. Daran erkenne ich, daß mein positives *Impatiens*-Potential wächst

Zum Beispiel: *Ich kann abwarten, wie Dinge sich entwickeln, und gelassener zusehen, wenn andere Menschen langsamer sind als ich.*

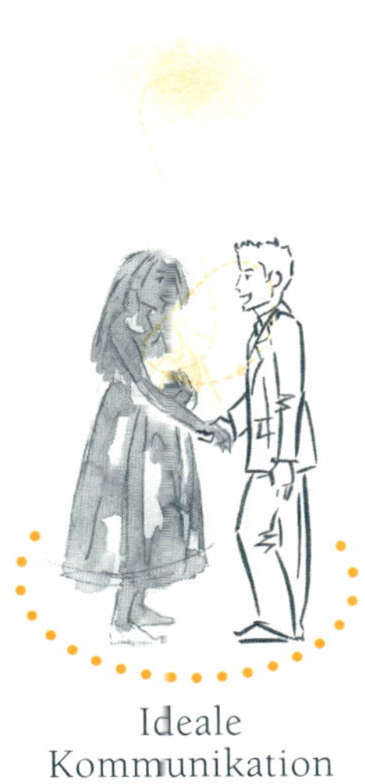

Ideale Kommunikation

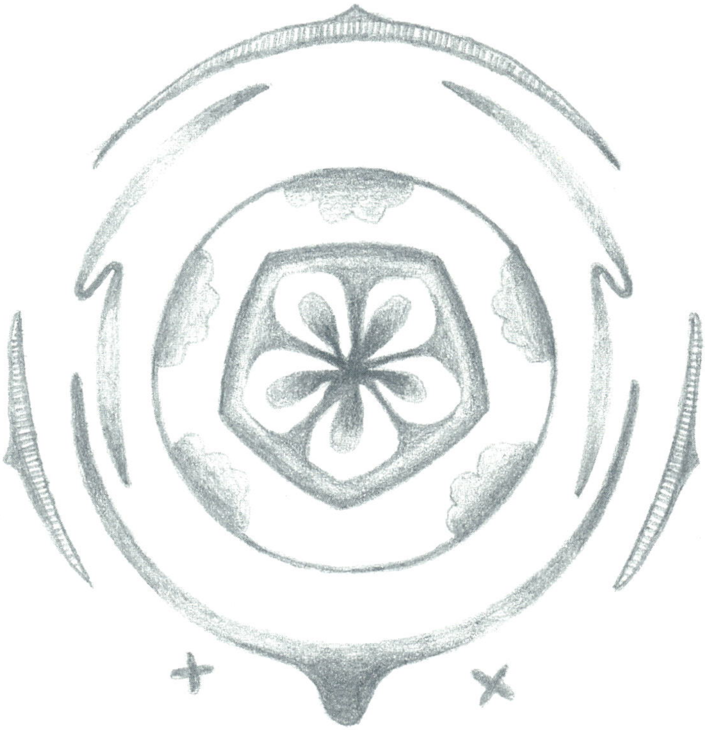

1. Erleben Sie den negativen *Impatiens*-Zustand ganz bewußt:

Immer schneller, immer mehr ...

Falls Sie den *Impatiens*-Zustand nicht kennen – was in der heutigen Zeit sehr unwahrscheinlich wäre –, versuchen Sie es mit folgender Übung:

Stellen Sie an einem normalen Arbeitstag Ihren Wecker morgens eine halbe Stunde später, springen Sie aus dem Bett, und versuchen Sie, Ihre übliche Morgenroutine so schnell durchzuziehen, daß Sie die Verspätung wenn möglich wieder einholen: Duschen Sie in Null Komma nichts, frisieren Sie sich im Zeitraffertempo, frühstücken Sie im Galopp ... Was passiert jetzt mit Ihnen? Beobachten Sie, wie Sie immer mehr in Hetze geraten, Ihre Bewegungen immer automatischer werden und Ihr geistiges Gesichtsfeld sich immer mehr einengt. Nehmen Sie die Stimmung Ihres Partners überhaupt noch wahr? Haben Sie gehört, was der Radiosprecher eben gesagt hat?

Wenn Ihnen diese Übung Spaß gemacht hat, lassen Sie sich an einem anderen Morgen mal eine halbe Stunde früher wecken, und erleben Sie das gleiche im Zeitlupentempo!

2. Beobachten Sie das *Impatiens*-Prinzip in Ihrer Umgebung:

Stellen Sie sich an den Hauptbahnhof, wo Sie einen guten Überblick über den Bahnhofsplatz haben. Was sehen Sie? Jemand steigt aus dem Taxi und schimpft aufgeregt mit dem Fahrer, weil er ihm beim Geldwechseln nicht schnell genug ist. Ein Jugendlicher springt, ein Sandwich kauend, auf den schon anfahrenden Bus auf. Ein Geschäftsmann läuft telefonierend über die Straße und schaut dabei auf seine Armbanduhr.

Welche unbewußte Automatik treibt solche Zeitgenossen eigentlich zu welchen imaginären Zielen?

3. Entdecken und entwickeln Sie Ihr positives *Impatiens*-Potential:

In dieser Übung soll mein **Denk-Ich** lernen, die Bedürfnisse meines **Fühl-Ichs** wahrzunehmen und ein Bewußtsein für die Relativität unseres Zeitbegriffes zu entwickeln.

Jeder kennt sie, die Momente, wo die Zeit stillzustehen scheint oder wo Minuten endlos erscheinen. In Wirklichkeit ist die Zeit nichts anderes als ein vom Denk-Ich geschaffenes Meßmittel, das wir dem kosmischen Energiefluß sozusagen überstülpen, um auf der Polaritätsebene Abläufe markieren zu können. Die erlebte Zeit verläuft nicht regelmäßig wie die gemessene Zeit; d. h. je nach Erlebnis »geht sie zu schnell vorbei« oder »scheint sie stillzustehen«. Im Hier und Jetzt vergeht keine Zeit: »Dem Glücklichen schlägt keine Stunde.«

Der Marsch durch den Park

Gehen Sie in einen Park oder in ein anderes Stück Natur, in dem Sie gern spazierengehen. Nehmen Sie sich etwa einen halben Kilometer gut überschaubaren Weges vor, und versuchen Sie, diesen Weg in der Hälfte der Zeit zurückzulegen, die Sie sonst dafür brauchen.

Versuchen Sie dabei, fünf verschiedene Dinge, Situationen, Gegenstände wahrzunehmen und zu behalten. Zum Beispiel: ein Vogelnest, ein Pärchen auf der Parkbank, Kinder beim Ballspielen, usw.

Schreiben Sie diese fünf Dinge auf Ihr Notizbrett, wenn Sie am Ziel angekommen sind.

Gehen Sie nun den gleichen Weg zurück, und nehmen Sie sich, je nach persönlichem Temperament, mindestens doppelt soviel, besser noch dreimal soviel Zeit dafür.

Registrieren Sie jetzt, welche Einzelheiten an den fünf von Ihnen ausgewählten Dingen Sie jetzt zusätzlich wahrnehmen können. Zum Beispiel: *»Im Vogelnest sind Junge, die Eltern umkreisen mit Zweigen das Vogelnest. Es macht Spaß, ihnen zuzugucken.«*

Am Ausgangspunkt angekommen, setzen Sie sich auf eine Bank und notieren die zusätzlichen Eindrücke und Wahrnehmungen.

Fragen Sie sich auch: »Was habe ich bei diesem Spaziergang gefühlt? Was habe ich innerlich gewonnen, indem ich Zeit investiert habe?«
Vielleicht fällt Ihnen auf, daß Sie den Park auf dem Hinweg eigentlich gar nicht richtig wahrgenommen haben.

Denken Sie darüber nach: Was will man eigentlich erreichen, bzw. was versucht man unbewußt zu vermeiden, wenn man alles so schnell wie möglich erledigen will? Was verliert man dadurch an Erlebnis-Qualität, Kontakten und Erfahrungsmöglichkeiten?

19. LARCH

DIE SELBSTVERTRAUENS-BLÜTE

1. Woran erkenne ich, daß ich im negativen *Larch*-Zustand bin?

Persönliche Ergänzungen:

An Gedanken wie:
»Ich kann nicht.«
»Das lerne ich nie.«
»Das kommt für mich nicht in Frage.«

An Gefühlen wie:
Minderwertigkeitsgefühl:
Man fühlt sich klein, »zurückgeblieben«, minderwertig.

An Reaktionen wie:
Man gerät innerlich ins Schleudern, wenn man etwas tun soll, was man sich nicht zutraut.
Man erfindet eine Ausrede, um etwas nicht tun zu müssen, was man sich nicht zutraut, z. B.: »Ich mache mir nichts aus Schwimmen.«

An Energie-Qualitäten wie:
Schwache Energie, der Energiestrom fließt vorbei.
Gefühl innerer Leere

2. Wie entsteht die Kommunikationsstörung mit meiner inneren Führung?

Mein **Fühl-Ich** hat viele alte entwertende und einschränkende Glaubenssätze gespeichert, fühlt sich bedrückt und greift neue Lernimpulse meines Höheren Selbst nicht mehr auf.

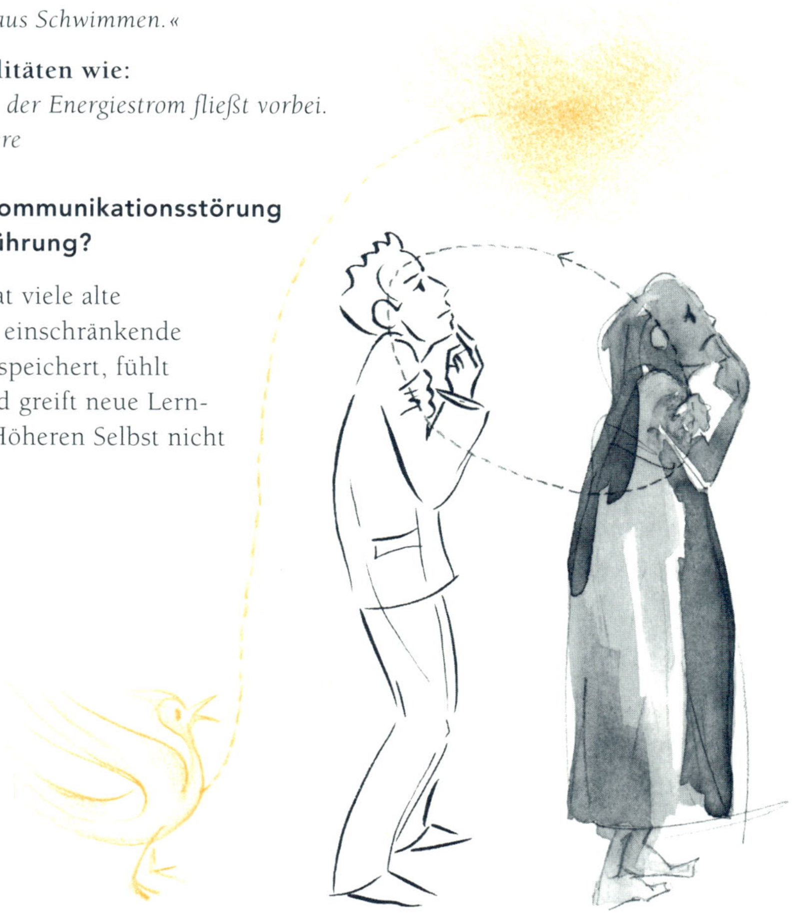

Mein **Denk-Ich** übernimmt diese Haltung, anstatt meinem **Fühl-Ich** dabei zu helfen, einzusehen, daß die alten Glaubenssätze heute nicht mehr passen, weil die Umstände jetzt ganz anders sind.
Beide drücken sich unbewußt vor einem weiteren Wachstumsprozeß und werden dadurch immer kleiner statt größer.

Persönliche Ergänzungen:

3. Welche geistige Wahrheit wird von meinem Denk-Ich nicht beachtet oder falsch verstanden?

Unser Leben ist ein sich fortlaufend veränderndes Lernprogramm mit immer neuen Chancen und Möglichkeiten. Der individuelle Lebensplan stellt uns nur Aufgaben, die wir in irgendeiner Weise bewältigen, an denen wir wachsen können.

4. Welche bewußte Entscheidung verbindet mich wieder mit meiner inneren Führung?

Zum Beispiel: *Ich entscheide mich, fremde Leistungsmaßstäbe fallenzulassen.*

Ich erkenne, daß jede Herausforderung, die an mich herankommt, ein Wachstumsangebot meines Höheren Selbst ist. Deshalb werde ich ab jetzt jedes Angebot gründlich prüfen, es dann entweder direkt annehmen oder so umgestalten daß es meinem Wachstum dient.

5. Welche Eigenschaften werden mir dabei helfen?

Vertrauen, Mut, Leistungswille

6. Daran erkenne ich, daß mein positives *Larch*-Potential wächst

Zum Beispiel: *Ich messe mich weniger an anderen Menschen. Ich nehme Dinge in Angriff, die ich früher nie gewagt hätte.*

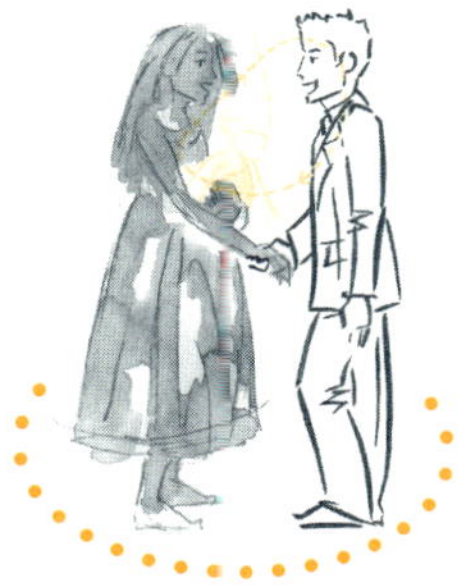

Ideale Kommunikation

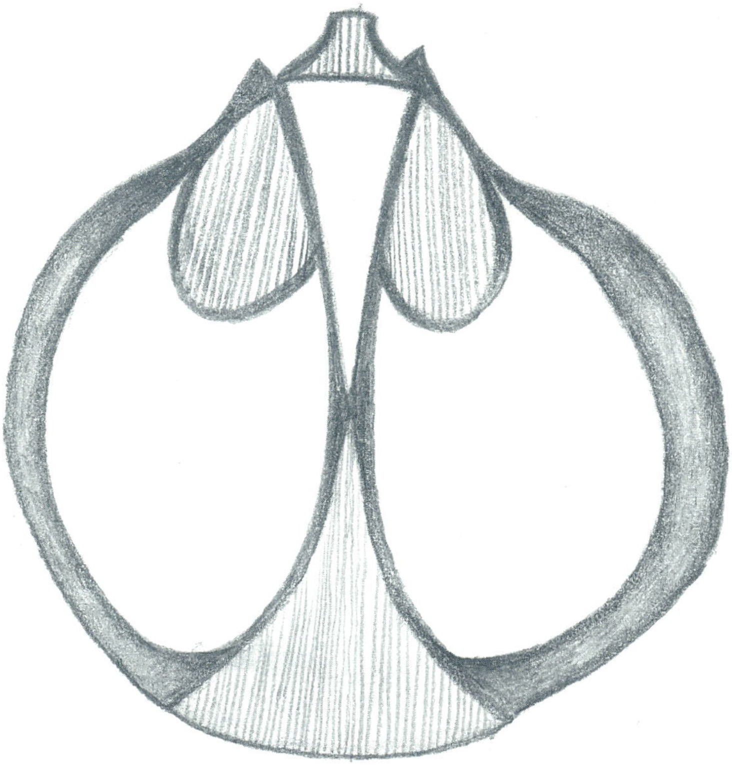

1. Erleben Sie den negativen *Larch*-Zustand ganz bewußt:

Was würde ich gern können, traue es mir aber nicht zu?

Setzen Sie sich in einem schlecht beleuchteten Raum auf einen unbequemen Stuhl an einem zu niedrigen Tisch, und schreiben Sie mit einem stumpfen Bleistift mindestens fünf Antworten auf die obige Frage auf einen zu kleinen Zettel. Dabei sollten Sie Tätigkeiten nennen, die andere Menschen, die in ähnlichen Umständen leben wie Sie, sich ohne weiteres zutrauen würden oder bereits praktizieren.

- Beispiel: *»Ich kann nicht Auto fahren und werde es auch nie lernen.«*
- »Warum kann ich das nicht?«
  »Weil ich mir im lernfähigen Alter einen Führerschein nicht leisten konnte und jetzt nicht mehr die Nerven dazu habe.«

»Wer kann das, was ich nicht kann, besonders gut?«
Bzw.
»Wer hat gerade das erst in letzter Zeit gelernt?«
»Mein Freund Paul hat zu seinem 45. Geburtstag den Führerschein gemacht.«

Wie hilflos fühlen Sie sich, wenn Sie diese Fragen lesen? Notieren Sie Ihre Eindrücke.

2. Beobachten Sie das *Larch*-Prinzip in Ihrer Umgebung:

Man muß einen Menschen schon gut kennen oder sehr genau hinsehen, um zu entdecken, wo er sich innerlich klein hält und Herausforderungen gar nicht erst annimmt. Recht deutlich zeigt sich der *Larch*-Zustand z. B. in Kindergruppen. Die Situation: Es wird etwas Neues ausprobiert, die meisten Kinder sind von dem spannenden Spiel begeistert, aber ein Kind macht einfach nicht mit

(nicht zu verwechseln mit dem *Mimulus*-Zustand, in dem das Kind Angst hat mitzumachen).
Oder: Ein neuer Typ von Faxgerät wird in der Firma aufgestellt. Eine Mitarbeiterin sagt sofort: »Damit kann ich nicht umgehen, das lerne ich nie!«

3. Entdecken und entwickeln Sie Ihr positives *Larch*-Potential:

Hierfür muß mein **Denk-Ich** mein **Fühl-Ich** ermutigen, risikofreudiger zu sein und selbst- oder fremdgesetzte Grenzen nicht so ohne weiteres zu akzeptieren. Mein **Denk-Ich** selbst muß begreifen, daß, wo ein Wille ist, auch ein Weg ist.

Schließen Sie nun an Übung 1 an.

Probieren geht über Studieren

Denken Sie an etwas, das Sie wirklich sehr gern können würden, und stellen Sie sich dazu folgende Fragen und notieren Sie Ihre Antworten.

- »Wer macht das, was ich so gern können würde, besonders gut?«
  Z. B.: *»Mein Freund Paul fährt jetzt sehr gut Auto.«*
- »Wodurch schafft er das so gut?«
  »Was macht er anders als ich?«
  »Paul geht viel unvoreingenommener an Dinge heran, ohne sich immer mit anderen zu vergleichen. Wenn etwas nicht klappt, nimmt er das auch nicht so persönlich wie ich.«
- »Was könnte ich genauso oder ähnlich machen, selbst wenn ich anfangs noch nicht ganz davon überzeugt bin?«
  »Ich könnte einfach rangehen, einfach mal anfangen, es einfach mal versuchen.«
- »Welchen ersten Schritt müßte ich dazu tun?«
  »Mich mit Paul darüber unterhalten, ob er mir ein paar gute Tips für den Anfang geben kann.«
- »Gäbe es noch andere Möglichkeiten der Unterstützung?«
  »Ich habe gehört, es soll ein neues Lernprogramm auf PC geben.«

Planen Sie jetzt die drei nächsten realistischen Schritte. Zum Beispiel:

- *Paul anrufen*
- *in den Gelben Seiten eine Fahrschule in meiner Nähe heraussuchen*
- *um einen Gesprächstermin in der Fahrschule bitten …*

Überlegen Sie jetzt noch, was Sie tun werden, wenn Sie Ihr Ziel erreicht haben:
»Ich kaufe mir einen Gebrauchtwagen und fahre mit Inge an die Nordsee.«

Heften Sie sich einen Zettel mit diesem Satz oder mit einem Bild des Autos, das Sie sich kaufen wollen, an den Spiegel in Ihrem Badezimmer, so daß Sie es jeden Tag sehen können.

20. MIMULUS

DIE TAPFERKEITS-BLÜTE

1. Woran erkenne ich, daß ich im negativen *Mimulus*-Zustand bin?

Persönliche Ergänzungen:

An Gedanken wie:
»Muß das denn wirklich sein?«
»Wenn ich das doch schon hinter mir hätte!«

An Gefühlen wie:
Schüchternheit, Scheu, übertriebene Vorsicht, Verzagtheit, Ängstlichkeit

An Reaktionen wie:
Man schiebt vieles, was man erledigen muß, vor sich her, weil es Überwindung kostet.
Man ist froh, wenn man Alltagsaufgaben wie Schuhe kaufen, mit der Kindergärtnerin sprechen o. ä. nicht allein bewältigen muß, sondern jemand zur Begleitung findet.

An Energie-Qualitäten wie:
Die Energiequalität ist fein, zaghaft, zögernd, empfindlich.

2. Wie entsteht die Kommunikationsstörung mit meiner inneren Führung?

Mein **Fühl-Ich** hat in der »rauhen Welt« unangenehme Erfahrungen gemacht und fühlt sich vom Höheren Selbst allein gelassen.

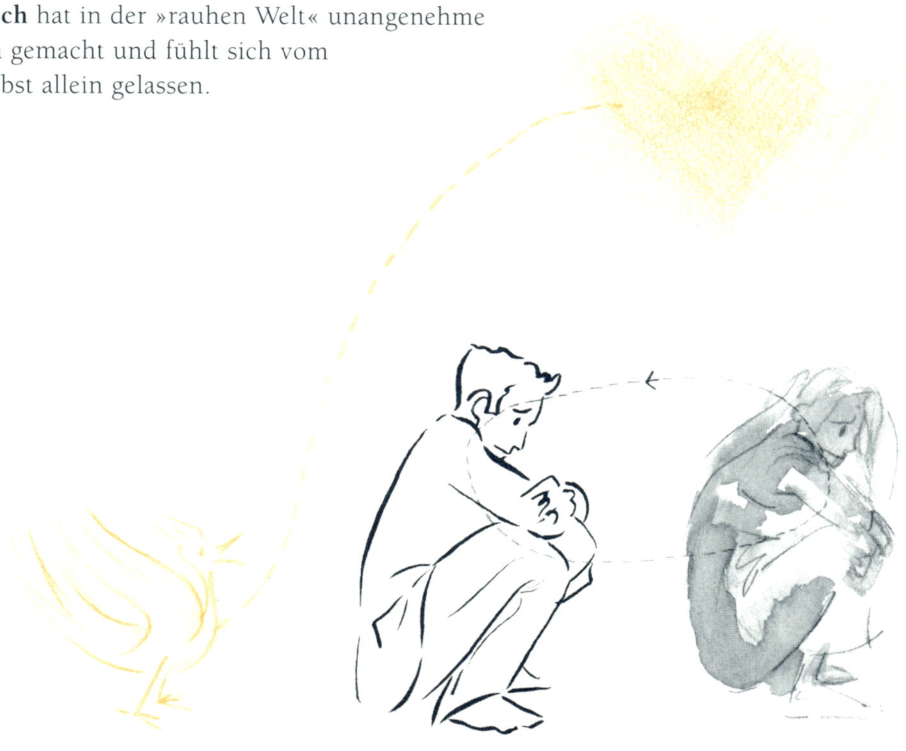

Anstatt meinem **Fühl-Ich** mit Trost und objektiver Beratung zu helfen, übernimmt mein **Denk-Ich** die Vermeidungsstrategien des **Fühl-Ichs**. Es leidet mit, entscheidet nur nach dem Lust- und Unlustprinzip, entwickelt sich nicht.

Persönliche Ergänzungen:

3. Welche geistige Wahrheit wird von meinem Denk-Ich nicht beachtet oder falsch verstanden?

In der Welt der Polarität gibt es Licht (Liebe) und Dunkelheit (Angst). Aber das Licht ist die stärkere Kraft von beiden.

Beweis: Öffnet man nachts das Fenster eines erleuchteten Hauses, so strömt das Licht aus dem Fenster in die Dunkelheit, aber die Dunkelheit kommt nicht in das erleuchtete Zimmer. Unser Wachstumsprozeß findet in der Welt der Polarität statt.

Unser Lebensplan ist grundsätzlich so angelegt, daß das Licht (Bewußtsein, Liebe) in uns wachsen kann. Wir können uns unserer inneren Führung beruhigt anvertrauen.

4. Welche bewußte Entscheidung verbindet mich wieder mit meiner inneren Führung?

Zum Beispiel: *Ich entscheide mich grundsätzlich dafür, ins Licht zu treten. Ich gehe die Dinge, die auf meinem Lebensweg liegen, mutig an, weil ich auf die Führung meines Höheren Selbst vertrauen kann.*

5. Welche Eigenschaften werden mir dabei helfen?

Mut, Vertrauen

6. Daran erkenne ich, daß mein positives *Mimulus*-Potential wächst

Zum Beispiel: *Ich habe weniger Ängste als früher und kann mehr Dinge ohne Scheu, Zaudern und Zagen in Angriff nehmen. Ich fühle mich innerlich stärker und dem Leben besser gewachsen.*

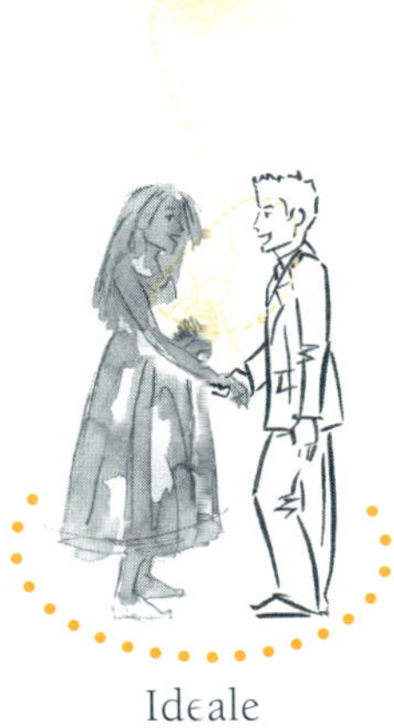

Ideale Kommunikation

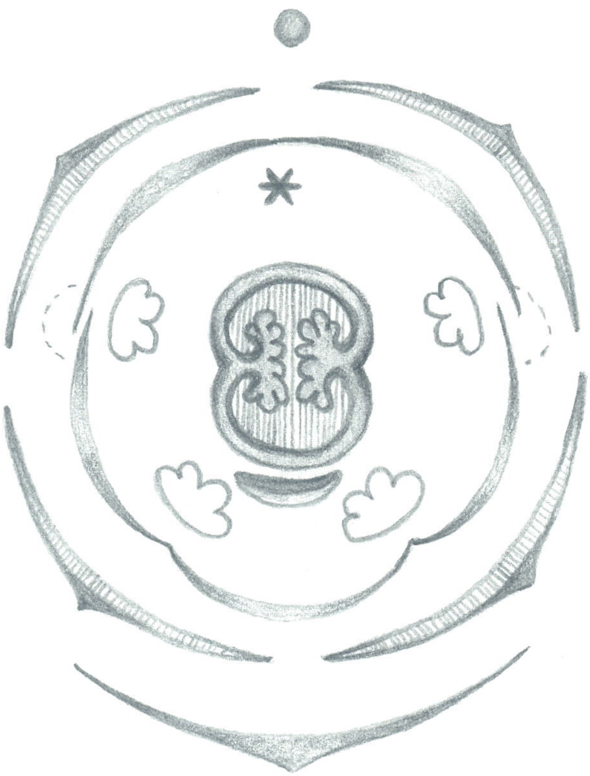

1. Erleben Sie den negativen *Mimulus*-Zustand ganz bewußt:

Wo bin ich ein Angsthase?

Fertigen Sie auf einem Zettel eine Liste von Dingen und Situationen an, die Ihnen Angst machen: Dinge, die Sie nicht in Angriff nehmen, die Sie vor sich herschieben oder denen Sie am liebsten ganz ausweichen würden.

Schreiben Sie auch kleine, scheinbar lächerliche Ängstlichkeiten auf, z. B.: *»Ich vermeide, durch eine bestimmte Straße zu gehen, weil dort immer ein großer, schwarzer Hund an den Zaun rast und furchtbar laut bellt.«*

Wählen Sie eine Situation aus, mit der Sie weiterarbeiten wollen.

- Beispiel:
  »Ich ängstige mich vor dem Besuch bei einem neuen Zahnarzt.«
- Beschreiben Sie diese Angst jetzt genauer: Wovor haben Sie hier spezifisch Angst?
  »Daß er beim Bohren auf den Nerv kommt.«
- Was könnte dann schlimmstenfalls passieren?
  »Ich würde entsetzliche Schmerzen erleiden.«
  Wie fühlen Sie sich jetzt? Fahren Sie gleich fort mit Übung 3.

2. Beobachten Sie das *Mimulus*-Prinzip in Ihrer Umgebung:

Kinder, die zum ersten Mal einem fremden Menschen guten Tag sagen müssen, lassen oft die Hand ihrer Mutter nicht los oder verstecken sich sogar ängstlich hinter ihr.

Im Erwachsenenalter ist das *Mimulus*-Prinzip schwieriger zu beobachten, weil Menschen im *Mimulus*-Zustand nicht gern über ihre Ängste sprechen. Achten

Sie aber mal darauf, was Ihre Verwandten oder andere Nahestehende vermeiden zu tun. Sucht sich Ihre Freundin immer eine Begleitung, wenn sie weggehen will? Bleibt die Cousine abends ungern allein zu Haus?

3. Entdecken und entwickeln Sie Ihr positives *Mimulus*-Potential:

Mein **Fühl-Ich** muß durch verständnisvollen Dialog mit meinem **Denk-Ich** lernen, daß es seine Angstgefühle überbewertet und diese in keinem gesunden Verhältnis zur Realität stehen.

Beide müssen erkennen, daß die gefürchteten Situationen Ereignisse sind, die in jedem Leben passieren, daß man sie überlebt und stärker daraus hervorgeht, wenn man sie gemeistert hat.

Die Tapferkeitsübung

Fragen Sie jetzt weiter:

- »Was könnte noch Schlimmeres passieren?«
  »Ich würde ohnmächtig werden und ins Krankenhaus müssen.«
- »Wie hoch schätze ich die Wahrscheinlichkeit ein, daß diese Situation wirklich eintritt?«
  »0,1 %.«
- »Wie komme ich überhaupt zu dieser Angst, ist mir so etwas früher schon einmal passiert?«
  »Ja, als ich in Albanien beim Zahnarzt war.«
- »Wie groß ist die Wahrscheinlichkeit, daß das heute wieder passiert?«
  »0,1 %.«
- »Was würde passieren, nachdem das Allerschlimmste (siehe oben) passiert ist?«
  »Im Krankenhaus würde man mir wahrscheinlich etwas Beruhigendes spritzen.«

Nun noch eine ganz andere Frage:

- »Was könnte entgegen meiner Befürchtung Positives beim Zahnarzt passieren?«
  »Es könnte alles viel glatter gehen, und überhaupt nicht weh tun.«
- »Was mache ich, nachdem ich beim Zahnarzt gewesen bin?«
  »Ich belohne mich, indem ich mir endlich das Buch besorge, das ich schon so lange lesen möchte ...«

Ergänzende Empfehlungen

Hier geht es zunächst um ganz alltägliche Ängste. Es gibt vielfältige Übungen, Wege und Techniken, um mit Ängsten umgehen zu lernen und tapferer zu werden. Sehr ängstliche Menschen fragen einen Therapeuten nach weiteren Möglichkeiten, mit ihren Ängsten zu arbeiten.

Eine Empfehlung für den Hausgebrauch: Nehmen Sie sich eine Puppe, und stellen Sie sich vor, sie wäre Ihr **Fühl-Ich**. Besprechen Sie mir ihr nun in mehreren Sitzungen liebevoll Ihre Ängstlichkeiten und wie Sie diese gemeinsam meistern.

Bei manchen Menschen bewährt es sich auch, Situationen, vor denen man Angst hat, vorher »trocken« zu üben. Also, z. B. bereits vor dem ersten Termin beim neuen Zahnarzt in der Praxis vorbeizuschauen, um sich ein wenig an die Praxisatmosphäre zu gewöhnen.

21. MUSTARD
DIE LICHT-BLÜTE

1. Woran erkenne ich, daß ich im negativen *Mustard*-Zustand bin?

Persönliche Ergänzungen:

An Gedanken wie:
»Warum nur?«

An Gefühlen wie:
Weltschmerz, Trauer
Seelische »Bleiweste«, »im Moor versinkend«

An Reaktionen wie:
Von einer Minute zur anderen schlägt die Stimmung scheinbar grundlos um.
Man kann sich zu nichts mehr aufraffen.

An Energie-Qualitäten wie:
Stillstand; Sog zieht nach unten

2. Wie entsteht die Kommunikationsstörung mit meiner inneren Führung?

Starke destruktive kollektive Gefühlsströmungen von Leid, Schmerz, Trauer (ausgelöst z. B. durch Kriegshandlungen oder Naturkatastrophen) geraten in Resonanz mit unbewußten psychischen Inhalten. Mein **Fühl-Ich** ist von dieser Strömung zur Zeit überlagert und kann die Impulse des Höheren Selbst nicht mehr wahrnehmen.

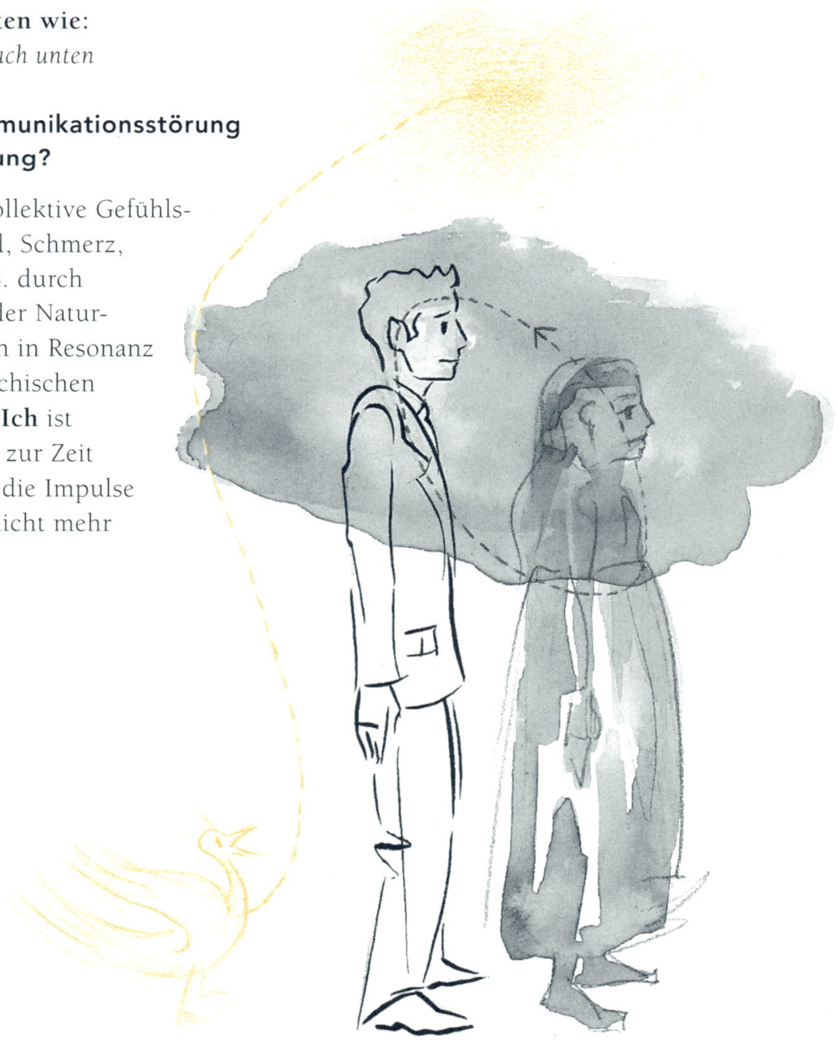

Persönliche Ergänzungen:

Mein **Denk-Ich** kann meinem **Fühl-Ich** nicht helfen, weil die Situation nicht greifbar und durch Verstandeskräfte nicht kontrollierbar ist. Es wird mit in die Strömung hineingezogen und leidet mit.

3. Welche geistige Wahrheit wird von meinem Denk-Ich nicht beachtet oder falsch verstanden?

Wenn man sich kollektiven Gefühlsströmungen unbewußt öffnet, ohne sich bewußt an sein Höheres Selbst anschließen zu können, wird man Opfer dieser Auf- und Abwärtsströmungen. Man kann dann nur abwarten, bis die Welle einen wieder mit nach oben trägt.

Indem man diese Gefühle, wenn sie da sind, bewußt annimmt, trägt man zur Wandlung dieser eigenen unbewußten Potentiale und der kollektiven Gefühlsströmung bei.

4. Welche bewußte Entscheidung verbindet mich wieder mit meiner inneren Führung?

Zum Beispiel: *Ich entscheide mich unter der Führung meines Höheren Selbst, meine Individualität stärker zu entwickeln, so daß ich kollektiven Gefühlsströmungen nicht hilflos ausgeliefert bin, sondern Höhen und Tiefen des Lebens bewußter durchleben und einen persönlichen Sinn darin erkennen kann.*

5. Welche Eigenschaften werden mir dabei helfen?

Interesse für die geistigen Gesetze,
Achtsamkeit

6. Daran erkenne ich, daß mein positives *Mustard*-Potential wächst

Zum Beispiel: *Ich erlebe meine Gefühlswelt differenzierter und bewußter.*

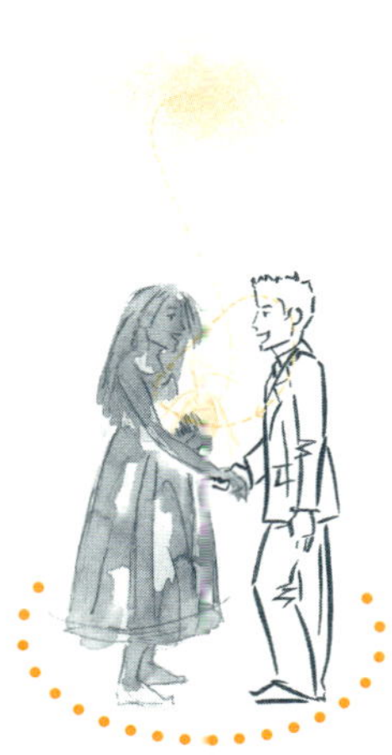

Ideale Kommunikation

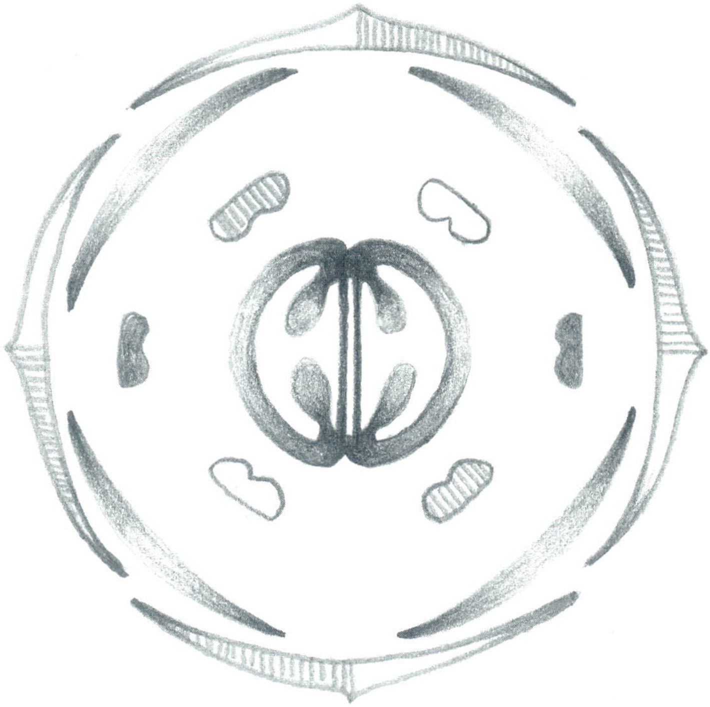

1. Erleben Sie den negativen *Mustard*-Zustand ganz bewußt:

Traurig geworden …

Da der *Mustard*-Zustand kollektiv entsteht und ein individueller Auslöser kaum zu erfassen ist, erfährt man diese Energie-Qualität am besten, wenn man in sich nacherlebt, wie große Künstler, Dichter, Musiker, Maler diesen Zustand aufgefaßt haben. Lesen Sie Literatur wie Goethes *Leiden des jungen Werther.* Lassen Sie Gedichte auf sich wirken, die *Mustard*-Atmosphäre atmen. Z. B.:

Traurig geworden (J. Ringelnatz)
Traurig geworden im Denken,
Traurig ohne Woher.
Als könnte mir niemand mehr
Etwas schenken.
Kann selbst doch niemandem mehr
Etwas schenken.
Nicht daher – ich weiß nicht, woher –
Kommt mir das traurige Denken. (…)

Kennst Du das auch? (H. Hesse)
Daß manchmal, inmitten einer lauten Lust
bei einem Fest, in einem frohen Saal
Du plötzlich schweigen und
hinweggehen mußt?
Dann legst Du Dich aufs Lager ohne Schlaf
wie einer, den ein plötzlich Herzweh traf,
Lust und Gelächter ist zerstiebt wie Rauch
Du weinst, weinst ohne Halt,
Kennst Du das auch?

Hören Sie Musik slawischer und nordischer Komponisten, wie z. B. die Liturgie von Rachmaninow oder den *Valse triste* von Sibelius. Vertiefen Sie sich in Gemälde, die diese tiefe Traurigkeit ausstrahlen.

Entscheiden Sie, ob Sie noch weitergehen und sich einfühlen wollen in das unendliche Kriegsleid auf der Welt, die Verletzungen und Zerstörungen der Natur … Alles, was das Wesen unseres

Planeten trauern läßt, findet in individuellen *Mustard*-Zuständen seinen Niederschlag.

2. Beobachten Sie das *Mustard*-Prinzip in Ihrer Umgebung:

»Kollektive *Mustard*-Wolken« hängen über Stätten und Orten, die viel Trauer und kollektives Leid erlebt haben, oder dort, wo die Natur tiefe Wunden der Zerstörung davongetragen hat.

Die Besucher solcher Orte nehmen diese kollektiven Trauergefühle unbewußt auf und spiegeln sie individuell verschieden wider.

Viele Künstler sind naturgemäß für *Mustard*-Zustände sehr empfänglich. Sie schildern z. B. häufig, wie sich zu Beginn der für viele Menschen bedrückenden Weihnachtsfeiertage eine schwarze Wolke senkt und wie sie sich nach Jahresbeginn langsam wieder hebt.

Wenn man heute durch die Straßen einer Großstadt geht und kleinen Kindern in die Augen blickt, ist man oft erschüttert zu erkennen, wieviel *Mustard*-Traurigkeit in ihnen liegt.

3. Entdecken und entwickeln Sie Ihr positives *Mustard*-Potential:

Hierzu müssen sich **Denk-Ich** und **Fühl-Ich** dem Höheren Selbst zuwenden.

Mein **Denk-Ich** muß erkennen, daß es kollektive schmerzliche Gefühle gibt, die das Individuum nicht bewußt verursacht hat, die es aber trotzdem seelisch annehmen, mittragen und mit einer individuellen Reaktion beantworten muß.

Ein erster Schritt zur bewußten Verarbeitung ist auch hier, die innere Achtsamkeit zu entwickeln, präzise zu beobachten und eventuell sogar aufzuschreiben, wann genau ein *Mustard*-Zustand einsetzt und wann er wieder abklingt.

Oft kommt es zu *Mustard*-Zuständen, wenn sich auf metaphysischer Ebene ein Wechsel vollzieht, wenn sich eine Welt verabschiedet, um einer anderen Platz zu machen.

Das ist in der Natur gut zu beobachten, zum Beispiel im Frühjahr, wenn der Winter geht und der Sommer kommt; im Herbst, wenn der Sommer wieder geht und der Winter kommt; in der Abenddämmerung, wenn der Tag geht und die Nacht kommt; kurz vor der Menstruation der Frau, wenn ein Zyklus zu Ende geht und ein neuer beginnt.

Im *Mustard*-Zustand können wir erleben, wie nach einem großen kollektiven Ausatmen die Atemtätigkeit einen Moment lang ganz stillsteht, bevor aus dem Kosmos die neue Atemluft einströmt und uns aus der Dunkelheit wieder ins Licht führt.

Machen Sie im *Mustard*-Zustand solche oder ähnliche Atemübungen.

Meditieren Sie
über den Satz von Thomas Buckle:

»Die das Dunkel nicht fühlen, werden sich nie nach dem Licht umsehen.«

1 2 3 4 5 6 7 8 9 10 11 12

22. OAK
DIE AUSDAUER-BLÜTE

Persönliche Ergänzungen:

1. Woran erkenne ich, daß ich im negativen *Oak*-Zustand bin?

An Gedanken wie:
»Ich halte durch.«
»Aufgeben kommt nicht in Frage.«

An Gefühlen wie:
Niedergeschlagenheit, Kraftlosigkeit
Das Gefühl, wie unter einem Joch zu gehen, einen schweren Wagen ganz allein ziehen zu müssen

An Reaktionen wie:
Man gibt sich nicht eher Ruhe, bis man ein Problem gelöst hat.
Man ist unglücklich, wenn man die Erwartungen anderer enttäuschen muß.

An Energie-Qualitäten wie:
Starre, lineare Energie
Das Gefühl, etwas Entleertes noch weiter auszupressen

2. Wie entsteht die Kommunikationsstörung mit meiner inneren Führung?

Mein **Denk-Ich** hat in guter Absicht und aus Pflichtgefühl seine Willenskräfte einseitig überstrapaziert und dabei die Bedürfnisse meines **Fühl-Ichs** rücksichtslos unterdrückt. Darum verweigert mein **Fühl-Ich** jetzt die Kooperation und reagiert nur noch automatisch.

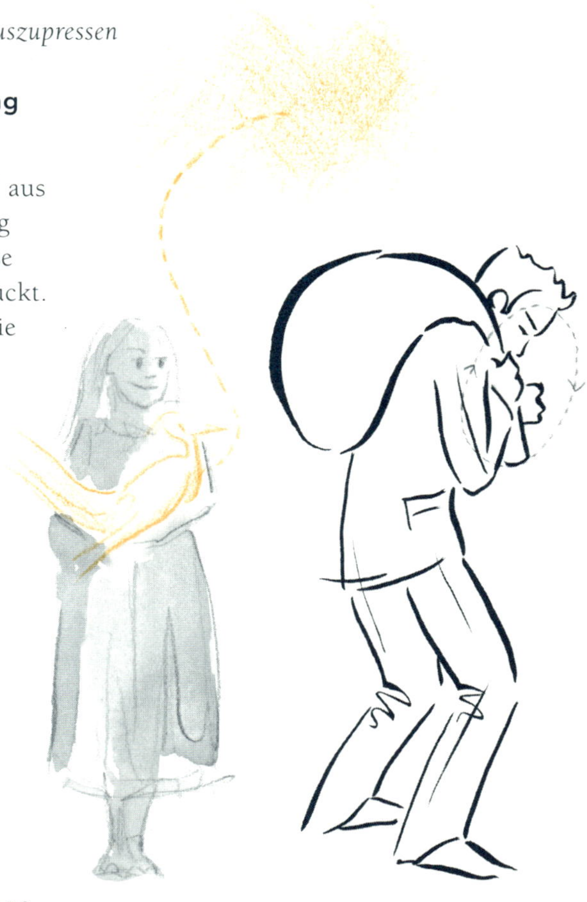

Dadurch hat sich mein **Denk-Ich** auch von den Energiequellen des Höheren Selbst abgeschnitten und beutet nur noch die persönlichen Vitalreserven immer weiter aus.

Persönliche Ergänzungen:

3. Welche geistige Wahrheit wird von meinem Denk-Ich nicht beachtet oder falsch verstanden?

Zwar ist es richtig, seine Pflichten im Leben zu erfüllen und seine Versprechen gegenüber anderen Menschen einzuhalten.

Die oberste Verpflichtung besteht jedoch gegenüber dem eigenen Höheren Selbst in der Entscheidung, seinen individuellen Lebensplan zu erfüllen.

Wenn man sich seiner inneren Führung völlig anvertraut und alle Teile seines Wesens gleichmäßig entfaltet, kann man seinen Verpflichtungen mit mehr Freude und Leichtigkeit nachkommen.

4. Welche bewußte Entscheidung verbindet mich wieder mit meiner inneren Führung?

Zum Beispiel: *Ich entscheide mich grundsätzlich, mit meinem Höheren Selbst zusammenzuarbeiten und alle Impulse, die aus meinem Inneren kommen, in meine Handlungs-Entscheidungen einzubeziehen. So tue ich mich leichter in der Erfüllung meiner Pflichten.*

5. Welche Eigenschaften muß ich dafür stärker entwickeln?

Einsicht, Bescheidenheit

6. Daran erkenne ich, daß mein positives *Oak*-Potential wächst

Zum Beispiel: *Ich sehe das Leben weniger verbissen. Ich setze mich nicht mehr so viel unter Druck. Ich bin kreativer in meiner Lebensgestaltung.*

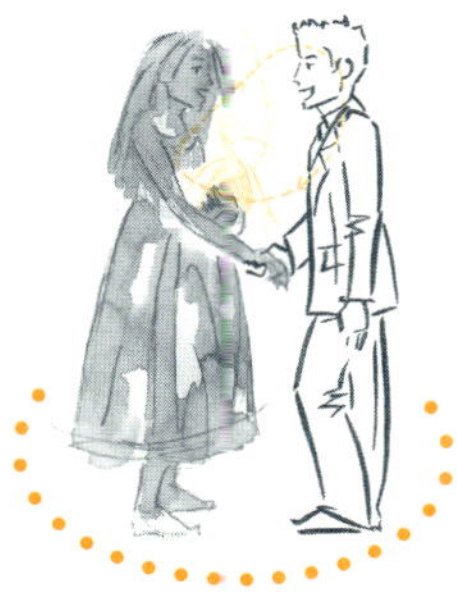

Ideale Kommunikation

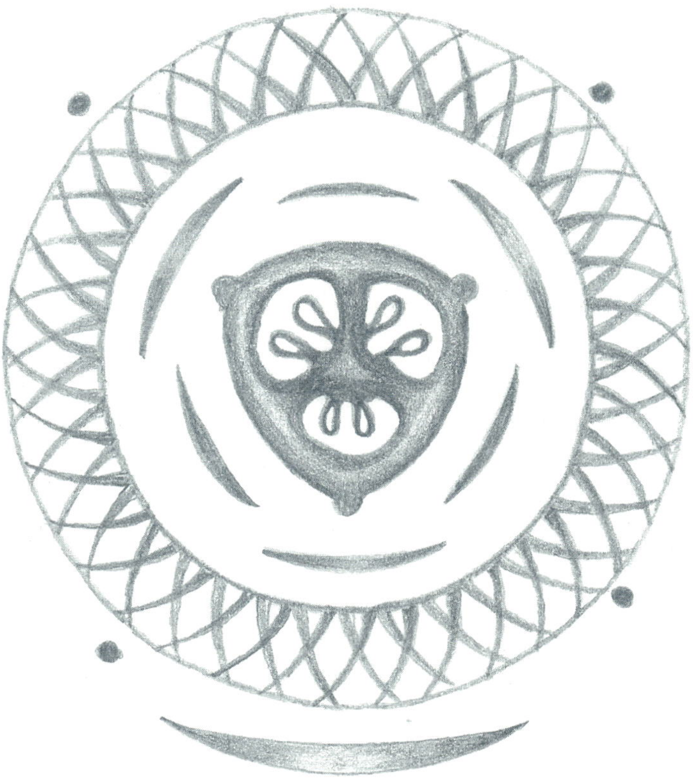

1. Erleben Sie den negativen *Oak*-Zustand ganz bewußt:

Freiwillige Selbstverpflichtung

Verpflichten Sie sich, in Ihrem eigenen Garten oder im Garten von Freunden in vier Stunden eine bestimmte, umfangreiche Leistung zu erbringen, z. B. 800 qm Rasen zu mähen oder vier große Beete Unkraut zu jäten und nicht eher aufzuhören, bis Sie ganz damit fertig sind. Ganz gleich, ob es inzwischen anfängt zu regnen oder ob jemand aufkreuzt, der Ihnen seine Unterstützung anbietet – Sie lassen sich nicht von Ihrem Ziel abbringen und halten allein durch.

Beobachten Sie genau, bis zu welchem Zeitpunkt Ihnen diese Tätigkeit Freude macht und ab wann Sie nur noch aus Pflichtgefühl weiterarbeiten. Spüren Sie das Einsetzen des natürlichen Ermüdungsprozesses, und registrieren Sie zusätzlich, was sich dabei in Ihrem Kopf abspielt und welche Körperreaktionen gleichzeitig hervorgerufen werden. Achten Sie darauf, wie die Kluft zwischen Kopf und Körper immer größer wird …

Notieren Sie Ihre Eindrücke in Ihrem Blüten-Journal.

2. Beobachten Sie das *Oak*-Prinzip in Ihrer Umgebung:

Wußten Sie, daß alte Eichen oft innen schon völlig ausgehöhlt sind, während sie außen noch ganz unversehrt aussehen, daß sie also im Prinzip ihre Fassade so lange wie möglich aufrechterhalten?

In den *Oak*-Zustand kommen z. B. Menschen, die anderen etwas versprochen haben, was sie umständehalber nicht einhalten können, es sich selbst aber nicht zugestehen können, diese Zusage rückgängig zu machen. Beispiel: Man hat sich in einer Projektgruppe auf einen bestimmten Terminplan geeinigt. Ein Gruppenmitglied wird krank, dadurch gerät das Projekt ins Stocken. Es wäre zwar durchaus möglich, über eine Terminverschiebung zu diskutieren. Aber für den Projektleiter ist es Ehrensache – wenn auch unter Ableistung von vielen unbezahlten Überstunden –, den vereinbarten Termin einzuhalten. Beobachten Sie ähnliches in Ihrem Freundes- und Bekanntenkreis. Wer neigt dazu, eine Sache aus Prinzip weiter so durchzuziehen, wie einmal beschlossen, auch wenn inzwischen einfachere oder angenehmere Möglichkeiten der Durchführung erkennbar wurden?

3. Entdecken und entwickeln Sie Ihr positives *Oak*-Potential:

Mein **Denk-Ich** muß lernen, sich den Bedürfnissen meines **Fühl-Ichs** stärker zuzuwenden und die natürlichen Zyklen, denen auch der Körper unterliegt, zu respektieren. Mein **Denk-Ich** muß sich bereitfinden, falsche Glaubenssätze zum Thema Pflichterfüllung fallenzulassen.

Erleben Sie den Unterschied!

Blättern Sie jetzt zurück auf Seite 137, und modifizieren Sie die *Impatiens*-Übung wie folgt:

Marschieren Sie – zuerst im zackigen Tempo – durch eine interessante Geschäftsstraße in Ihrer Umgebung.

Den Rückweg legen Sie spielerisch zurück: Lassen Sie sich von verschiedenen Schaufenstern anziehen, plaudern Sie mit Bekannten, die Sie unterwegs treffen, usw. und setzen Sie sich schließlich in ein Café, wo Sie sich mit Ihrem Lieblingsgetränk gemütlich niederlassen.

Legen Sie sich jetzt Rechenschaft darüber ab, welcher Spaziergang Sie geistig und körperlich mehr erschöpft und welcher Sie mehr erfrischt hat.

Ergänzende Empfehlungen

Zur Bearbeitung besonders hartnäckiger *Oak*-Zustände beantworten Sie sich in einschlägigen Situationen folgende Fragen:

- »Was will ich heute unbedingt noch schaffen?«
  »Ich will heute noch dieses Kapitel zu Ende schreiben.«
- »Unter welchen Opfern (an Zeit, Schlaf, Erholung, Privatleben usw.) kann ich das erzwingen?«
  »Ich werde 1 Stunde Nachtschlaf opfern müssen.«
- »Was passiert schlimmstenfalls, wenn ich die Fertigstellung auf morgen verschiebe?«
  »Ich könnte meinen Terminplan nicht mehr einhalten.«
- »Was könnte vorteilhaft daran sein, die Erledigung zu verschieben?«
  »Ich wäre morgen möglicherweise frischer und hätte vielleicht noch ein paar neue Einfälle.«

Wenn Ihr **Fühl-Ich** also signalisiert: »Aufhören«, lassen Sie Ihr Denk-Ich entscheiden wirklich aufzuhören.

23. OLIVE

DIE REGENERATIONS-BLÜTE

1. Woran erkenne ich, daß ich im negativen *Olive*-Zustand bin?

Persönliche Ergänzungen:

An Gedanken wie:
»Mir ist alles zuviel.«
»Laßt mich in Ruhe!«

An Gefühlen wie:
Sich ausgelaugt fühlen bis zur Bewegungsunfähigkeit

An Reaktionen wie:
Man ist zu müde, um sich abends auszuziehen und ins Bett zu gehen.
Man hat sogar nicht mehr die Kraft, den Brief eines lieben Freundes zu öffnen.

An Energie-Qualitäten wie:
Stillstand, Leere

2. Wie entsteht die Kommunikationsstörung mit meiner inneren Führung?

Mein **Fühl-Ich** agiert in kindlicher Funktionslust, will viel leisten, akzeptiert keine Grenzen, wodurch es sichvöllig verausgabt. Dadurch verliert es an Sensitivität gegenüber seiner eigenen Natur und seinen Bedürfnissen, und die Verbindung zur kosmischen Energiequelle über das Höhere Selbst ist unterbrochen.

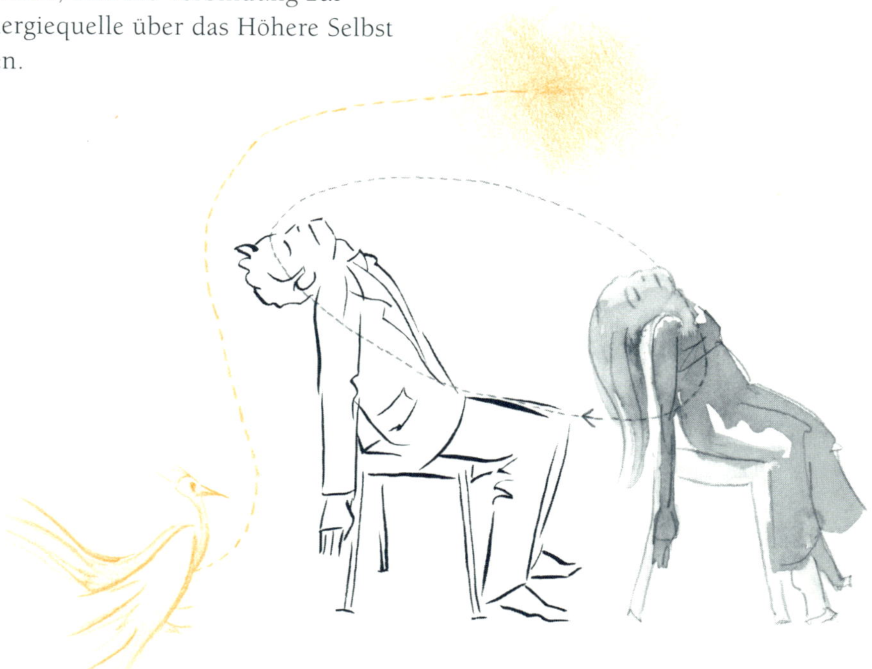

Mein **Denk-Ich** bleibt unbewußt, macht unreflektiert mit, anstatt regulierend mit Verstand und Willen einzugreifen. So steht für Lernprozesse viel zuwenig Energie zur Verfügung.

Persönliche Ergänzungen:

3. Welche geistige Wahrheit wird von meinem Denk-Ich nicht beachtet oder falsch verstanden?

Die menschliche Vitalkraft ist begrenzt.
Akzeptiert man die Führung durch das Höhere Selbst, ist man an das unerschöpfliche kosmische Energiefeld angeschlossen.

4. Welche bewußte Entscheidung verbindet mich wieder mit meiner inneren Führung?

Zum Beispiel: *Ich weiß, daß meine persönlichen Kräfte begrenzt sind und mein Körper zur Erfüllung meines Lebensplans ein gewisses Kräftepotential aufrechterhalten muß. Deshalb entscheide ich mich, ab jetzt meiner inneren Führung zu folgen, die mir durch Körperintuition zu erkennen gibt, wie ich meine persönlichen Kräfte ökonomisch einsetze und wo ich Grenzen zu respektieren habe.*

5. Welche Eigenschaften werden mir dabei helfen?

Demut, Achtsamkeit, Maßhalten

6. Daran erkenne ich, daß mein positives *Olive*-Potential wächst

Zum Beispiel: *Ich erkenne meine körperlichen Grenzen. Ich gehe bewußter mit meinen Kräften um und fühle mich innerlich gestärkt.*

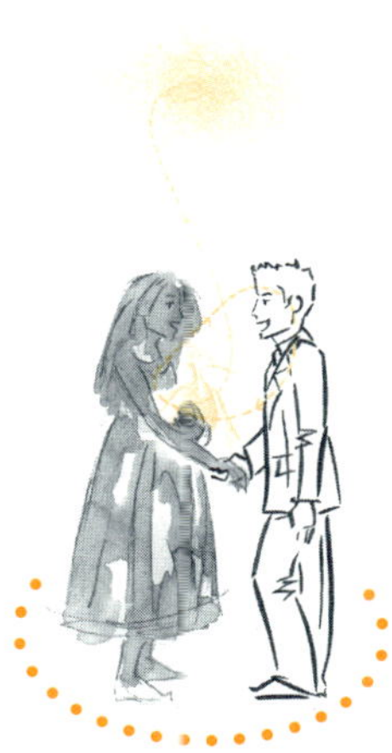

Ideale Kommunikation

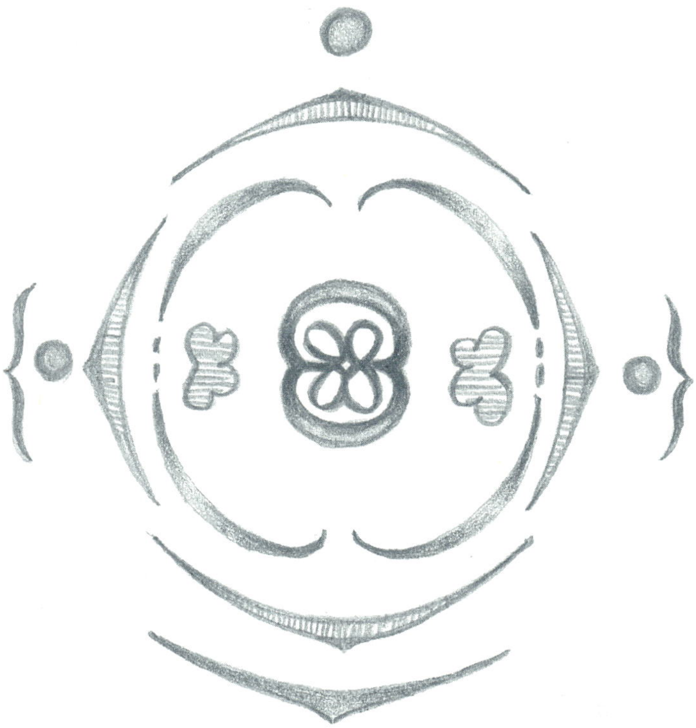

1. Erleben Sie den negativen *Olive*-Zustand ganz bewußt:

Energie verschleudern ...

Bringen Sie sich in den *Olive*-Zustand, indem Sie etwas, das Ihnen Spaß macht, körperlich und seelisch bis zum Exzeß betreiben – aber natürlich immer unter Berücksichtigung Ihrer körperlichen Konstitution: Lesen, Schreiben, Computern, Handwerkern, Tennis spielen, Tanzen, Radfahren, Seilhüpfen u. ä. Machen Sie das so lange, bis Sie völlig erschöpft sind, und notieren Sie mit letzter Kraft auf Ihrem Schreibbrett die dafür aufgewendete Zeit.

Erholen Sie sich nun einige Minuten oder länger von dieser Anstrengung, so lange, bis Sie sich wieder fit genug fühlen, um weitermachen zu können. Notieren Sie auch die Erholungszeiten.

Wiederholen Sie diesen Vorgang insgesamt mindestens dreimal. Bemerken Sie, daß die Aktivitätsphasen von Mal zu Mal kürzer werden und die Erholungsphasen von Mal zu Mal länger werden müssen?

2. Beobachten Sie das *Olive*-Prinzip in Ihrer Umgebung:

Sicherlich erinnern Sie sich an eine Situation wie diese: Sie sitzen in einem Zug, und buchstäblich in letzter Sekunde vor der Abfahrt geht die Tür auf, und ein atemlos keuchender Fahrgast läßt sich erschöpft auf einen Sitz fallen. Sein Gesicht spiegelt die körperliche und auch die geistige Verausgabung noch minutenlang wider.

Beobachten Sie, wie Kinder, die den »Großen« bei der Gartenarbeit helfen wollen, voller Eifer ihre Kräfte überschätzen. Am Abend sind sie so erschöpft, daß man sie fast ins Bett tragen muß.

3. Entdecken und entwickeln Sie Ihr positives *Olive*-Potential:

Mein **Denk-Ich** muß meinem **Fühl-Ich** beibringen, nicht länger kindlich Energie zu vergeuden, sondern ein persönliches Energiebewußtsein zu entwickeln. Mein **Denk-Ich** und mein **Fühl-Ich** müssen lernen, so genau zusammenzuarbeiten, daß für alle Aufgaben genügend Kraftreserven zur Verfügung stehen.

Die Energiebilanz

Analysieren Sie Ihre persönlichen Energieverhältnisse wie ein Betriebsberater die Kostenstruktur einer Firma. So können Sie feststellen, wie Sie zur Zeit mit Ihrer Energie umgehen. Beantworten Sie dazu folgende Fragen in Ihrem Blüten-Journal:

- »Wofür setze ich meine persönliche Energie ein?«
  Schätzen Sie in Prozent und notieren Sie. Verdecken Sie jedoch jeweils die bereits ausgefüllten Zeilen mit einem weißen Blatt Papier, damit Sie bei den Angaben unbefangen bleiben.
- Für Familie und Partnerschaft setze ich etwa ... % meiner Energie ein.
- Für den Beruf ... %.
- Für persönliche Weiterbildung und Entwicklung ... %.
- Für Freizeit und Erholung ... %.
- Für Tätigkeiten im Haushalt ... %. usw.

Entfernen Sie jetzt das weiße Blatt Papier und addieren Sie alle Prozentzahlen.

Gehören Sie auch zu denen, die über 100 % Energie ausgegeben haben?

Nun analysieren Sie:

- »Wofür setze ich zuviel Energie ein, obwohl ich das gleiche Ergebnis mit weniger Energieaufwand erreichen könnte?«
- »Wofür sollte ich mehr Energie investieren?«
- »Habe ich Reserven für Unvorhergesehenes?«

Prüfen Sie, wie Sie Ihren Energieaufwand umverteilen müssen, um nicht mehr als 100 % Energie zu verbrauchen.

Diese Grundübung ist beliebig ausbaubar, analysieren Sie z. B.:

- »Wie sieht meine persönliche Energiekurve während eines Tages aus: Wann bin ich im Leistungshoch, wann habe ich einen toten Punkt?«
- »Wo liegen meine wichtigsten Energiequellen, wenn ich auftanken möchte: Z. B. in der Natur, in der Meditation, im Spiel mit meinen Kindern, in kreativer Betätigung, lockerer Hausarbeit usw.?«

Und schließlich versuchen Sie immer mehr zu erspüren:

- »In welchen Situationen verausgabe ich meine persönliche Energie?«
- »Wann hatte ich das Gefühl, daß mir Energie aus einer höheren Quelle zugeflossen ist?«

Das ist meistens dann der Fall, wenn wir etwas tun, das dem höheren Schöpfungsplan dient.

1 2 3 4 5 6 7 8 9 10 11 12

24. PINE

DIE BLÜTE DER SELBSTAKZEPTANZ

Persönliche Ergänzungen:

1. Woran erkenne ich, daß ich im negativen *Pine*-Zustand bin?

An Gedanken wie:
»Es ist meine Schuld, daß ...«

An Gefühlen wie:
Gedrücktheit, Mutlosigkeit
Das Gefühl, sich seine Existenzberechtigung nur durch besonderen Einsatz verdienen zu können.

An Reaktionen wie:
Man hat ein schlechtes Gewissen, wenn man eine berechtigte Forderung anmelden muß, z. B., wenn ein reservierter Platz im Zugabteil von jemand anderem besetzt ist.
Es fällt einem schwer, Geschenke anzunehmen.

An Energie-Qualitäten wie:
Energie ist nach unten gefallen.
Schwer, dunkel

2. Wie entsteht die Kommunikationsstörung mit meiner inneren Führung?

Mein **Fühl-Ich** hat viele Erinnerungen gespeichert, die ihm das Gefühl vermitteln, unerwünscht, schlecht oder schuldig zu sein. Es möchte durch aufopfernde Leistungen erreichen, dennoch akzeptiert zu werden.

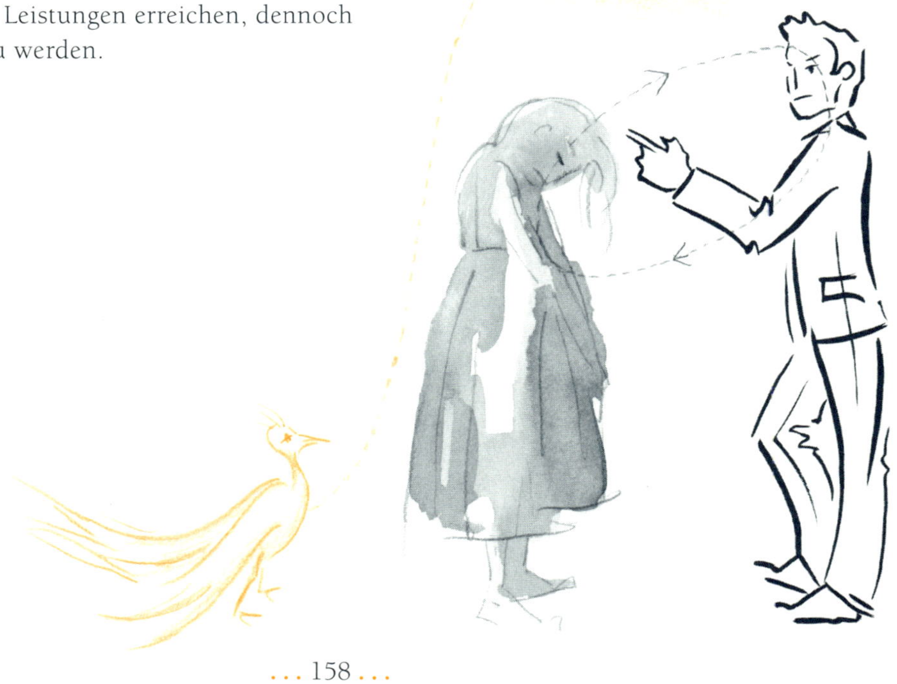

Persönliche Ergänzungen:

Anstatt meinem **Fühl-Ich** zu helfen, diese Mißverständnisse aufzuklären, verstärkt mein **Denk-Ich** sie noch. Dabei orientiert sich mein **Denk-Ich** an einem »übersteigerten« Leistungs- und Moral-Kodex. Wenn es diesen Maßstäben nicht genügt (was kaum möglich ist), entwertet sich mein **Denk-Ich** und liefert damit meinem **Fühl-Ich** neue Gründe, sich weiterhin schuldig zu fühlen.

So wird viel Lebensenergie sinnlos verbraucht und kein Schritt in Richtung auf die innere Führung getan.

3. Welche geistige Wahrheit wird von meinem Denk-Ich nicht beachtet oder falsch verstanden?

Es gibt keine Sünde außer der bewußten Nichterfüllung des eigenen Lebensplanes und dem bewußten Verstoß gegen das Gesetz der Einheit (siehe Seite 22).
Man ist nur für sich, nicht für das Verhalten jedes anderen Menschen und schon gar nicht für jede »Fehlentwicklung« auf der Welt verantwortlich.

4. Welche bewußte Entscheidung verbindet mich wieder mit meiner inneren Führung?

Zum Beispiel: *Ich entscheide mich, mir ab heute meine Existenzberechtigung ohne Wenn und Aber zuzubilligen. Ich akzeptiere mich rundherum.*

Ich weiß, was ich wert bin und gebe nur, was ich kann.

5. Welche Eigenschaften werden mir dabei helfen?

Selbstvertrauen, Selbstverantwortung, Unterscheidungsvermögen

6. Daran erkenne ich, daß mein positives *Pine*-Potential wächst

Zum Beispiel: *Wenn mir jemand einen Vorwurf macht, gehe ich gefühlsmäßig nicht gleich in den Keller, sondern kann realistisch prüfen, inwieweit dieser Vorwurf in meinen Verantwortungsbereich fällt, und ihn gegebenenfalls zurückweisen. Ich genieße das Leben jetzt mehr als früher.*

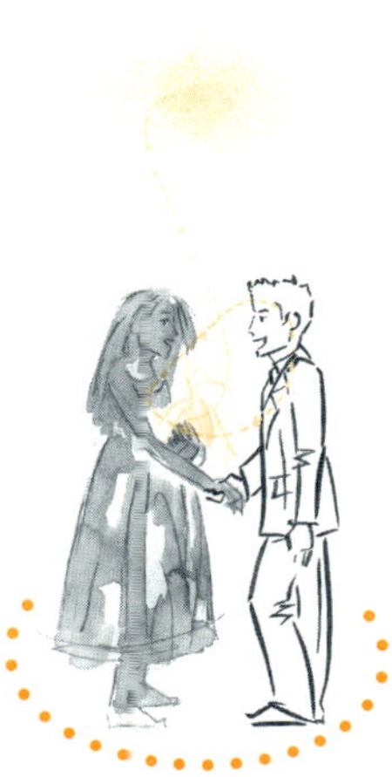

Ideale Kommunikation

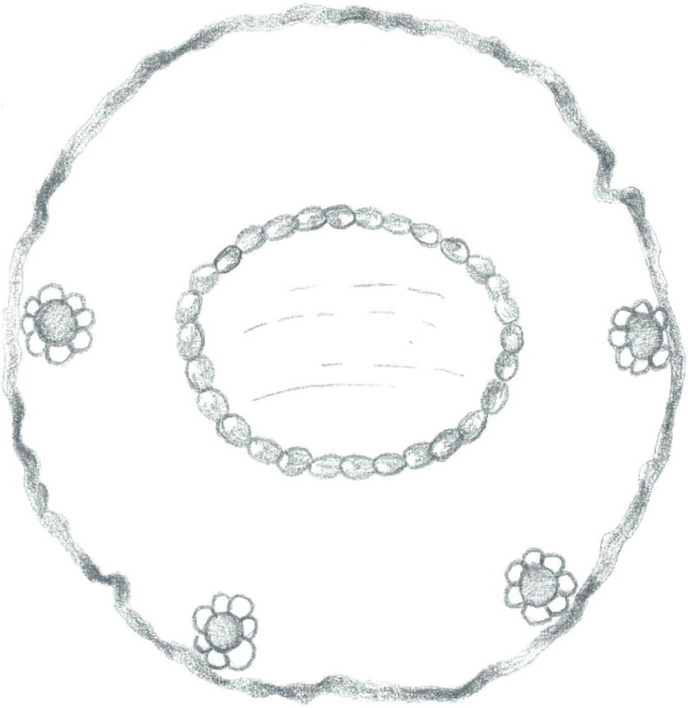

1. Erleben Sie den negativen *Pine*-Zustand ganz bewußt:

Machen Sie sich zum Sündenbock

Übernehmen Sie einen Tag lang die Rolle eines Sündenbocks. Suchen Sie sich drei Situationen, in denen Sie berechtigterweise etwas verlangen können, und entschuldigen Sie sich dann dafür, daß Sie es verlangen. Zum Beispiel: Sie bekommen im Café ein schmutziges Glas. Sie entschuldigen sich beim Ober dafür, daß Sie ein sauberes verlangen. Oder: Die Verkäuferin an der Kasse gibt Ihnen falsch heraus. Sie entschuldigen sich dafür, daß Sie das Geld gerade nicht passend hatten.Halten Sie Ihre drei »Entschuldigungs-Situationen« in Ihrem Blüten-Journal fest.

Registrieren Sie Ihre eigenen Gefühle und besonders die Reaktionen der Umgebung auf Ihre Entschuldigungen. Wurden Ihre Schuldbezeugungen von Ihrem Gegenüber entkräftet? Oder nutzte dieser Mesnch unbewußt die Situation aus, um eigenen Frust abzulassen, indem er auf Ihre Entschuldigungen einging, Sie zum Beispiel strafend ansah? Und brachte er Sie damit noch tiefer in Ihr defizitäres Gefühl hinein? Notieren Sie auch diese Beobachtungen.

2. Beobachten Sie das *Pine*-Prinzip in Ihrer Umgebung:

Achten Sie einmal darauf, welche Menschen in Ihrer Umgebung ständig unbewußt entschuldigende Formulierungen gebrauchen und sich damit selbst entwerten. Zum Beispiel: »Entschuldigen Sie, ich bin's nur – die Frau Meier« (unbewußte Haltung: »Entschuldige, daß ich geboren bin«). Menschen mit starken unbewußten Schuldkonzepten werden sich auch gegen die absurdesten Beschuldigungen nicht auflehnen oder diesen widersprechen. Es fällt ihnen auch schwer, Lob oder Anerkennung entgegenzunehmen, da sie sich ja selbst nicht akzeptieren.

Registrieren Sie den emotionalen Unterschied zwischen einer Entschuldigung als soziale Geste oder als Ausdruck einer unbewußten seelischen Haltung.

3. Entdecken und entwickeln Sie Ihr positives *Pine*-Potential:

Mein **Fühl-Ich** muß lernen, sich selbst zu akzeptieren, und mein **Denk-Ich** muß es dabei moralisch unterstützen. Beide müssen erkennen, wo ihre wirklichen Verantwortlichkeiten liegen, inwieweit sie überhaupt schuldig werden können und wo sie sich gegen falsche moralische Ansprüche oder Projektionen anderer Menschen abgrenzen müssen.

Die Realität des eigenen Höheren Selbst zu erkennen und zu akzeptieren ist für Menschen mit einem starken Schuldbewußtsein ein lebenslanger Lernprozeß. Machen Sie die folgende zweistufige Schreibübung dreimal im Wechsel.

Löschen Sie unangemessene Schuldgefühle

- Stufe 1: »Ich habe Grund, mich zu loben.«

Erinnern Sie sich an eine Situation, in der Sie von jemandem gelobt wurden.

- »Wofür bin ich gelobt worden?«
Z. B. »Für einen Verbesserungsvorschlag bei der Arbeit.«
- »Womit habe ich dieses Lob verdient?«
»Der Vorschlag war wirklich gut.«

Tragen Sie sich das Lob schriftlich in Ihr Blüten-Journal ein, und verstärken Sie es mit einem positiven Symbol, z. B : ♡.

- Stufe 2: »Wofür fühle ich mich schuldig?«

Schreiben Sie hier Schuldgefühle auf, die selbst Ihnen übertrieben erscheinen, die also nicht sehr »schwerwiegend« sind.

- »Ich fühle mich schuldig, weil ... «
Z. B.: *»... mein Partner manchmal so komisch guckt, wenn er mir hilft, schwere Pakete hochzutragen.«*
- In welchen Verantwortungsbereich gehört diese Situation?
»In seinen, denn wir haben eine Abmachung, daß er die schweren Hausarbeiten übernimmt.«
- Wer ist also für diese Tätigkeit verantwortlich?
»Er.«
- Habe ich irgendeinen Grund, mich dafür weiter schuldig zu fühlen?
»Nein.«

Wenn Sie jetzt immer noch Schuldgefühle haben, suchen Sie eine ähnliche Situation, und bearbeiten Sie diese mit der gleichen Übung.

Machen Sie diese Übung immer wieder, jede Woche mindestens ein- bis zweimal, und beobachten Sie Ihre Fortschritte. Schreiben Sie überwundene Schuldgefühle schließlich auf einen Zettel, reißen Sie den Zettel in viele kleine Stücke und vernichten Sie diese.

25. RED CHESTNUT
DIE ABNABELUNGS-BLÜTE

Persönliche Ergänzungen:

1. Woran erkenne ich, daß ich im negativen *Red-Chestnut*-Zustand bin?

An Gedanken wie:
»Ich weiß, was du jetzt denkst.«
»Bevor meine Tochter nicht angerufen hat, kann ich nicht in Ruhe arbeiten.«

An Gefühlen wie:
Das Gefühl für eine andere Person leben, deren Gefühle miterleben zu müssen. Man nimmt z. B. seine eigenen Ängste nicht wahr, sondern macht die Probleme des anderen zu seinen eigenen.

An Reaktionen wie:
Das Telefon klingelt, und man befürchtet, daß einer bestimmten Person etwas Unangenehmes passiert ist. Man macht sich mehr Sorgen um den Schnupfen des Kindes als um die eigene Grippe.

An Energie-Qualitäten wie:
Andauerndes Angebundensein, nicht Loskönnen

2. Wie entsteht die Kommunikationsstörung mit meiner inneren Führung?

Mein **Fühl-Ich** kann sich selbst nicht wahrnehmen, es erfährt sich nur über die Gefühle und Gedanken einer anderen Person.

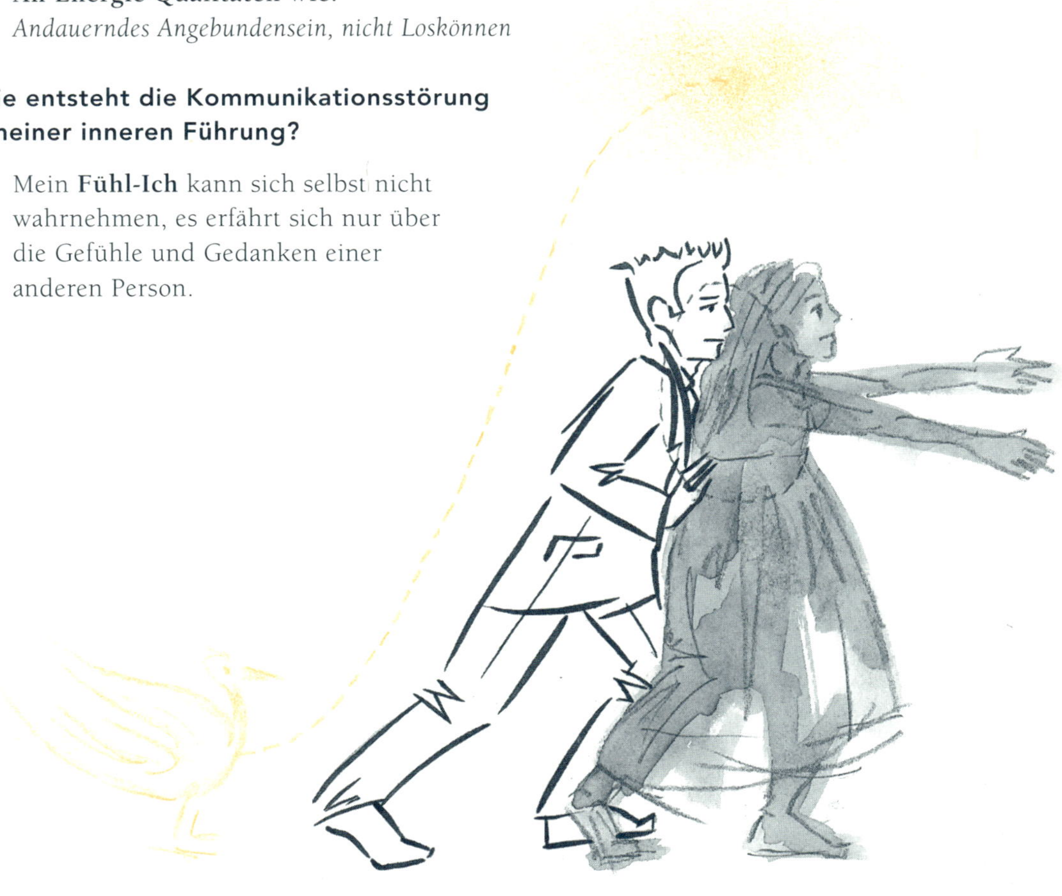

Dadurch hat auch mein **Denk-Ich** keine richtige Selbstwahrnehmung und eine stark verzerrte Fremdwahrnehmung. Es übersetzt Befürchtungen meines **Fühl-Ichs** in konkrete Bilder, die aber nur die andere Person zum Inhalt haben.

Persönliche Ergänzungen:

Zugleich übernimmt mein **Denk-Ich** über mein **Fühl-Ich** aber auch die unbewußten Reaktionen der anderen Person und formt daraus neue vermischte Bilder. So wird es mit der Zeit immer schwieriger, geistig zwischen »mein und dein« zu unterscheiden. Der Verflechtungsprozeß mit einem anderen Menschen wird immer enger, die Hinwendung zum Höheren Selbst immer schwieriger.

3. Welche geistige Wahrheit wird von meinem Denk-Ich nicht beachtet oder falsch verstanden?

Jeder ist für seinen eigenen Lebensplan verantwortlich. Gegenseitige Einmischung, auch wenn sie unbewußt ist, bedeutet einen Eingriff in die Persönlichkeit des anderen Wesens und damit auch einen Verstoß gegen das Gesetz der Einheit.

4. Welche bewußte Entscheidung verbindet mich wieder mit meiner inneren Führung?

Zum Beispiel: *Ich entscheide mich, meine Gefühlsfühler in angemessene Grenzen zurückzuziehen. Ich beabsichtige, eigene Gefühle und Befürchtungen bei mir selbst wahrnehmen zu lernen und mich um die eigene Entwicklung zu bemühen.*

5. Welche Eigenschaften werden mir dabei helfen?

Unterscheidungsvermögen

6. Daran erkenne ich, daß mein positives *Red-Chestnut*-Potential wächst

Zum Beispiel: *Ich kann meine Gedanken und Gefühle immer bewußter wahrnehmen. Ich respektiere meine Persönlichkeitsgrenzen und die der anderen.*

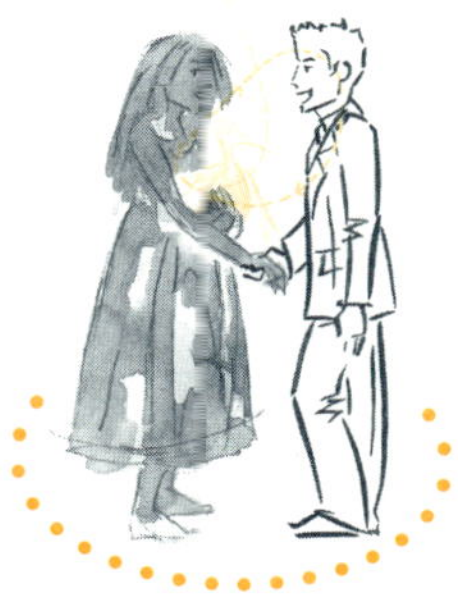

Ideale Kommunikation

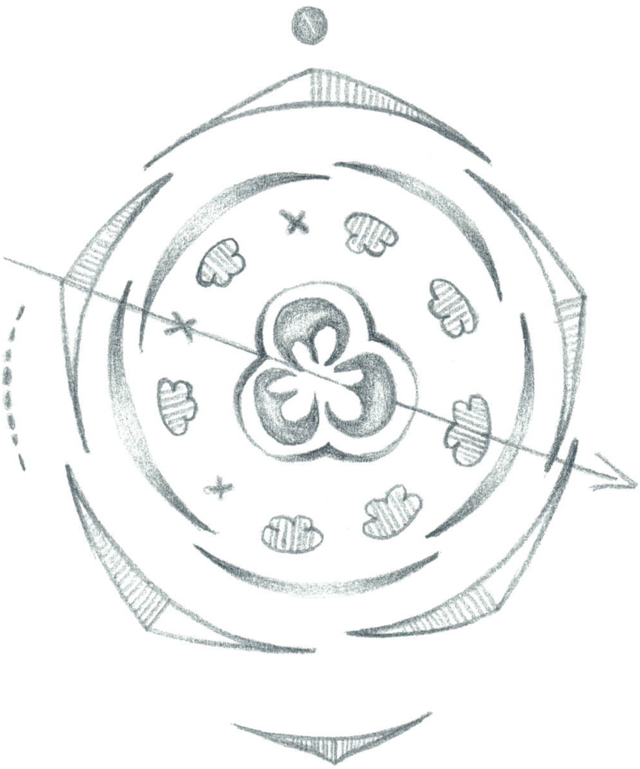

1. Erleben Sie den negativen *Red-Chestnut*-Zustand ganz bewußt:

Das Doppelleben

Für die folgende Übung brauchen Sie etwa drei Stunden Zeit.

Stellen Sie sich ein Kind oder eine geliebte erwachsene Person vor, um die Sie sich sorgen und kümmern müssen. Tun Sie in den nächsten zwei Stunden alles unter gedanklicher Einbindung dieser vorgestellten Person X. Wenn Sie Kaffee trinken, fragen Sie sich, ob X wohl auch Durst hat. Wenn Sie eine telefonische Verabredung treffen, fragen Sie sich, ob X so lange allein bleiben kann, usw. Wenn Sie Zeitung lesen, überlegen Sie, wie X auf diese Nachrichten reagieren würde.

In der letzten halben Stunde schreiben Sie dann auf, welche Ängste Sie bezüglich X haben, was dieser Person alles zustoßen kann. Z. B.: *»Sie könnte beim Spielen hinfallen und sich verletzen.«* Oder: *»Sie könnte sich eine ansteckende Krankheit holen.«* Notieren Sie mindestens sieben solcher nachvollziehbaren Befürchtungen in Ihrem Blüten-Journal.

Erleben Sie, wie Ihre eigene innere Bewegungsfreiheit durch diese starken Projektionen Ihrer Gefühle auf X immer mehr eingeschränkt wird und wie Sie sich gedanklich immer stärker angebunden fühlen.

2. Beobachten Sie das *Red-Chestnut*-Prinzip in Ihrer Umgebung:

Auf einer metaphysischen Ebene repräsentiert der *Red-Chestnut*-Zustand den Wunsch, mit der göttlichen Einheit zu verschmelzen; auf der weltlichen Ebene ist es der paradiesische Zustand zu Lebensbeginn, wenn man als Säugling noch symbiotisch mit der Mutter verbunden ist.
Aus diesen beiden Zuständen müssen

wir uns als Mensch zunächst lösen, um durch Entwicklung von Bewußtsein später in anderer Form in diese Einheit zurückzufinden.

Vielleicht kennen auch Sie eine Mutter, die ihren zweijährigen Sohn immer noch stillt. Sicher meint sie es irgendwie gut mit ihrem Kind – aber was will sie damit vielleicht auch unbewußt vermeiden?

Wird ein Kind größer und lernt, sich selbst wahrzunehmen und geistig von seiner Umwelt zu trennen, projiziert es seine Gefühle oft auf ein bestimmtes Kuscheltier. Es fühlt sich selbst mißachtet, wenn die Mama beim Aufräumen den Teddy achtlos beiseite legt.

Auf der Ebene des **Fühl-Ichs** wird ein Kind für seine Eltern immer das Kind bleiben. Auf der Ebene des **Denk-Ichs** lernen die Eltern, das Kind als erwachsenen Menschen zu schätzen und zu respektieren.

Beobachten Sie, in welchen Familien Ihres Bekanntenkreises dieser Schritt gelungen ist und in welchen das kindliche Abhängigkeitsverhältnis seelisch weiterbesteht.

3. Entdecken und entwickeln Sie Ihr positives *Red-Chestnut*-Potential:

Mein **Fühl-Ich** muß lernen, meine eigenen Gefühle wahrzunehmen.

Mein **Denk-Ich** muß ihm helfen zu unterscheiden, welche Gefühle die eigenen sind, und welche Gefühle von anderen aufgenommen werden und welche Gefühle unbewußt auf andere projiziert werden.

Mein **Denk-Ich** und mein **Fühl-Ich** müssen sich entschließen, sich statt an andere Menschen an mein Höheres Selbst zu wenden.

Ich bin ich und du bist du

Stellen Sie zwei Stühle einander gegenüber auf, und stellen Sie Ihre Kurzzeituhr auf 30 Minuten. Der eine Stuhl ist für Sie bestimmt, der andere für eine fiktive Person, um die Sie sich Sorgen machen.

Setzen Sie sich zunächst auf den ersten Stuhl, und formulieren Sie Ihre Befürchtung laut. Danach wechseln Sie die Position, setzen sich auf den zweiten Stuhl und sprechen eine dazu passende Antwort aus. Diese Übung soll deutlich machen, wo beidseitig Grenzen gezogen werden müssen. Zum Beispiel:

- Stuhl 1: *»Ich mache mir Sorgen um dich und ob du in der Angelegenheit mit deinem Vermieter wohl das richtige tust.«*

  Stuhl 2: *»Ich bin ein erwachsener Mensch und kann das selbst für mich entscheiden.«*

- Stuhl 1: *»Ich mache mir Sorgen, daß du zuviel Fett ißt.«*

  Stuhl 2: *»Ich habe mich auch mit verschiedenen Diäten beschäftigt, bin aber zu anderen Schlüssen als du gekommen. Ich esse weiter Butter.«*

Beenden Sie nun diese Übung, indem Sie folgende Formel aussprechen:

»Ich bin ich und du bist du. Jeder hat sein eigenes Leben.«

26. ROCK ROSE

DIE ESKALATIONS-BLÜTE

Persönliche Ergänzungen:

1. Woran erkenne ich, daß ich im negativen *Rock-Rose*-Zustand bin?

An Gedanken wie:
»Das darf nicht wahr sein!«

An Gefühlen wie:
Innere Panik, Entsetzen

An Reaktionen wie:
In unerwarteten Situationen verliert man die Orientierung und reagiert kopflos.

An Energie-Qualitäten wie:
Das Nervensystem spielt verrückt, jede Zelle ist erregt.

2. Wie entsteht die Kommunikationsstörung mit meiner inneren Führung?

Mein **Fühl-Ich** fühlt sich akut bedroht und fürchtet um sein Leben.

Anstatt das **Denk-Ich** um Hilfe zu bitten oder sich an mein Höheres Selbst zu wenden, erstarrt es panisch in der Schrecksekunde.

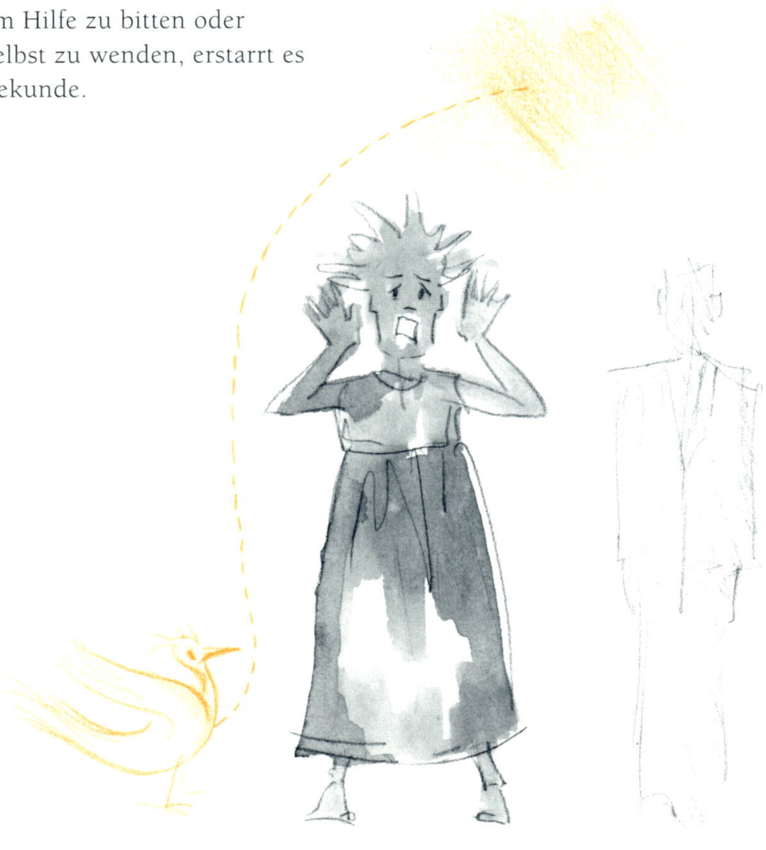

Persönliche Ergänzungen:

Damit ist das **Denk-Ich** vom Geschehen ausgeschlossen, kann die Situation nicht analysieren und entsprechend handeln.

3. Welche geistige Wahrheit wird von meinem Denk-Ich nicht beachtet oder falsch verstanden?

Wenn man eine Situation nicht mehr überschauen oder beherrschen kann, liegt die Lösung auf einer höheren Ebene. Nur wenn wir sofort umschalten und voll in die Situation hineingehen, können uns von der höheren Ebene ungeahnte Kräfte zufließen.

4. Welche bewußte Entscheidung verbindet mich wieder mit meiner inneren Führung?

Zum Beispiel: *In unüberschaubaren Situationen rufe ich bewußt mein Höheres Selbst und übergebe mich rückhaltlos seiner inneren Führung.*

5. Welche Eigenschaften werden mir dabei helfen?

Geistesgegenwart, Vertrauen, Hingabe

6. Daran erkenne ich, daß mein positives *Rock-Rose*-Potential wächst

Zum Beispiel: *Ich behalte in schwierigen Situationen besser die Nerven und reagiere geistesgegenwärtiger.*

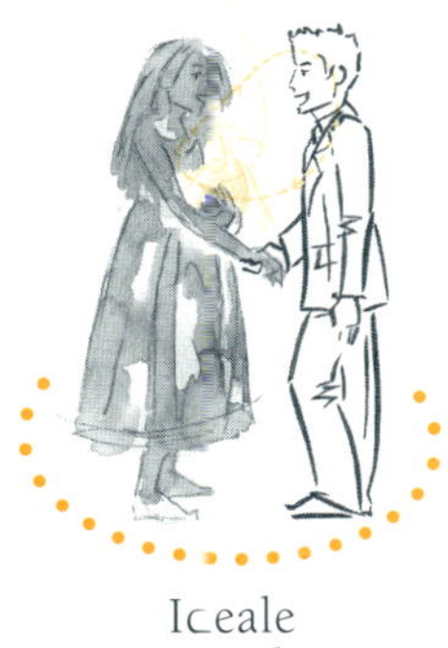

Ideale Kommunikation

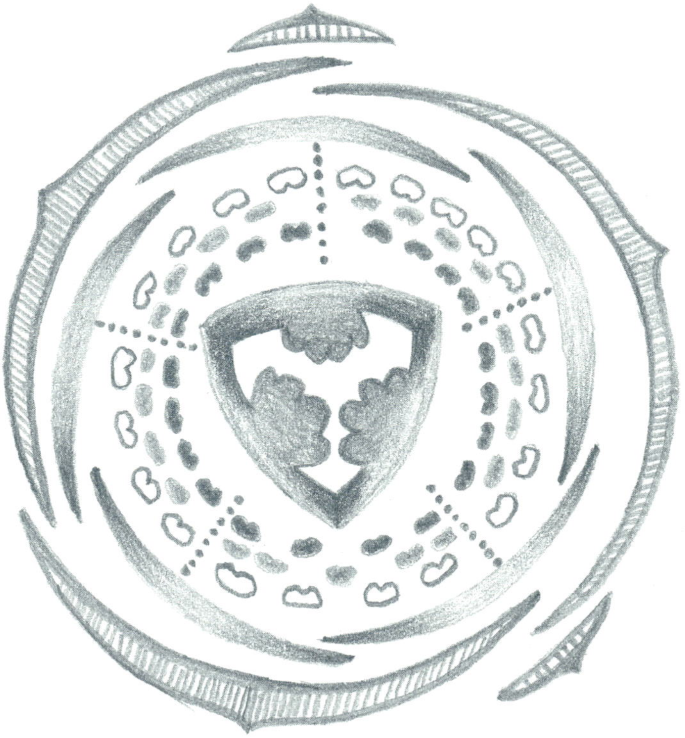

1. Erleben Sie den negativen *Rock-Rose*-Zustand ganz bewußt:

Die Schrecksekunde

Schließen Sie die Augen. Stellen Sie sich eine Situation vor, oder erinnern Sie sich an eine Begebenheit, in der Sie plötzlich in helle Panik geraten sind, z. B.: Sie sitzen im Theater, und es fällt Ihnen ein, daß die Kerzen im Wohnzimmer noch brennen. Oder Sie befinden sich in einem Restaurant und stellen beim Zahlen fest, daß Ihre Handtasche nicht mehr da ist. Oder Sie merken bei der Abfahrt, daß Sie im falschen Zug sitzen ...

Jeder kennt diese schrecklichen Momente, in denen man wie vom Donner gerührt ist und in helle Panik gerät.

Machen Sie die Augen wieder auf, und bringen Sie sich energisch zurück in die Gegenwart: Klatschen Sie dreimal laut auf den Tisch, oder stehen Sie auf und stampfen Sie dreimal auf die Erde, oder stoßen Sie einen starken Schrei aus o. ä.

Versuchen Sie nun, ganz genau zu rekonstruieren, wie dieser Vorgang damals ablief. Wohin schoß im ersten Moment die Energie? Wie verhielt sich Ihr Atem? Wie fühlte sich Ihr Herz an, was passierte in der Magengrube usw.? Nach wie vielen Sekunden (wir wissen, das ist sehr schwer zu schätzen!) waren Sie wieder ganz bei sich?

Schreiben Sie diese Beobachtungen in Form einer Kurzreportage in Ihr Blüten-Journal.

2. Beobachten Sie das *Rock-Rose*-Prinzip in Ihrer Umgebung:

Leider sind *Rock-Rose*-Erlebnisse heute keine Seltenheit. Wer hat nicht schon einen Beinahe-Unfall erlebt: z. B. auf der Autobahn – ein Reh überquert nachts die Fahrbahn, Sie können gerade noch im letzten Moment bremsen. Die in Panik weitgeöffneten Augen des Rehs werden Sie so schnell nicht vergessen können.

Erinnern Sie sich an Kinder, die schreiend aus einem Alptraum erwachen, weil sie – aus einer anderen Welt kommend – sich in der Realität nicht zurechtfinden.

Sehen Sie Reality-TV, und achten Sie auf die Situationen, in denen Menschen ein Ereignis nicht fassen können. Der Moment, in dem die bisherige Wahrnehmungswelt zusammenbricht und eine Neuorientierung noch nicht in Sicht ist, ruft den *Rock-Rose*-Zustand hervor.

Das positive *Rock-Rose*-Potential verkörpern z. B. alle sogenannten Helden des Tages, die in solchen Situationen unerwartete, fast übermenschliche Leistungen vollbringen.

3. Entdecken und entwickeln Sie Ihr positives *Rock-Rose*-Potential:

Im *Rock-Rose*-Zustand haben mein **Denk-Ich** und mein **Fühl-Ich** die Tendenz zu erstarren.

Mein **Fühl-Ich** muß lernen, mit ungewohnten Situationen umzugehen, diese blitzschnell zu akzeptieren und sich sofort rückhaltlos gegenüber dem Höheren Selbst zu öffnen.

Fließt die Energie wieder, kann sich auch mein **Denk-Ich** wieder einschalten.

Dafür braucht man neben der inneren Bereitwilligkeit in erster Linie gute Nerven.

Stärken Sie Ihr Nervensystem und trainieren Sie Ihre Geistesgegenwart

Alle »Erste-Hilfe-Maßnahmen«, die man kennt – sei es nun Klatschen, Schreien, Aufstampfen oder *Rescue* einnehmen –, zielen letztlich darauf, unser Bewußtsein wieder in unserem physischen Körper zu reorientieren. Nehmen Sie eine oder mehrere Maßnahmen bewußt in Ihr persönliches »Selbsthilfe-Repertoire« auf. Einzig entscheidend ist, den geistigen Automatismus zu durchbrechen und die Aufmerksamkeit entschlossen in eine andere Richtung zu lenken, nämlich in die des Höheren Selbst.

Viele spirituelle Bewegungsschulen trainieren auf verschiedene Weise, mit Energiewechseln flexibel umzugehen. Dazu gehören z. B. Tai Chi und Yoga.

Auch die Ernährung kann bekanntlich sehr viel zur Nervenstärkung beitragen. Essen Sie vitamin- und vitalstoffreich, vermeiden Sie Reizstoffe.

Viele Menschen, die zu *Rock-Rose*-Zuständen neigen, haben das längst erkannt und ernähren sich entsprechend. Wer genaueres über nervenstärkende Ernährung wissen möchte, findet in der Ratgeberliteratur und in Reformhäusern die entsprechenden Informationen.

27. ROCK WATER
DIE FLEXIBILITÄTS-BLÜTE

1. Woran erkenne ich, daß ich im negativen *Rock-Water*-Zustand bin?

Persönliche Ergänzungen:

An Gedanken wie:
»Man muß hart zu sich selbst sein.«
»Von nichts kommt nichts.«
»Es geht ums Prinzip.«

An Gefühlen wie:
Freudlosigkeit, Selbstbeschränkung
Härte, Unberührbarkeit

An Reaktionen wie:
Man duldet keine Ausnahme von einer selbst gesetzten Regel.
Man zieht seinen »Trip« durch,
auch wenn es noch so schwer fällt.

An Energie-Qualitäten wie:
Starre, energetische »Zwangsjacke«

2. Wie entsteht die Kommunikationsstörung mit meiner inneren Führung?

Mein **Denk-Ich** hat die Idee des Höheren Selbst vom Streben nach Vollkommenheit mißverstanden und will – seinem begrenzten materiellen Verständnis entsprechend – dogmatisch eine Entwicklung erzwingen.

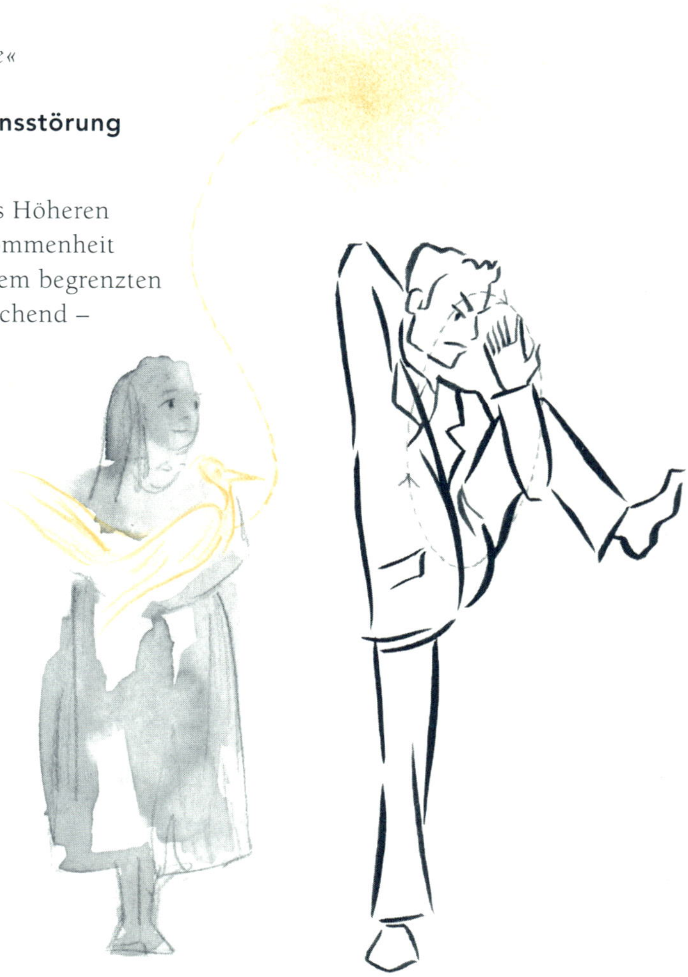

Dabei werden die Impulse meines **Fühl-Ichs** von meinem **Denk-Ich** zurückgewiesen und gezielt unterdrückt.

Mein Höheres Selbst kann sich nicht bemerkbar machen.

Persönliche Ergänzungen:

3. Welche geistige Wahrheit wird von meinem Denk-Ich nicht beachtet oder falsch verstanden?

Ideale sind Wegweiser, die uns zeigen, wohin wir gehen sollen, aber keine Maßstäbe, an denen wir unsere Leistung konkret messen können.

Nur unsere innere Führung hat den vollen Einblick in unseren Lebensplan und wird uns so leiten, daß alle Aspekte unserer Persönlichkeit harmonisch zur Entwicklung kommen. Das Leben ist kein Leistungssport, sondern ein kosmischer Tanz.

4. Welche bewußte Entscheidung verbindet mich wieder mit meiner inneren Führung?

Zum Beispiel: *Ich öffne mich allen Aspekten meines Wesens und reagiere flexibel auf die Wellenbewegung meines Lebensflusses. So komme ich sicher zum Ziel.*

5. Welche Eigenschaften werden mir dabei helfen?

Spontanität, Neugierde, Anpassungsfähigkeit, Liebe

6. Daran erkenne ich, daß mein positives *Rock-Water*-Potential wächst

Zum Beispiel: *Ich kann meine vitalen Bedürfnisse besser wahrnehmen und zulassen.*

Ich erreiche mit weniger »Krampf« mehr als früher.

Das Verhalten gegenüber meiner Umgebung ist lockerer geworden.

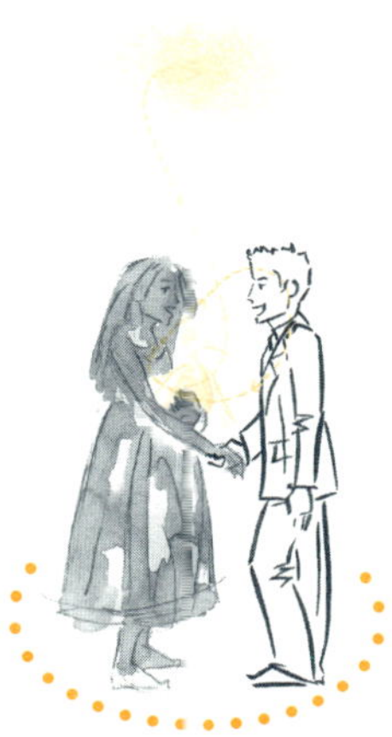

Ideale Kommunikation

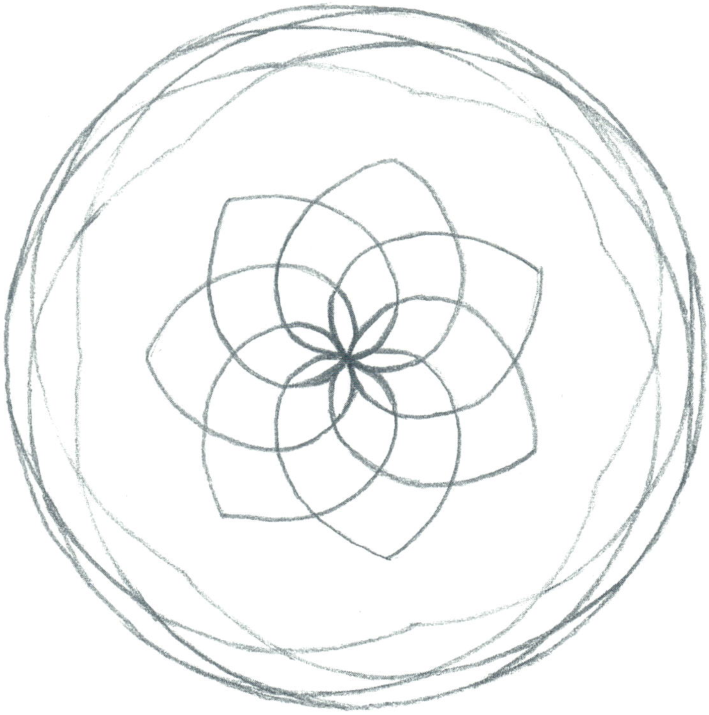

1. Erleben Sie den negativen *Rock-Water*-Zustand ganz bewußt:

Disziplinübung: Hier geht es ums Prinzip!

Nehmen Sie sich eine Stunde Zeit, in der Sie nur Routinearbeiten zu erledigen haben, und stellen Sie Ihre Kurzzeituhr auf 15 Minuten.

Die Aufgabe besteht darin, alle 15 Minuten, also viermal in der Stunde, entweder die Knie im Wechsel zehnmal so weit wie möglich in Richtung Kinn hochzuziehen oder fünf ganz tiefe Kniebeugen zu machen.

Von dieser Regel gibt es keine Ausnahme: alle 15 Minuten – egal, ob das Telefon läutet oder die Haustürklingel, ob Sie den Drang verspüren, ins Bad zu gehen, oder ob Sie etwas trinken wollen.

Wenn die Stunde vorbei ist, setzen Sie sich bequem in einen Stuhl und lassen die vergangenen 60 Minuten gefühlsmäßig noch einmal in sich ablaufen. Versuchen Sie sich vor allem daran zu erinnern, wie oft Sie in dieser Stunde ein spontanes oder vitales Bedürfnis Ihres Körpers unterdrücken mußten.

Notieren Sie Ihre Eindrücke in Ihrem Blüten-Journal.

2. Beobachten Sie das *Rock-Water*-Prinzip in Ihrer Umgebung:

Da der *Rock-Water*-Zustand vergleichsweise leicht zu erkennen ist, ist er auch ein beliebtes Objekt von Karikaturisten: verbissene Jogger auf der Asphaltstraße, Dauerabonnenten im Fitneßstudio, Marathonschwimmer im Hallenbad …

Beobachten Sie bei Geschäftsbesprechungen, wie manche Teilnehmer vor unterdrücktem Bewegungsdrang kaum noch sitzen können, sich aber dazu zwingen stillzuhalten und

und nur nervös mit den Füßen wippen, bis sie dann schließlich doch aufstehen und das Zimmer verlassen.

Eine Freundin hat 20 Kilo abgenommen, um in Kleidergröße 36 hineinzupassen. Fragen Sie sie, was sie zu dieser Entscheidung veranlaßt hat und unter welchen Opfern sie es fertigbringt, seit Jahren kein Gramm mehr zuzunehmen.

3. Entdecken und entwickeln Sie Ihr positives *Rock-Water*-Potential:

Hier ist es wichtig, daß Ihr **Denk-Ich** sich Ihrem **Fühl-Ich** zuwendet, dessen Bedürfnisse erkennt und diese bereitwillig in seine Planungen mit einbezieht. Das **Denk-Ich** muß auch verstehen lernen, daß Theorien, wie der Name schon sagt, »theoretisch« sind und nur als Richtlinien dienen, aber nicht der Weg selbst sind.

Damit Sie die folgende Übung nicht zu »*Rock-Water*-artig«, also zu streng absolvieren, nehmen Sie vorher eventuell noch zwei Tropfen *Rock Water* im Wasserglas ein.

Folgen Sie Ihrem spontanen Impuls

Gehen Sie auf einen Kinderspielplatz, setzen Sie sich gemütlich auf eine Bank, und schauen Sie entspannt dem Treiben zu. Auf den ersten Blick scheint es sich hier nur um ein lärmendes Chaos zu handeln.

Behalten Sie dann ein oder zwei Kinder etwa 15 Minuten lang im Auge und sehen Sie, wie diese Kinder auf spielerische Weise ein Ziel konsequent verfolgen, ohne dabei die Laune zu verlieren.

Sollte Sie der spontane Impuls überkommen, einen weggesprungenen Ball zurückzuwerfen, jemanden auf der Schaukel anzuschieben oder in anderer Weise mitzuspielen, folgen Sie ihm.

Wenn Sie länger Zeit haben, bleiben Sie noch eine weitere halbe Stunde sitzen, und registrieren Sie das übergeordnete Energiemuster, welches sich auch auf dem Spielplatz widerspiegelt. Es ist wie Ebbe und Flut – mal ist alles sehr aufgeregt und scheint zu eskalieren, danach kehrt wieder für eine Weile Ruhe ein.

Ergänzende Empfehlungen

Machen Sie jeden Monat einen »Spontanitäts-Ausflug«.

Verabreden Sie sich mit einem Freund oder einer Freundin, der oder die in Ihren Augen eher chaotisch wirkt, und fahren Sie gemeinsam an einen Ort, den Sie noch nicht gut kennen. Lassen Sie die Landkarte im Auto und durchschlendern Sie die Stadt spontan, ohne irgendein Ziel und ohne Planung.

Zuerst folgen Sie ganz den Einfällen Ihrer Begleitung. Wenn Sie später selbst eine spontane Idee haben, folgen Sie dieser. Am Abend werden Sie staunen, was Sie alles erlebt haben und wie erfrischt an Leib und Seele Sie sich fühlen!

28. SCLERANTHUS
DIE BALANCE-BLÜTE

Persönliche Ergänzungen:

1. Woran erkenne ich, daß ich im negativen *Scleranthus*-Zustand bin?

An Gedanken wie:
»Soll ich oder soll ich nicht?«
»Ich bin hin und her gerissen.«
»Es gibt ein Für und auch ein Wider.«

An Gefühlen wie:
Innere Sprunghaftigkeit, unsicheres Hin-und-her-gerissen-Sein.

An Reaktionen wie:
Man steht vor seiner Haustür und schwankt innerlich immer wieder, ob man die Straße rechts oder links entlanggehen soll.

An Energie-Qualitäten wie:
Zerrissenheit; Energie hüpft hin und her, auf und ab

2. Wie entsteht die Kommunikationsstörung mit meiner inneren Führung?

Weil mein **Fühl-Ich** viele widersprüchliche Erfahrungen gespeichert hat, wird es zwischen vielen Impulsen immer wieder hin und her gerissen.

Anstatt seine eigene Mitte zu suchen, wendet es sich um Hilfe an mein **Denk-Ich**, das mit dieser Situation nicht fertig wird, weil es aufgrund eines geistigen Irrtums keine Einordnung und Bewertung der Impulse vornehmen möchte.

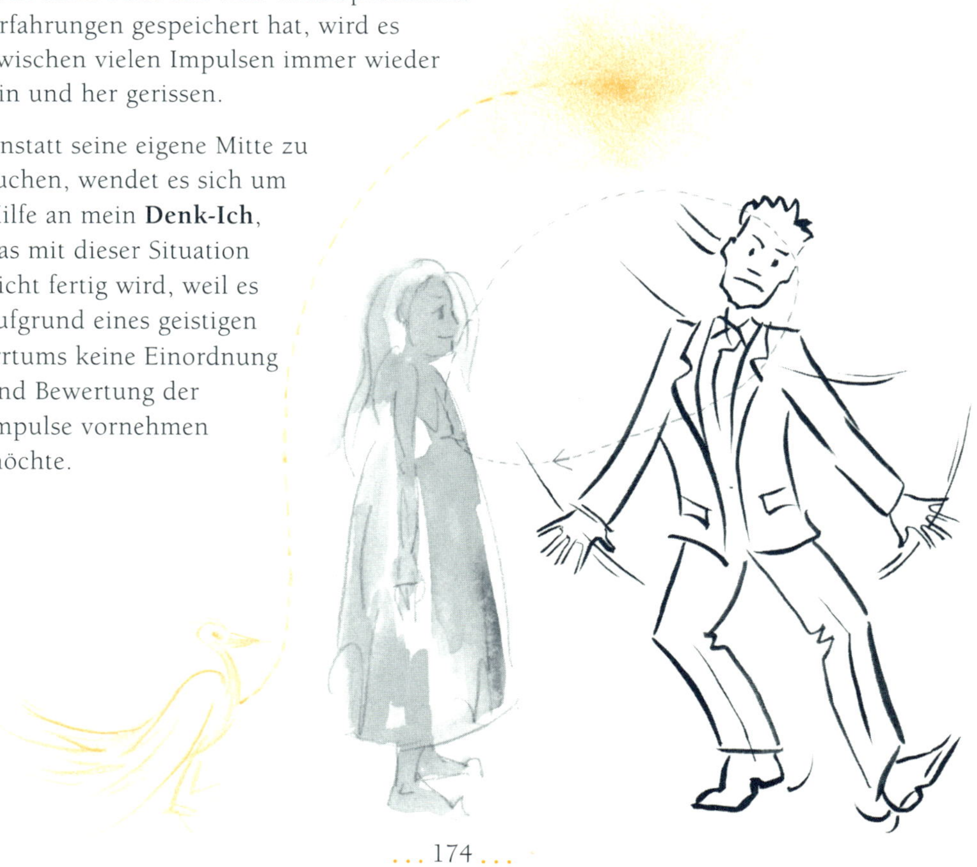

Persönliche Ergänzungen:

Mein **Denk-Ich** paßt sich seinerseits den schwankenden Impulsen meines **Fühl-Ichs** an, neigt mal zu dieser, mal zu jener Möglichkeit.

So wird immer mehr Energie in der Außenwelt gebunden, die eigene Stabilität immer geringer, die Rückverbindung zum Höheren Selbst immer schwieriger.

3. Welche geistige Wahrheit wird von meinem Denk-Ich nicht beachtet oder falsch verstanden?

Auf der metaphysischen Ebene des Höheren Selbst sind alle gedanklichen Möglichkeiten wertneutral.

Für die Umsetzung des Lebensplanes auf der Polaritätsebene müssen sie jedoch vom **Denk-Ich** geprüft und bewertet werden. Die Entscheidung zwischen Ja und Nein, förderlich und nicht förderlich muß ständig getroffen werden.

Dies kann auf Dauer nur gelingen, wenn
die Verbindung zum Höheren Selbst gesucht wird.

4. Welche bewußte Entscheidung verbindet mich wieder mit meiner inneren Führung?

Zum Beispiel: *Ich entscheide mich, von den vielen Möglichkeiten, die von außen an mich herangetragen werden, nur noch diejenigen zu registrieren, die zu meinem eigenen Lebensplan gehören.*

Um sie zu erkennen, unterstelle ich mich meiner inneren Führung und entscheide nur mit »Ja«, wenn auch mein »Bauchgefühl« gut ist.

5. Welche Eigenschaften werden mir dabei helfen?

Unterscheidungsfähigkeit, Willenskraft
Geduld, Selbstdisziplin

6. Daran erkenne ich, daß mein positives *Scleranthus*-Potential wächst

Zum Beispiel: *Ich kann trotz vieler Impulse mein inneres Gleichgewicht bewahren und im richtigen Moment intuitiv die richtige Entscheidung treffen.*

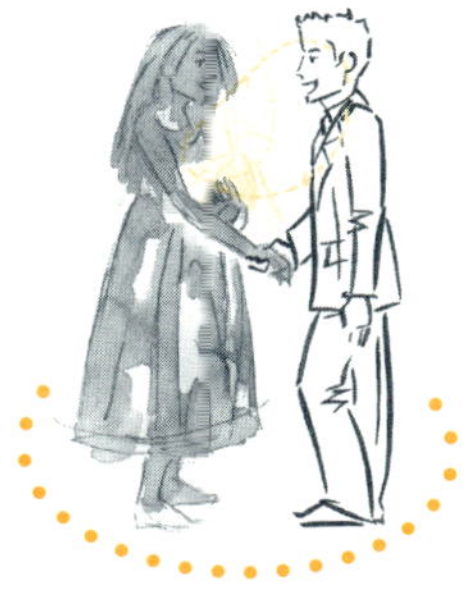

Ideale Kommunikation

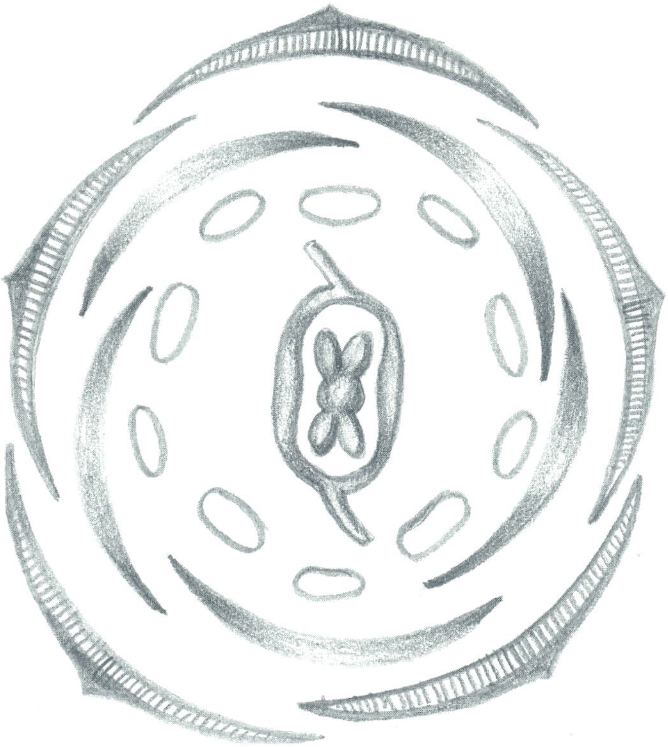

1. Erleben Sie den negativen *Scleranthus*-Zustand ganz bewußt:

Die Qual der Wahl

Stellen Sie Ihre Kurzzeituhr auf 20 Minuten, setzen Sie sich entspannt hin, und malen Sie sich folgende Situation aus:
Sie haben zum Geburtstag mit gleicher Post von zwei sehr lieben Freundinnen eine Einladung zu zwei verschiedenen Theatervorstellungen bekommen, die beide am selben Abend stattfinden. Beide Stücke laufen zum letzten Mal.

Sie können sich natürlich nur für eine Einladung entscheiden und sind innerlich hin und her gerissen.
Schreiben Sie jetzt das Für und Wider beider Einladungen auf einen Zettel.

Immer noch sind beide Einladungen gleichermaßen verlockend:
Sie kommen zu keiner Entscheidung.
In welchen Zustand sind Sie, wenn 20 Minuten später die Uhr klingelt? Notieren Sie diese Gefühle in Ihrem Blüten-Journal.

2. Beobachten Sie das *Scleranthus*-Prinzip in Ihrer Umgebung:

Scleranthus hat mit dem Prinzip der Balance zu tun, und das manifestiert sich symbolisch fast überall, z. B. erkennen Sie es in der auf und ab schwingenden Wippe auf dem Kinderspielplatz, im Auf- und Zugehen einer Tür durch den Wind, im ruckartigen Hin- und Herschauen der Zuschauer eines Tennis-Matches.

Beobachten Sie das *Scleranthus*-Prinzip positiv auf anderer Ebene, zum Beispiel in einem Geschäft: Ein guter Verkäufer stellt die Vor- und Nachteile zweier Artikel dem Kaufinteressenten plastisch dar, ohne jedoch dessen Entscheidung vorwegzunehmen.

Kaufen Sie sich im Spielwarengeschäft eine sogenannte Schwerpunkt-Puppe, ein Stehaufmännchen, und sehen Sie, wie es nach jedem Stoß und Schwanken wieder zu seiner Mitte zurückfindet.

Da der *Scleranthus*-Zustand sich auch in der Seekrankheit widerspiegelt, ist die Empfehlung, die man Seekranken gibt, symbolisch für alle Menschen im *Scleranthus*-Zustand angebracht: Schauen Sie nicht auf die Wellenbewegung, sondern konzentrieren Sie sich auf das fernere Ziel am Horizont.

3. Entdecken und entwickeln Sie Ihr positives *Scleranthus*-Potential:

Mein **Denk-Ich** muß lernen, daß es auf unserer Lebensebene stets ein Für und Wider gibt. Entscheiden heißt wählen, d. h. auf die andere der beiden Möglichkeiten verzichten. Mein **Denk-Ich** muß begreifen, daß man sich aber dennoch immer entscheiden muß, da sonst die Entwicklung nicht weitergehen kann.

Es muß den Willen entwickeln, in Entscheidungssituationen mein **Fühl-Ich** bewußt um Mithilfe zu bitten, dessen Reaktionen dann aber mit Verstand zu ordnen und daraufhin eine konstruktive Entscheidung zu treffen.

Treffen Sie eine Entscheidung!

Stellen Sie sich für die folgende Übung eine Frage, nach deren Lösung Sie schon lange suchen, und schreiben Sie diese in Ihrem Blüten-Journal auf.

- Z. B.: *»Soll ich unsere Ferienwohnung verkaufen,die wir schon seit zwei Jahren nicht mehr benutzt haben?«*

Stellen Sie die Vor- und die Nachteile dieser Situation auf einer Seite in Ihrem Blüten-Journal einander gegenüber.

- Dafür spricht z. B.: *»Wir geben pro Jahr 600 Franken aus, ohne etwas davon zu haben.«*
- Dagegen spricht: z. B.: *»Wer weiß, ob wir eine so günstige Ferienwohnung in dieser Lage je wieder finden.«*
- Dafür spricht: *»Meine Tochter könnte später diese Wohnung übernehmen«*
- Dagegen spricht: *»Wer weiß, ob meine Tochter nicht in den USA bleibt …«*
- Wenn Sie alle Punkte, die Ihnen einfallen, aufgeschrieben haben, stehen Sie auf und wechseln Sie den Raum, oder setzen Sie sich zumindest auf einen anderen Stuhl.

Machen Sie ein paar tiefe Atemzüge, zentrieren Sie sich, und lassen Sie die Entscheidung allmählich aus Ihrem Herzen aufsteigen.

- Meine Entscheidung lautet: *»Ich werde die Ferienwohnung verkaufen.«*

Bekennen Sie sich zu dieser Entscheidung, indem Sie sie in Ihrem Blüten-Journal schriftlich festhalten.

Antworten Sie schließlich noch auf die Frage:

- *»Welchen ersten Schritt zur Verwirklichung werde ich jetzt sofort unternehmen?«*

»Die Verkaufsannonce schreiben.«

*… **also, nichts wie ran!***

29. STAR OF BETHLEHEM
DIE TROST-BLÜTE

Persönliche Ergänzungen:

1. Woran erkenne ich, daß ich im negativen *Star-of-Bethlehem*-Zustand bin?

An Gedanken wie:
»Nur nicht daran rühren.«
»Das kann ich nicht verkraften.«

An Gefühlen wie:
Betäubung, Lähmung, stille Trauer

An Reaktionen wie:
Unerwartete aggressive Beschuldigungen wirken wie eine Holzhammer-Narkose, man bleibt sprachlos.

An Energie-Qualitäten wie:
Die Energie wird verhalten, versickert, staut oder kristallisiert sich im System.

2. Wie entsteht die Kommunikationsstörung mit meiner inneren Führung?

Aufgrund vergangener schockierender Erlebnisse fürchtet mein **Fühl-Ich**, von negativen Impulsen überwältigt zu werden. Es schottet sich gegen weitere Eindrücke nach allen Richtungen hin ab, indem es in einer Art von Dämmerzustand verharrt. Die Verbindung zum Höheren Selbst ist unterbrochen.

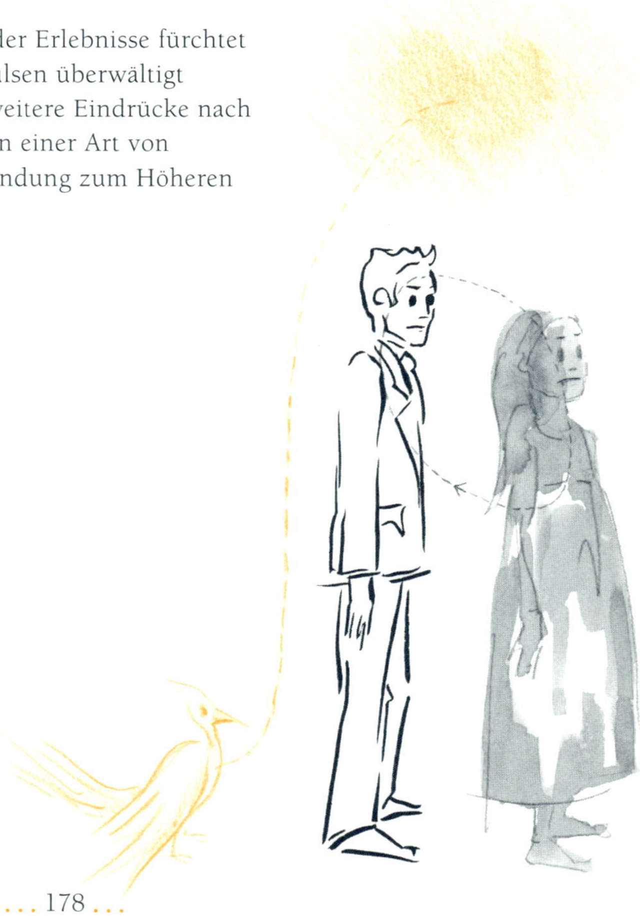

In diesem Zustand ist es für mein **Denk-Ich** schwierig, mein **Fühl-Ich** zu erreichen, zu helfen und zu trösten. Es ist zur Passivität verurteilt.

Persönliche Ergänzungen:

3. Welche geistige Wahrheit wird von meinem Denk-Ich nicht beachtet oder falsch verstanden?

Alles, was im Leben auf mich zukommt, gehört zu meinem Lebensplan und bietet mir Entwicklungsmöglichkeiten.

Man bekommt von seiner inneren Führung nie mehr aufgeladen, als man verkraften kann.

4. Welche bewußte Entscheidung verbindet mich wieder mit meiner inneren Führung?

Zum Beispiel: *Ich beschließe, mich neuen Eindrücken und Erfahrungen zu stellen. Wenn mich ein unerwartetes, unerwünschtes Ereignis trifft, werde ich mich so schnell wie möglich meiner inneren Führung öffnen und die Dynamik des Geschehens nutzen, um neue Erkenntnisse zu sammeln.*

5. Welche Eigenschaften werden mir dabei helfen?

Bereitwilligkeit, Mut, Vertrauen

6. Daran erkenne ich, daß mein positives *Star-of-Bethlehem*-Potential wächst

Zum Beispiel: *Ich lasse mehr an mich herankommen, aber mich nicht davon überwältigen.*

Ich kann unerwartete Ereignisse besser verkraften und realistischer verarbeiten.

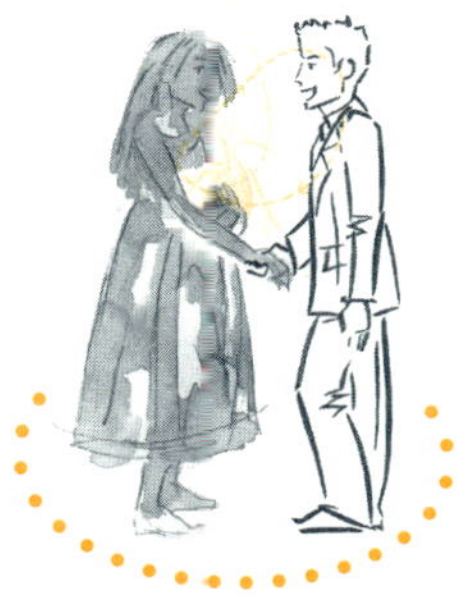

Ideale Kommunikation

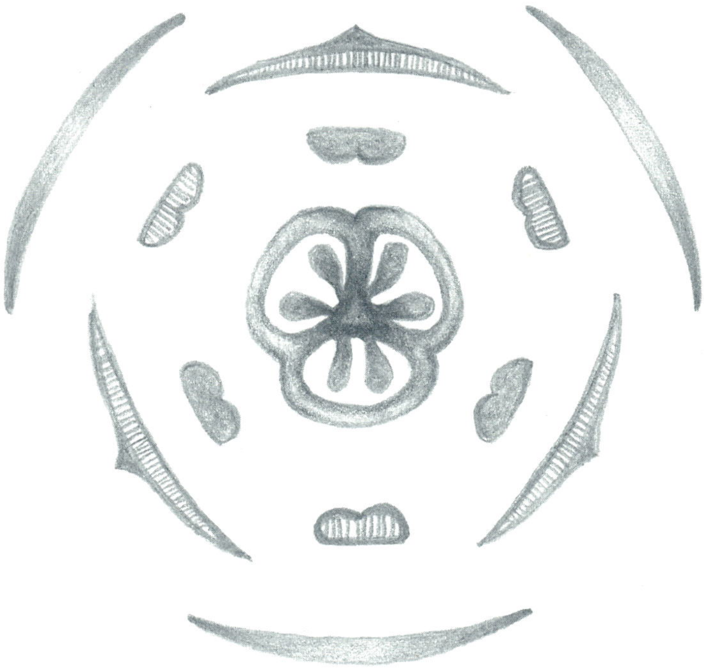

1. Erleben Sie den negativen *Star-of-Bethlehem*-Zustand ganz bewußt:

»Eiskaltes Händchen«

Mit dem *Star-of-Bethlehem*-Zustand kann man sich gut vertraut machen, wenn man ihn symbolisch auf der Körperebene nachvollzieht. Sie brauchen dazu einen kleinen Eimer mit eiskaltem Wasser. Werfen Sie vor Übungsbeginn einen Blick auf Ihre Uhr und notieren Sie die Zeit.

Stecken Sie nun Ihre linke Hand abrupt in das eiskalte Wasser, und lassen Sie sie so lange darin, bis sie sich wie abgestorben oder taub anfühlt.

Dann ziehen Sie die Hand langsam aus dem Wasser und »fühlen, ob Sie überhaupt noch etwas fühlen«. Durch den Kälteschock wird Ihre Hand vermutlich eher gefühllos sein ...

Beginnen Sie dann vorsichtig, die Hand zu reaktivieren, indem Sie anfangen, die Finger hin und her zu bewegen, dann langsam mehrfach die Faust ballen und wieder öffnen, so lange, bis Sie keinen Unterschied mehr zu Ihrer rechten Hand spüren.

Notieren Sie, wie lange das gedauert hat. Diese Zeit wird bei dem einen kürzer, beim anderen länger sein – genauso, wie auch Gefühlsschocks unterschiedlich schnell wieder abklingen.

Würden Sie das Experiment wiederholen wollen? Wahrscheinlich nicht. Wer wiederholt schon gerne freiwillig eine »unangenehme« Erfahrung. Viel eher versucht man doch, sich gegen künftige Erfahrungen dieser Art im voraus zu wappnen. So entsteht auf seelischer Ebene das *Star-of-Bethlehem*-Muster.

2. Beobachten Sie das *Star-of-Bethlehem*-Prinzip in Ihrer Umgebung:

Im *Star-of-Bethlehem*-Zustand ist, ähnlich wie im *Rock-Rose*-Zustand, der energetische Schub für das Individuum im Moment zu groß. Das **Fühl-Ich** rettet sich in eine seelische Schonhaltung, indem es sozusagen eine Schutzschicht zwischen sich und der Außenwelt plaziert. Dadurch reagiert der Mensch auf alle Impulse gedämpft.

Eine Neigung zum *Star-of-Bethlehem*-Zustand entwickelt sich häufig nach Vollnarkosen bei Operationen, in denen das **Denk-Ich** ausgeschaltet war und das **Fühl-Ich** vielen seelischen Eindrücken ausgesetzt wurde, die es nicht einordnen konnte.

Jeder kennt Situationen, in denen es ihm bei einer Auseinandersetzung die Sprache verschlug, so daß er erst Stunden später die Tragweite der Situation richtig erfassen konnte.

Die Aufnahme von Unfallprotokollen, während die Opfer noch unter Schock stehen, ist deshalb so schwierig, weil Wahrnehmung und Reaktionsfähigkeit im *Star-of-Bethlehem*-Zustand sehr begrenzt sind.

3. Entdecken und entwickeln Sie Ihr positives *Star-of-Bethlehem*-Potential:

Stellen Sie sich Ihren Gefühlen!

Mein **Fühl-Ich** muß lernen, seine Neigung zur Schonhaltung aufzugeben und sich seinen Gefühlseindrücken zu stellen. Das geht aber nur, wenn mein **Denk-Ich** auch bereit ist, sich mit diesen Gefühlseindrücken bewußt auseinanderzusetzen, sie zu ordnen, zu bewerten und Maßstäbe dafür zu entwickeln, wie weit ich Gefühle an mich heranlassen will und muß.

Doch dazu müssen Sie zunächst Ihre eigenen Gefühle besser kennenlernen. Ziehen Sie dafür auch die Übungen für *Cherry Plum* (S. 88–89) zu Rate.

Um sich aus einem *Star-of-Bethlehem*-Zustand wieder herauszuhelfen, empfehlen wir alle Übungen, die die Energie schnell wieder im Körper zentrieren, z. B. die *Cross-Crawl*-Übung aus der Kinesiologie.

Dazu bringen Sie im Stehen nacheinander im Wechsel den rechten Ellenbogen zum linken Knie und den linken Ellenbogen zum rechten Knie, während Ihre Augen langsam in großen Bewegungen in alle Richtungen sehen (Augen kreisen in beiden Richtungen). Um die Übung zu variieren, können Sie auch z. B. Arme und Beine hochheben – wichtig ist dabei, daß das immer über Kreuz, also »*Cross Crawl*«, geschieht.

Ergänzende Empfehlung

Alles, was Seele und Körper und das Nervensystem stärkt, ist empfehlenswert für Menschen, die zu *Star-of-Bethlehem*-Zuständen neigen. Die tiefgreifende Bearbeitung alter, traumatischer *Star-of-Bethlehem*-Situationen sollte man nicht ohne therapeutische Unterstützung in Angriff nehmen.

30. SWEET CHESTNUT
DIE ERLÖSUNGS-BLÜTE

Persönliche Ergänzungen:

1. Woran erkenne ich, daß ich im negativen *Sweet-Chestnut*-Zustand bin?

An Gedanken wie:
»Das ist das Ende.«
»Jetzt kann nur noch ein Wunder geschehen.«

An Gefühlen wie:
Angst, die Belastungen nicht mehr durchstehen zu können
Verzweiflung

An Reaktionen wie:
Man hat in einer Situation alle Handlungsmöglichkeiten ausgeschöpft und ist nun innerlich am Ende.

Man hat das Gefühl, an seiner äußersten Grenze angekommen zu sein, am Abgrund zu stehen.

An Energie-Qualitäten wie:
Von allen Seiten baut sich ein Druck auf;
der Bewegungsspielraum wird immer enger.

2. Wie entsteht die Kommunikationsstörung mit meiner inneren Führung?

Mein **Fühl-Ich** ist durch scheinbar existenzbedrohende Ereignisse alarmiert.

Mein **Denk-Ich** hat alles versucht, ist aber an die Grenze seiner Leistungsfähigkeit gekommen. Seine Verstandes- und Willenspotentiale sind erschöpft.

Es hat die Existenz des Höheren Selbst vergessen.

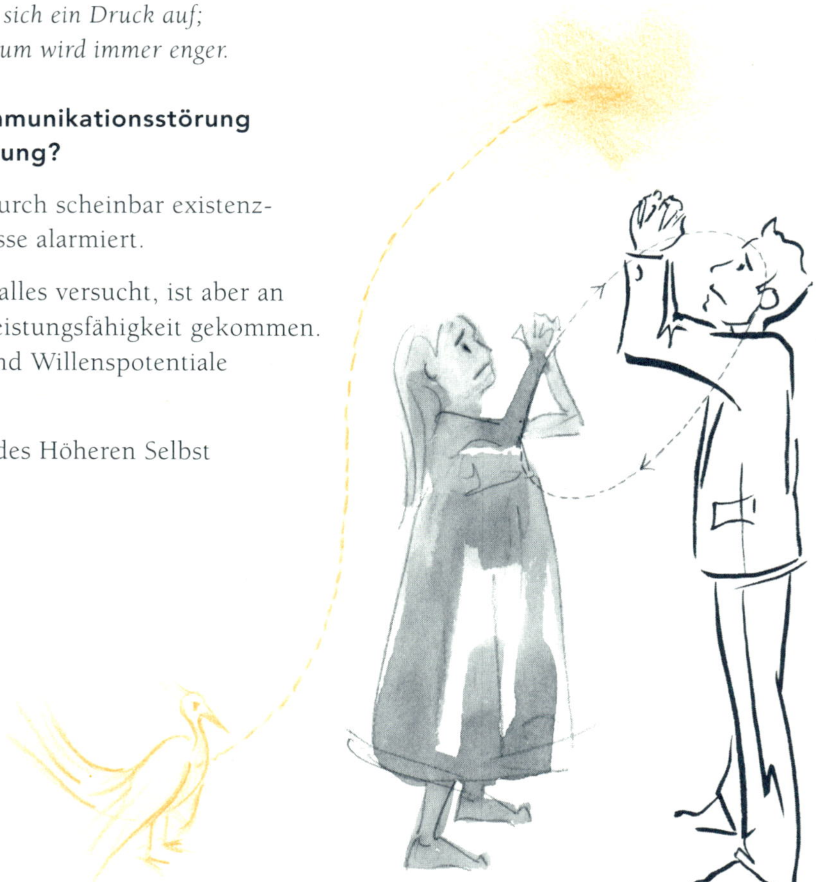

Persönliche Ergänzungen:

Es sieht keinen Ausweg mehr, sondern befürchtet einen Zusammenbruch.

3. Welche geistige Wahrheit wird von meinem Denk-Ich nicht beachtet oder falsch verstanden?

Jede Entwicklung verläuft in Zyklen und nach dem Stirb-und-Werde-Prinzip. In diesen Prozessen ist es wichtig, den richtigen Zeitpunkt zu erkennen, in dem man das Steuer bewußt einer höheren Instanz übergeben muß.

4. Welche bewußte Entscheidung verbindet mich wieder mit meiner inneren Führung?

Zum Beispiel: *Ich akzeptiere, daß ich in dieser Situation alles getan habe, was ich tun konnte, und übergebe den weiteren Verlauf vertrauensvoll einer höheren Instanz: »Dein Wille geschehe!«*

5. Welche Eigenschaften werden mir dabei helfen?

Gottvertrauen, Hingabe

6. Daran erkenne ich, daß mein positives *Sweet-Chestnut*-Potential wächst

Zum Beispiel: *Ich habe erfahren, daß es Dinge gibt, die jenseits meiner Verständnisebene liegen. Ich bin bereit, mich in künftigen ähnlichen Situationen meiner inneren Führung zu öffnen und ihr voll zu vertrauen.*

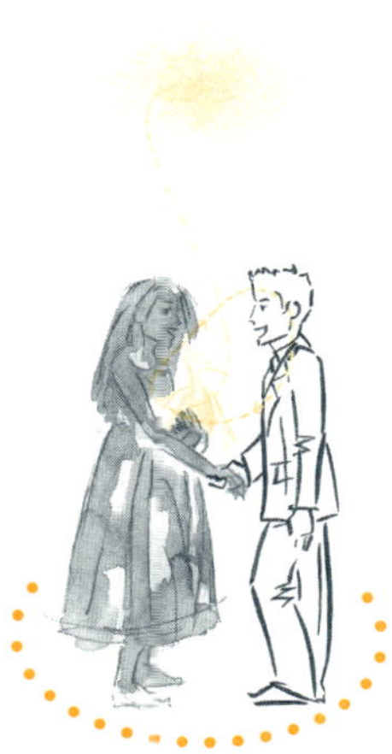

Ideale Kommunikation

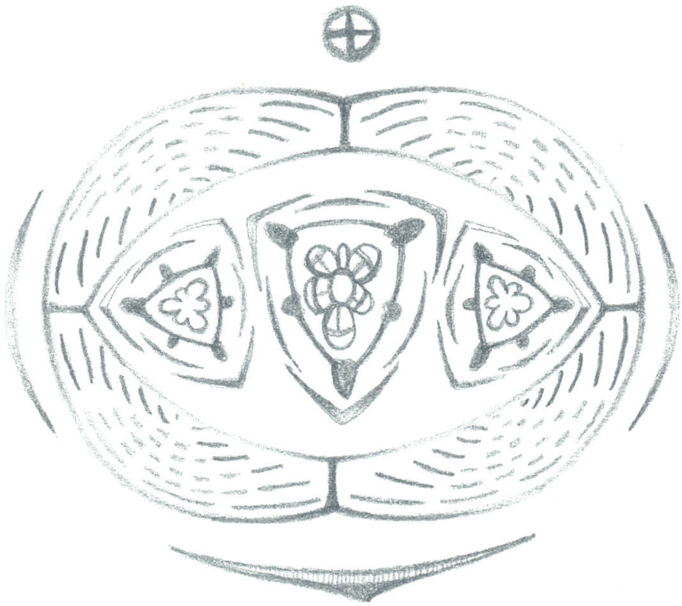

1. Erleben Sie den negativen *Sweet-Chestnut*-Zustand ganz bewußt:

Die Krise vor der Wende

Erinnern Sie sich an eine Problemsituation in Ihrem Leben, in der Sie keinen Ausweg mehr sahen, und in der sich die Entwicklung dann so zuspitzte, daß es zu einer Neuorientierung kommen mußte? Zum Beispiel eine Beziehungskrise, der der Entschluß zur Trennung folgte, oder eine berufliche Krise am Arbeitsplatz, die zur Selbständigkeit führte.

Beschreiben Sie diese Krise in Ihrem Blüten-Journal, indem Sie folgende Fragen beantworten:

- Was war die Problemsituation?
  »Ich hatte hohe Schulden.«
- Was haben Sie alles getan, um die Situation zu meistern?

Listen Sie hier alle Aktivitäten auf, die Sie zur Rettung der Situation unternommen haben.

»Ich habe um mehr Gehalt gebeten. Ich habe mir Geld geliehen. Ich habe ...« usw.

- Was haben Sie viel zu lange getan oder vermieden zu tun?
  »Ich habe monatelang zu viel Geld ausgegeben.«
- Welches Ereignis hat schließlich das Faß zum Überlaufen gebracht und Ihren Umdenkprozeß eingeleitet?
  »Eine Vorladung von meiner Bank.«
- Wie haben Sie sich in diesem Moment gefühlt?
  »Völlig verzweifelt.«
- Zu welcher Entscheidung sind Sie dann gekommen?
  »Meine schon lange gebuchte Kanada-Reise abzusagen, um mit dem gesparten Geld Schulden zu begleichen.«

- Wie haben Sie sich in diesem Moment gefühlt?
  »Erleichtert.«

- Welche überraschende Entwicklung oder Fügung hat sich nach dieser Entscheidung für Sie ergeben?
  »Ich wurde von einer Freundin in ihr Ferienhaus eingeladen.«

- Welche Entwicklung ist erst durch diese Krise möglich geworden?
  »Mir wurde klar, daß ich mich nicht einschränken will, daß ich also mehr arbeiten muß, wenn ich weiterhin viel ausgeben will. Darum machte ich mich selbständig.«

- Was würden Sie in einer erneuten Krisensituation anders machen als damals?
  »Früher reagieren.«

2. Beobachten Sie das *Sweet-Chestnut*-Prinzip in Ihrer Umgebung:

Krisensituationen, die uns zu einem längst fälligen Aufgeben überholter oder einengender Verhaltensmuster zwingen, bestimmen unsere Gegenwart.

Fast alle überlieferten Strukturen scheinen in Frage gestellt. Systeme brechen zusammen, um weitere Fehlentwicklungen zu verhindern und die Erprobung neuer Lebensformen zu ermöglichen.

Immer deuten sich diese Entwicklungen schon lange vorher durch entsprechende kleine Ereignisse an. Auf dem Höhepunkt der Krise – im *Sweet-Chestnut*-Zustand – mehren sich diese Zeichen, weil im eigenen Inneren jetzt bereits eine latente Erwartungshaltung besteht, die scheinbare Zufälle oder unerklärliche, aber passende Ereignisse synchron aus dem Unterbewußten heranzieht.

Werden diese Zeichen dann immer noch geflissentlich übersehen, belächelt oder ignoriert, muß die innere Führung noch deutlicher werden …

3. Entdecken und entwickeln Sie Ihr positives *Sweet-Chestnut*-Potential:

Mein **Denk-Ich** und mein **Fühl-Ich** müssen lernen zu erkennen, wann der Zeitpunkt gekommen ist, bisherige Lösungsversuche für ein Problem bewußt loszulassen und sich ganz den Impulsen der inneren Führung zu öffnen.

Die Zeichen erkennen

Da im *Sweet-Chestnut*-Zustand scheinbar alle vorhandenen geistigen, seelischen und körperlichen Ressourcen erfolglos ausgeschöpft wurden, kommt die Lösung unerwartet aus einer anderen Ecke.

Bei näherer Betrachtung benutzt die innere Führung auch hier individuell verschiedene dramaturgische Muster. Beim einen sind es andere Menschen, die ihm »zufällig« die richtige Botschaft übermitteln. Ein Zweiter erkennt »seine« Lösung des Problems beim Alleinsein, beim Wandern in der Natur. Ein Dritter findet die Antwort in einem Zeitungsartikel, der ihm in die Hände fällt. Manche Menschen erleben so etwas wie ein echtes Wunder.

Prüfen Sie anhand von Ereignissen in Ihrem Leben, welche Zeichen für Sie immer wieder eine Rolle spielen, wenn Sie an Wendepunkten stehen.

31. VERVAIN

DIE BEGEISTERUNGS-BLÜTE

1. Woran erkenne ich, daß ich im negativen *Vervain*-Zustand bin?

Persönliche Ergänzungen:

An Gedanken wie:
»Ich weiß genau, was sie braucht.«
»Manche Menschen muß man zu ihrem Glück zwingen.«
»Steter Tropfen höhlt den Stein.«

An Gefühlen wie:
Übereifer, innere Unrast, Gereiztheit

An Reaktionen wie:
Man kann sich in Diskussionen hineinsteigern und findet kein Ende.

Man überrollt andere mit der eigenen Energie, ohne auf ihre Reaktionen wirklich einzugehen.

Ist man von einer Idee überzeugt, hat man den Drang, auch andere »auf den Weg zu bringen«.

An Energie-Qualitäten wie:

Starke Anspannung im ganzen Körper, die auch nachts nicht nachläßt

2. Wie entsteht die Kommunikationsstörung mit meiner inneren Führung?

Mein **Denk-Ich** engagiert sich für begeisternde Ideen und will diese – auch über andere – verwirklichen. Dabei überschreitet es die Grenzen der eigenen Persönlichkeit und kennt dann kein Maß mehr.

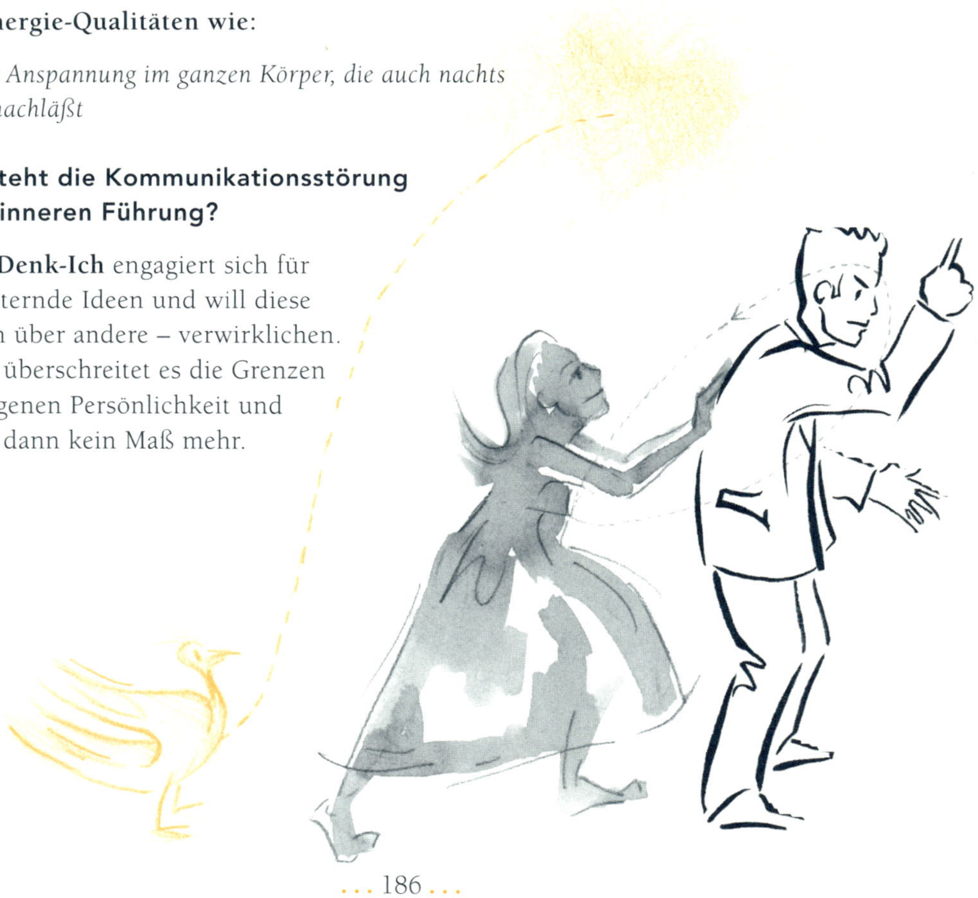

Mein **Fühl-Ich** wird vom **Denk-Ich** mitgerissen, unterstützt die Ideen feurig bis zum Extrem und verliert dabei die Verbindung zum Höheren Selbst.

Persönliche Ergänzungen:

3. Welche geistige Wahrheit wird von meinem Denk-Ich nicht beachtet oder falsch verstanden?

Jeder Mensch hat die Aufgabe, seinen eigenen Lebensplan zu verwirklichen, nicht mehr und nicht weniger. Das bedeutet, eigene Grenzen zu erkennen und die Grenzen anderer Menschen zu respektieren: »Viele Wege führen nach Rom.«

4. Welche bewußte Entscheidung verbindet mich wieder mit meiner inneren Führung?

Zum Beispiel: *Ich bin in erster Linie für mich selbst verantwortlich.*

Bevor ich mich in eine Idee hineinsteigere, nehme ich mich zurück, stelle sie frei zur Diskussion und lerne aus den Reaktionen meiner Gesprächspartner.

5. Welche Eigenschaften werden mir dabei helfen?

Selbstbeherrschung, Beobachtungsgabe, Toleranz

6. Daran erkenne ich, daß mein positives *Vervain*-Potential wächst

Zum Beispiel: *Wenn ich für etwas Feuer und Flamme bin, kann ich meine Begeisterung zum Ausdruck bringen und trotzdem auf die Vorstellungen und Reaktionen meiner Mitmenschen eingehen. Ich habe mehr echten Kontakt zu meinen Mitmenschen und kann entspanntere Gespräche führen.*

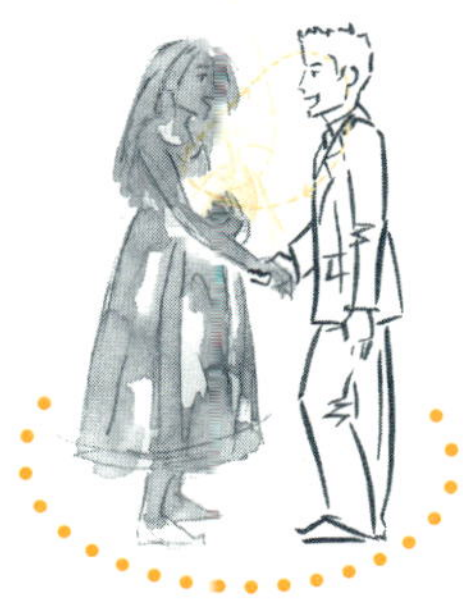

Ideale Kommunikation

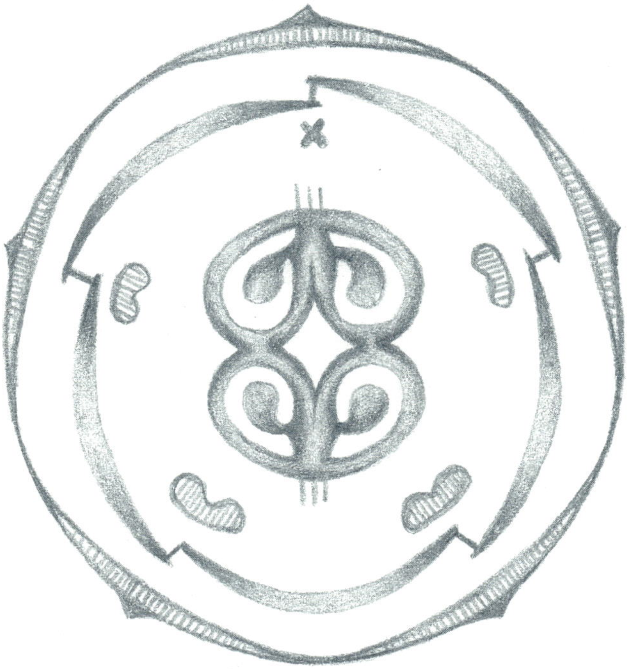

1. Erleben Sie den negativen *Vervain*-Zustand ganz bewußt:

Finden Sie kein Maß und kein Ende

Im *Vervain*-Zustand läßt man sich von seiner Begeisterung mitreißen, weil man die eigenen Grenzen nicht kennt und das Maß verloren hat.

Tun Sie etwas, was Sie besonders gern tun, bis zum Exzeß. Zum Beispiel: Hören Sie Ihre Lieblings-CD, ohne Unterbrechung in stundenlanger Wiederholung.

Oder kaufen Sie sich 15 Stück von Ihrer Lieblingsfrucht und essen Sie sie hintereinander weg ohne Hemmungen. Besprühen Sie sich mit Ihrem Lieblingsduft, so lange, bis Sie kaum noch etwas riechen.
Beobachten Sie dabei, wie lange es dauert, bis Sie an eine Grenze kommen, wo Sie eigentlich aufhören wollen.
Ab wann registrieren Sie gar nicht mehr genau, was Sie jetzt tun? Wann kommt es zu einer Gegenreaktion, die Ihnen eine Grenze setzt: Ihr eigener Körper macht nicht mehr mit – Ihnen wird schlecht –, oder Ihre Umgebung stoppt Sie, denn Ihre Nachbarn beschweren sich.

Was ist inzwischen aus Ihrer Begeisterung geworden? Etwa ein blinder Automatismus, der Sie unbewußt auf der gleichen Schiene weitertreibt?

Schreiben Sie die Antworten zu diesen Fragen in kurzen Sätzen in Ihr Blüten-Journal.

2. Beobachten Sie das *Vervain*-Prinzip in Ihrer Umgebung:

Der »billige Jakob« nutzt den *Vervain*-Zustand als Geschäftsstrategie: »Und noch mehr, und noch mehr, und noch einen drauf, das Ganze für nur 5 Mark!« Hochmotivierte Redner, die kein Ende finden und dabei fast fanatisch wirken, können Sie z. B. bei Demonstrationsveranstaltungen beobachten. Im Schwimmbad kann man begeisterte Kinder sehen, die immer wieder die Rutsche runterrutschen, obwohl sie schon mit den Zähnen klappern und ganz blaue Lippen haben.

Auf Festen oder Parties erkennen Sie den *Vervain*-Typ daran, daß er anderen Gästen begeistert und ausschweifend Vorträge zu einem Thema hält, das diese in einer solchen Breite gar nicht interessiert. Beobachten Sie die Reaktion der unfreiwilligen Zuhörer: Bemerken Sie ein angestrengtes höfliches Nicken oder verhaltenes Gähnen?

Ein Beobachtungsobjekt im positiven *Vervain*-Zustand wäre ein Dirigent, der mit viel Energie sehr bewußt und dosiert umgehen kann, er entlockt seinem Orchester alle Nuancen vom feinsten Pianissimo bis zum donnernden Fortissimo.

3. Entdecken und entwickeln Sie Ihr positives *Vervain*-Potential:

Mein **Denk-Ich** und mein **Fühl-Ich** müssen lernen, ihre Grenzen zu erkennen, und auch die Grenzen anderer wahrzunehmen.

Durch Hinwendung zum Höheren Selbst können Sie den Sinn für die richtigen Proportionen entwickeln und die Kleinheit des Individuums im Verhältnis zur Höheren Intelligenz erkennen.

Viele Wege führen nach Rom

Um zu erkennen, daß die eigene gute Idee nicht die einzige ist, die zum Ziel führt, machen Sie die folgende Kreativ-Übung.

Entwerfen Sie in kurzen Stichworten in Ihrem Blüten-Journal, zum Beispiel: vier verschiedene Diäten, um am Wochenende 2 kg abzunehmen, oder vier verschiedene Ideen, einen Kindergeburtstag zu gestalten, oder vier verschiedene Möglichkeiten neue Mitglieder für einen Verein zu werben.

Haben Sie erkannt, daß man das gleiche Ziel auf vielen interessanten Wegen erreichen kann?

Wenn Sie Ihre Fähigkeit zur einfühlenden Kommunikation trainieren möchten, hier noch eine kleine Schreibübung.

Schreiben Sie auf die linke Seite eines Notizblattes:

- »Ich finde, das ist gut für dich, weil ...«

Beispiel: *»Ich finde, Joggen ist gut für dich, weil es den Kreislauf anregt.«*

Schreiben Sie dann auf die rechte Seite gegenüber:

- »Warum könnte gerade das gar nicht gut für dich sein?«

Beispiel: *»Da du eher ein zartes Naturell bist, könnte Joggen bei dir zu viel Energie verbrauchen, dich womöglich sogar schwächen.«*

Schreiben Sie mindestens zehn solche Empfehlungen und Entgegnungen auf.

Überlegen Sie, welche Freunde auf welche Empfehlungen wie reagieren würden. Überdenken Sie schließlich, ob es nicht sinnvoller wäre, wenn Sie diese Empfehlungen vorerst in Ihrem eigenen Leben umsetzen würden.

32. VINE

DIE AUTORITÄTS-BLÜTE

1. Woran erkenne ich, daß ich im negativen *Vine*-Zustand bin?

Persönliche Ergänzungen:

An Gedanken wie:
»Jetzt erst recht.«
»Ohne Rücksicht auf Verluste.«
»Um jeden Preis.«

An Gefühlen wie:
Man spürt einen inneren Zwang, recht behalten zu müssen.
Starker innerer Druck

An Reaktionen wie:
Man setzt sich ohne schlechtes Gewissen über die Wünsche anderer Menschen hinweg.
Man hat Schwierigkeiten mit Autoritätspersonen.

An Energie-Qualitäten wie:
»Mit den Kopf durch die Wand«

2. Wie entsteht die Kommunikationsstörung mit meiner inneren Führung?

Mein **Fühl-Ich** hat viele Erfahrungen verdrängt, in denen es unterdrückt wurde, und verharrt in einem Oppositionsverhalten – auch gegenüber meinem Höheren Selbst.

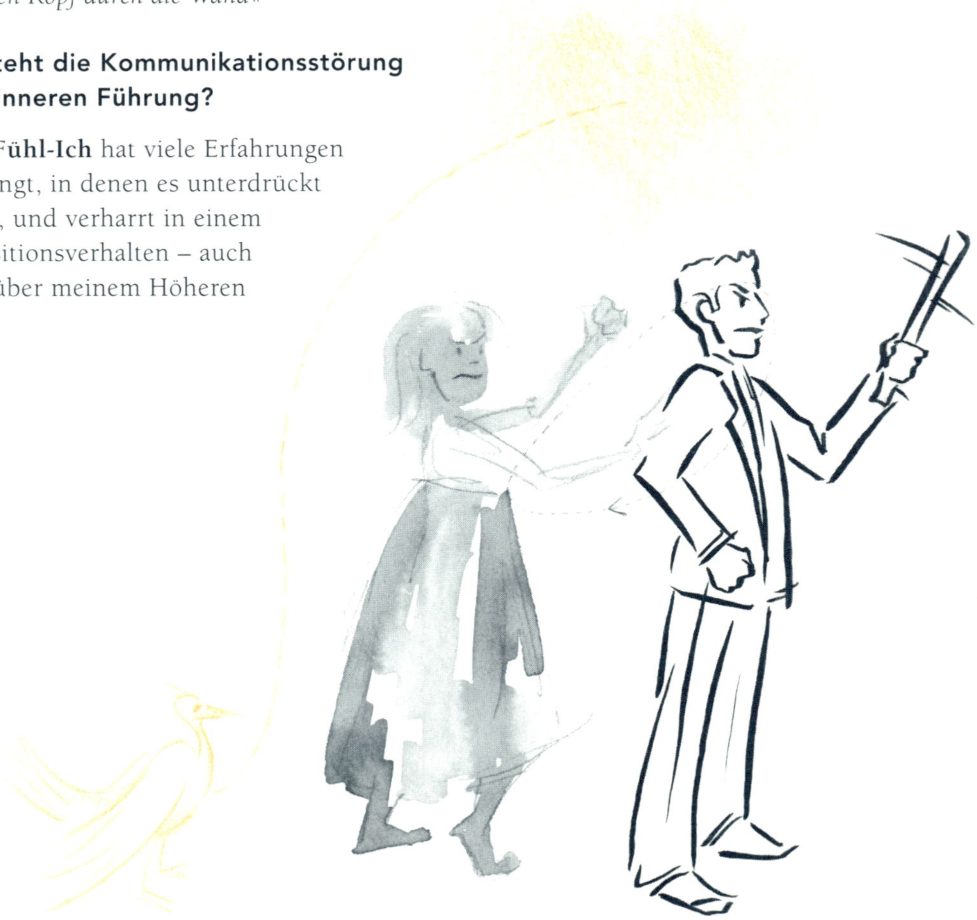

Mein **Denk-Ich** definiert sich über die Verwirklichung eigener Machtansprüche und stellt seine Verstandes- und Willenskräfte ausschließlich in den Dienst eigener ehrgeiziger Interessen, ohne Rücksicht auf die Bedürfnisse der sozialen Umwelt.

Persönliche Ergänzungen:

Dadurch mißachtet es die Individualität anderer Wesen und benutzt deren Energie.

3. Welche geistige Wahrheit wird von meinem Denk-Ich nicht beachtet oder falsch verstanden?

Jede bewußt gegen einen anderen Menschen gerichtete Tat verstößt gegen das Gesetz der Einheit und wirkt automatisch auf den Verursacher zurück, denn Druck erzeugt Gegendruck.

Der Schmerz, den man anderen Wesen zufügt, wird früher oder später im eigenen Körper erlebt.

Der Drang, andere zu beherrschen, führt irgendwann dazu, daß man selbst von anderen Menschen oder Umständen beherrscht wird.

4. Welche bewußte Entscheidung verbindet mich wieder mit meiner inneren Führung?

Zum Beispiel: *Ich erkenne an, daß jeder Mensch ein Recht auf seine eigene Persönlichkeit hat. Ich verzichte darauf, mich um jeden Preis durchsetzen zu wollen.*

Ich entscheide mich, meinen Mitmenschen partnerschaftlicher zu begegnen.
Ich gehorche dabei den Anweisungen meines Höheren Selbst.

5. Welche Eigenschaften werden mir dabei helfen?

Demut, Respekt

6. Daran erkenne ich, daß mein positives *Vine*-Potential wächst

Zum Beispiel: »*Ich lasse bei meinem Handeln jetzt mehr das Herz sprechen. Ich kann besser zwischen gesundem und ungesundem Ehrgeiz unterscheiden.*

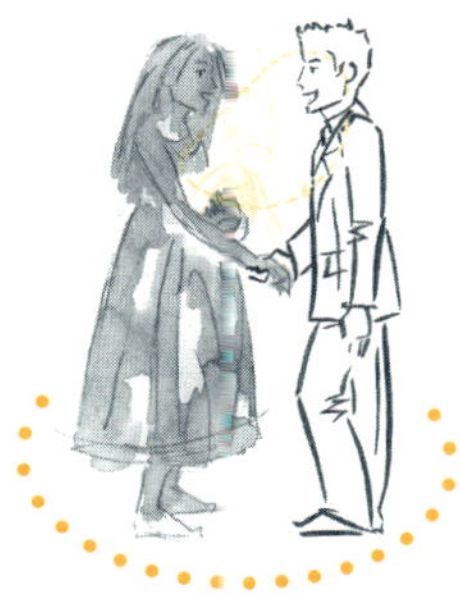

Ideale Kommunikation

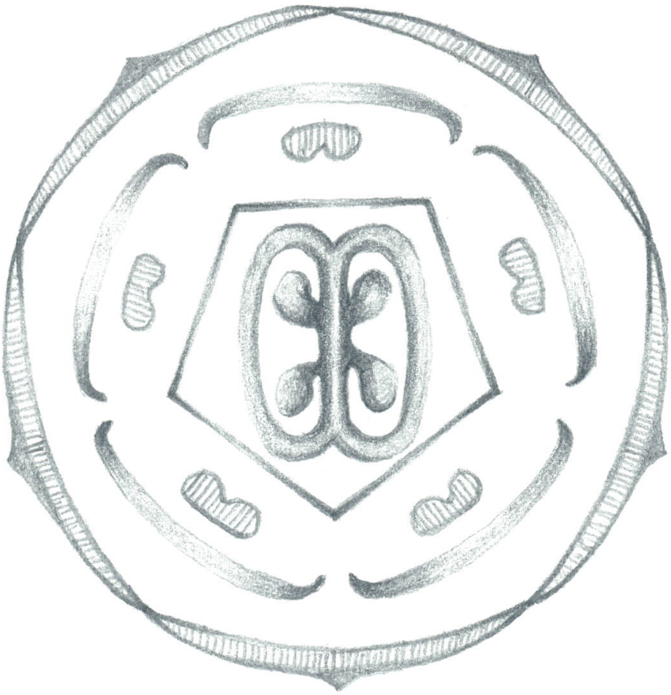

1. Erleben Sie den negativen *Vine*-Zustand ganz bewußt:

Setzen Sie Ihren Willen durch!

Im *Vine*-Zustand möchte man sein Ziel um jeden Preis erreichen, ohne Rücksicht auf Verluste. Wie intensiv die gebündelte Energie dabei werden kann, erleben Sie am besten durch die folgenden Versuche:

Schauplatz: Ihre Küche.
Verschnüren Sie eine Schachtel mit einer zu kurzen Schnur. Wie sieht die Schachtel aus, wenn Ihnen der Knoten schließlich gelungen ist? ... Hat sie Dellen oder Schnürfalten davongetragen?

Öffnen Sie eine zu kleine Konservendose mit einem unpassend großen Dosenöffner. Was passiert mit der Dose? Was blieb vom Doseninhalt übrig?

Probieren Sie schließlich, den Inhalt Ihres Papierkorbes und viel Styroporabfall in eine kleine Mülltüte zu zwängen, bis sie zu platzen droht ...

Versuchen Sie, sieben Kerzen mit einem einzigen Streichholz anzuzünden.

Wie fühlt man sich nach solchen »Gewaltaktionen«? Befriedigt, triumphierend, etwas beschämt ...?

Beschreiben Sie auch diese Episoden in Ihrem Blüten-Journal.

2. Beobachten Sie das *Vine*-Prinzip in Ihrer Umgebung:

Sie werden nicht lange danach suchen müssen, denn das *Vine*-Prinzip drängt sich einem täglich auf:
Auf dem Weg ins Büro wird einem die Vorfahrt abgeschnitten, beim Bäcker drängelt sich jemand in der Warteschlange vor, beim Streit um den Parkplatz will keiner nachgeben.

Wie schwach muß man sich im *Vine*-Zustand innerlich fühlen, um so aggressiv auftreten zu müssen? Was meint man beweisen zu müssen?

Subtiler ist die Situation, wenn sich das *Vine*-Prinzip in starkem Ehrgeiz ausdrückt – z. B.: man schuftet Tag und Nacht, um einen bestimmten Wettbewerb zu gewinnen.
Oder wenn man die *Vine*-Energie gegen sich selbst richtet – z.B., man versucht, einen natürlich ablaufenden Krankheitsprozeß durch starke Medikamente mit Gewalt zu unterbinden.

3. Entdecken und entwickeln Sie Ihr positives *Vine*-Potential:

Meinem **Denk-Ich** und meinem **Fühl-Ich** muß klarwerden, daß alle Wesen die gleiche Existenzberechtigung haben und daß wir alle im Rahmen eines größeren Planes unsere Aufgabe erfüllen. Hierbei sollten wir uns gegenseitig helfen, nicht behindern.

Was habe ich davon, wenn ich mit dem Kopf durch die Wand gehe?

Um im Umgang mit dem Prinzip »Führen und Gehorchen« mehr Flexibilität zu erlangen, hier die folgende Schreibübung:

Suchen Sie eine Situation in Ihrem Leben, wo Sie als Respekts- oder Autoritätsperson Ihren persönlichen Willen zwar durchsetzen könnten, aber wissen, daß einige andere Menschen damit nicht einverstanden wären. Zum Beispiel: Sie wollen den nächsten Betriebsausflug als Bergwanderung gestalten, die Mehrzahl Ihrer Mitarbeiter würde aber lieber zu einem Stadtfest gehen.
Arbeiten Sie in solchen Situationen mit folgenden Fragen:

- »Was verliere ich, wenn ich nachgebe?«
  »Autorität – man würde mir das eventuell als Schwäche auslegen.«
- »Was gewinne ich, wenn ich nachgebe?«
  »Sympathie und die Bereitwilligkeit meiner Mitarbeiter, mir ihrerseits entgegenzukommen.«
- »Was verliere ich, wenn ich mich durchsetze?«
  »Die Mitarbeiter werden sich überfahren fühlen und menschlich abblocken.«
- »Was gewinne ich, wenn ich mich durchsetze?«
  »Ich habe meine Autorität gewahrt.«
- »Was dient der übergeordneten Zielsetzung, also hier dem guten Betriebsklima, am meisten?«
  »Dem Stadtfest-Besuch zuzustimmen.«

Benutzen Sie diese Formel in ähnlichen Situationen und orientieren Sie sich immer an der übergeordneten Zielsetzung.

Ergänzende Empfehlung

Machen Sie sich klar, daß Sie nur wirklich gewinnen können, wenn Sie eine Lösung finden, bei der es keine echten Verlierer gibt, und ein übergeordnetes Ziel erreicht werden kann. In den angelsächsischen Ländern nennt man das die *win/win strategy*.

33. WALNUT

DIE GEBURTSHELFERIN

Persönliche Ergänzungen:

1. Woran erkenne ich, daß ich im negativen *Walnut*-Zustand bin?

An Gedanken wie:
»Wenn ich wüßte, wie es wird ...«
»Ich müßte mich endlich freischwimmen!«

An Gefühlen wie:
Innere Verunsicherung, Befangenheit

An Reaktionen wie:
Man hat sich nach reiflicher Überlegung zu einer Zahnregulierung entschlossen, läßt sich aber durch Bemerkungen seines Partners oder seiner Kinder immer wieder davon abbringen, den Termin beim Zahnarzt fest zu buchen.

An Energie-Qualitäten wie:
Der Energiestrom kommt phasenweise ins Stocken.

2. Wie entsteht die Kommunikationsstörung mit meiner inneren Führung?

Mein **Fühl-Ich** und mein **Denk-Ich** haben sich grundsätzlich entschlossen, den nächsten Schritt in eine neue Entwicklungsphase zu tun.

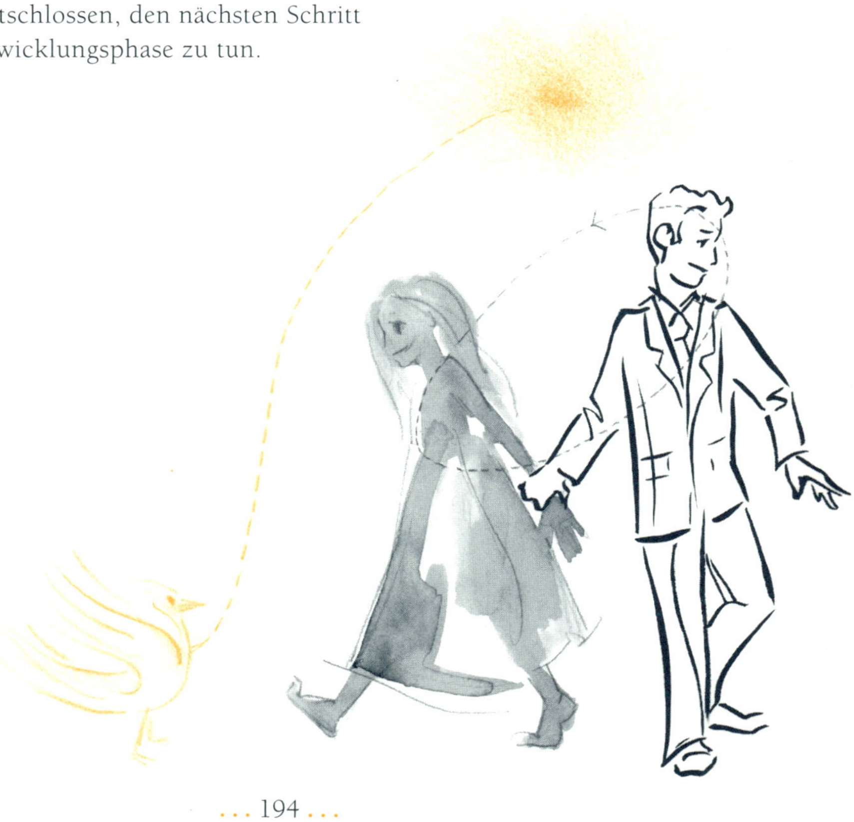

Persönliche Ergänzungen:

Aber mein **Denk-Ich** hat noch nicht genügend Informationen und Erfahrungen über die neue Situation gesammelt und ist darum nicht bereit, auf die innere Sicherheit meines **Fühl-Ichs** zu vertrauen.

Aber mein **Denk-Ich** läßt sich immer wieder von konventionellen Einwänden, rationalen Argumenten oder der Einforderung alter Versprechen ins Schwanken bringen und verunsichert damit auch wieder mein **Fühl-Ich**.
So zögern schließlich beide, den entscheidenden Schritt in die Verwirklichung zu tun.

3. Welche geistige Wahrheit wird von meinem Denk-Ich nicht beachtet oder falsch verstanden?

Innere Erfüllung findet man über das Verwirklichen des eigenen Lebensplanes.

Um auf der Lebensleiter aufzusteigen, muß man den Fuß erst vollkommen von der unteren Stufe abheben, um die nächsthöhere Stufe ganz betreten zu können.

4. Welche bewußte Entscheidung verbindet mich wieder mit meiner inneren Führung?

Zum Beispiel: *Ich entscheide mich, meiner inneren Führung in jeder Lebenssituation die erste Priorität einzuräumen. Eine als richtig erkannte neue Entscheidung werde ich unbeirrt Schritt für Schritt verwirklichen und mir selbst dabei treu bleiben.*

5. Welche Eigenschaften werden mir dabei helfen?

Innere Zuversicht, Vertrauen, Konsequenz

6. Daran erkenne ich, daß mein positives *Walnut*-Potential wächst

Zum Beispiel: *Ich kann Veränderungen und Neuentwicklungen unbefangen in Angriff nehmen, ohne mich von außen verunsichern zu lassen.*
Ich habe innere Festigkeit gewonnen; meine Charakterstärke ist gewachsen.

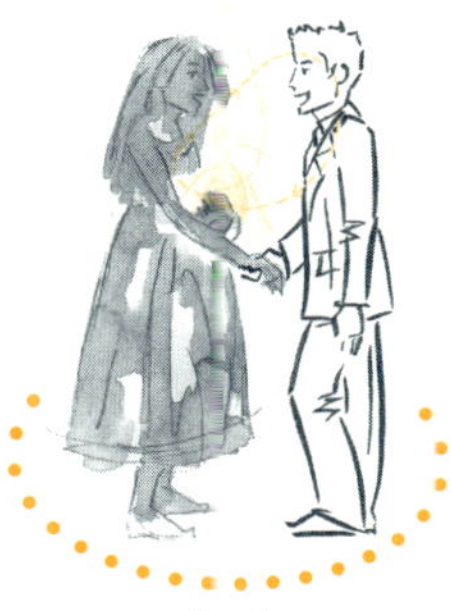

Ideale Kommunikation

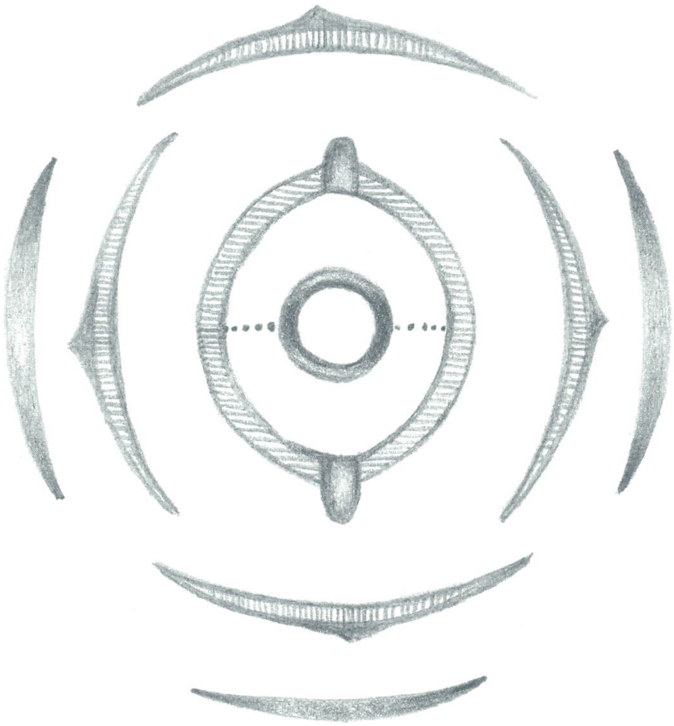

1. Erleben Sie den negativen *Walnut*-Zustand ganz bewußt:

Lieblingsmelodie ... Lebensmelodie

Im *Walnut*-Zustand läßt man sich auf dem eigenen Lebensweg ablenken – erleben Sie dies symbolisch in der folgenden Übung.

Sie brauchen dazu einen CD-Player oder Plattenspieler, eine CD oder Schallplatte mit Ihrer Lieblingsmelodie und ein Radio, eingestellt auf einen Nachrichtensender.

Legen Sie die Platte auf, und tanzen Sie zu Ihrer Lieblingsmusik, gleichzeitig schalten Sie eine Nachrichtensendung im Radio ein.

Beobachten Sie, wie der Kommentator unwillkürlich Ihre Aufmerksamkeit auf sich zieht und wieviel psychische Energie es erfordert, den Tanz zu Ihrer Lieblingsmelodie gut durchzuhalten.

Vielleicht fallen Ihnen beim Tanzen oder hinterher auch Situationen aus Ihrem Leben ein, wo Sie ähnliche Gefühle hatten.

Machen Sie sich dazu einige Notizen in Ihrem Blüten-Journal.

2. Beobachten Sie das *Walnut*-Prinzip in Ihrer Umgebung:

Es kommt immer wieder vor, daß Schwangere, die auf der bewußten Ebene noch nicht wissen, daß sie ein Kind erwarten, intuitiv *Walnut* wählen. Die Befruchtung hat bereits stattgefunden, ein geistiges Bild beginnt, Form anzunehmen. Aber noch weiß niemand genau, wie das Ergebnis aussehen wird. Dieses Übergangsstadium ruft Verunsicherung hervor: Hier wirkt das *Walnut*-Prinzip.

Wenn Sie Sätze hören wie: »Ich gehe schwanger mit der Überlegung, mich beruflich zu verändern« oder »Ich trage mich mit der Idee, in eine andere Stadt zu ziehen«, erkennen Sie den *Walnut*-Zustand.

Im *Walnut*-Zustand ist man auf geistiger Ebene schon weiter als auf der körperlichen Manifestationsebene – es kann aber auch umgekehrt sein. Dann beginnt der Körper einen neuen Zyklus, und der Geist kommt noch nicht nach, z. B. eine Frau kommt in die Wechseljahre und erkennt noch nicht die damit verbundene geistige Entwicklungschance.

In vielen Kulturen werden *Walnut*-Zustände auch heute noch im Rahmen von Ritualen verarbeitet. Ein Entwicklungsschritt, ein geistiges Bild, wird durch eine symbolische Handlung nachvollzogen und dadurch manifestiert: Der Jüngling wird zum Mann, die Novizin wird zur Nonne.

3. Entdecken und entwickeln Sie Ihr positives *Walnut*-Potential:

Mein **Fühl-Ich** muß sich stärker auf die innere Führung durch das Höhere Selbst ausrichten und zu seinen inneren Wahrnehmungen stehen.

Mein **Denk-Ich** muß mit meinem **Fühl-Ich** enger zusammenarbeiten, sich bei der Verwirklichung von Ideen stärker gegen Fremdeinflüsse abgrenzen und nicht beirren lassen.

Bleiben Sie sich selbst treu

Für diese Übung brauchen Sie gelbe und weiße Karteikärtchen. Stellen Sie sich folgendes vor, oder erinnern Sie sich an eine ähnliche konkrete Situation:

Sie haben eine wichtige Lebensentscheidung getroffen, z. B. ein Haus zu kaufen, zu heiraten, eine Ausbildung abzubrechen, und wollen diesen Entschluß auf einem Geburtstagsfest Ihren Verwandten und Freunden mitteilen. Sie wissen, daß nicht alle Personen Ihre Entscheidung gut finden werden, und hören innerlich schon ihre Gegenargumente.

Schreiben Sie sieben verschiedene Einwände oder Gegenargumente auf sieben gelbe Kärtchen.
Was würden Sie jeder dieser Personen entgegnen, um Ihre Entscheidung zu bekräftigen? Auf sieben weiße Karteikarten schreiben Sie Ihre jeweiligen Argumente:

Beispiel: »*Ich habe mich entschlossen, mich für ein Jahr beurlauben zu lassen, um bei einem Sozialprojekt in Brasilien mitzuarbeiten.*«

Erste gelbe Karte: »*Vater sagt: ›Damit ist dein gesicherter Arbeitsplatz gefährdet.‹*«

Erste weiße Karte: »*Heute gibt es kaum noch gesicherte Arbeitsplätze. Wichtig für die Zukunft ist, meine eigenen Fähigkeiten zu entwickeln, dazu verhilft mir dieser Aufenthalt.*«

Zweite gelbe Karte: »*Mutter sagt: …*«

Wenn Sie so alle Bedenken entkräftet haben, reißen Sie die gelben Kärtchen einzeln sehr bewußt und sorgfältig durch und verbrennen die Reste.

Die weißen Karten kleben Sie in Ihr Blüten-Journal und träufeln, wenn Sie mögen, als symbolische Verstärkung einen Tropfen *Walnut* auf diese Seite.

1 2 3 4 5 6 7 8 9 10 11 12

34. WATER VIOLET
DIE KOMMUNIKATIONS-BLÜTE

1. Woran erkenne ich, daß ich im negativen *Water-Violet*-Zustand bin?

Persönliche Ergänzungen:

An Gedanken wie:
»Niemand versteht mich.«
»Andere fragen bringt nichts.«
»Ich bleibe lieber unabhängig.«
»Ich halte mich da raus!«

An Gefühlen wie:
Man ist wie von einer Isolierschicht umgeben, fühlt sich einsam in der Menge. Der Funke will nicht überspringen.

An Reaktionen wie:
Man schlägt eine Einladung aus, weil es einem zuviel ist, den ganzen Abend mit anders gearteten Menschen reden zu müssen.

An Energie-Qualitäten wie:
Zurückgezogen, wie von einer unsichtbaren Hand zurückgehalten

2. Wie entsteht die Kommunikationsstörung mit meiner inneren Führung?

Mein **Fühl-Ich** hat seine Grenzen überschritten, psychische Energie verloren und möchte sich aus den Kommunikationsprozessen des Lebens zurückziehen.

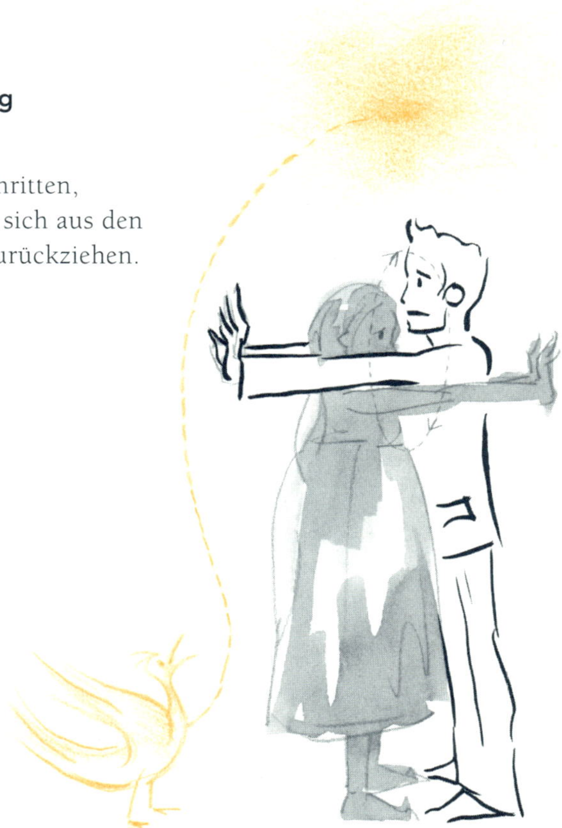

Persönliche Ergänzungen:

Anstatt mein **Fühl-Ich** zu ermutigen, Kontakt zu meinem Höheren Selbst zu suchen, um so wieder ins Gleichgewicht zu kommen, bestärkt mein **Denk-Ich** mein **Fühl-Ich** in seiner Rückzugstendenz.

Es liefert meinem **Fühl-Ich** Argumente, warum es sich nicht lohnt, die Kommunikation aufrechtzuerhalten. So können keine neuen Impulse aufgenommen und keine neuen Erfahrungen gemacht werden.

3. Welche geistige Wahrheit wird von meinem Denk-Ich nicht beachtet oder falsch verstanden?

Der Lebensplan offenbart sich uns durch andere Menschen und Ereignisse. Der geistige Weg führt durch die Welt, nicht weg von der Welt.

4. Welche bewußte Entscheidung verbindet mich wieder mit meiner inneren Führung?

Zum Beispiel: *Ich beschließe, mich voll auf das Leben einzulassen und – wo angebracht – mehr auf meine Mitmenschen zuzugehen, um im Miteinander neue Erfahrungen zu machen.*

5. Welche Eigenschaften werden mir dabei helfen?

Bereitschaft, sich auf neue Erfahrungen einzulassen
Demut, Toleranz

6. Daran erkenne ich, daß mein positives *Water-Violet*-Potential wächst

Zum Beispiel: *Ich fühle mich mit meinen Mitmenschen mehr verbunden und kann meine Gefühle mehr zum Ausdruck bringen.*

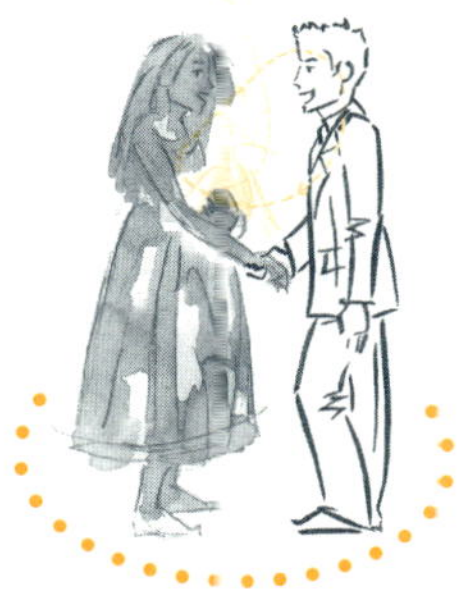

Ideale Kommunikation

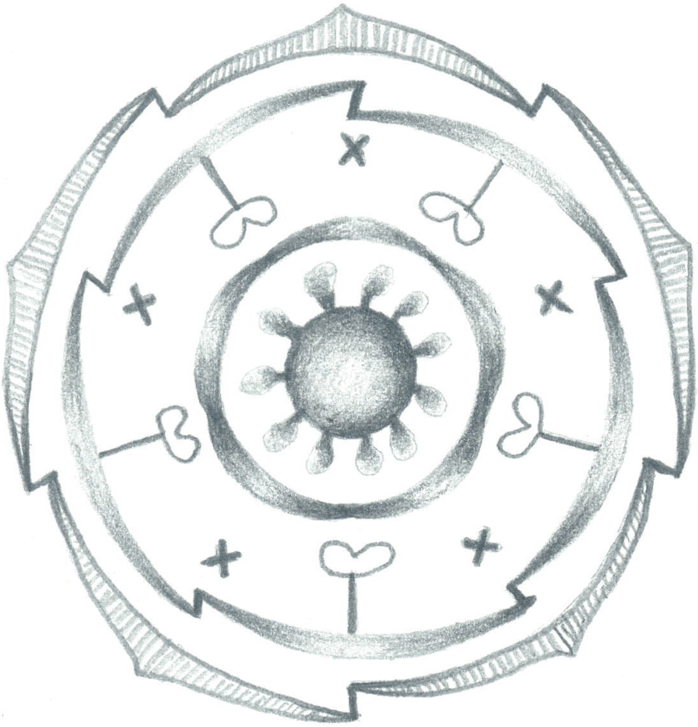

1. Erleben Sie den negativen *Water-Violet*-Zustand ganz bewußt:

My home is my castle

Stellen Sie sich folgendes vor, oder erinnern Sie sich an eine entsprechende Situation: Sie sind zu einem Fest, einem Empfang oder einem Cocktail eingeladen. Eigentlich haben Sie überhaupt keine Lust, dort hinzugehen.

Schreiben Sie in Ihr Blüten-Journal fünf Argumente, mit denen Sie sich selbst beweisen wollen oder bewiesen haben, daß Sie nichts versäumen, wenn Sie zu Hause bleiben.
Beispiel: *»Ich wüßte nicht, was ich dort profitieren könnte – dort kann man mit niemandem ein vernünftiges Gespräch führen –, ich will nicht den ganzen Abend über blöde Witze lachen müssen«* usw.

Ergänzen Sie diese Notizen um eine zweite Rubrik. Gestehen Sie sich ein, was Sie in Wirklichkeit vermeiden möchten, indem Sie zu Hause bleiben.
Beispiel: *»Ich vermeide, daß mir zu persönliche Fragen gestellt werden – ich vermeide, mit Leuten zu tanzen, die mir zu unbeholfen sind – ich vermeide, in Diskussionen nicht zu wissen, was ich sagen soll – ich vermeide, in Auseinandersetzungen hineingezogen zu werden.«*

Erkennen Sie jetzt die innere Mechanik? Ihr **Denk-Ich** liefert Ihnen die Argumente für etwas, das Ihr **Fühl-Ich** eigentlich vermeiden möchte.

Sie können jetzt noch eine weitere Übung anschließen:

Gehen Sie allein auf ein Volksfest, zu einem »Tag der offenen Tür« oder auf einen Flohmarkt. Beobachten Sie das bunte Treiben – aber reden Sie mit keinem Menschen.
Lassen Sie sich auch nicht ansprechen. Nehmen Sie bewußt keinen Kontakt auf, kaufen Sie also auch nichts.

Wie fühlen Sie sich während dieses Besuchs und später zu Hause? Notieren Sie Ihre Gedanken in Ihrem Blüten-Journal.

2. Beobachten Sie das *Water-Violet*-Prinzip in Ihrer Umgebung:

Halten Sie einmal Ausschau nach den Außenseitern am Strand, im Fitneß-center, auf der Schlittschuhbahn, in einer Meditationsgruppe, auf einer Berghütte. Was unterscheidet sie von anderen Menschen? Wirken sie souverän, abweisend, isoliert, konzentriert ...? Beobachten Sie ihre Mimik und ihr Verhalten.
Versuchen Sie, so einen »Außenseiter« einmal anzusprechen. Reagiert er abwehrend, oder haben Sie das Gefühl, daß er für die Kontaktaufnahme sogar ganz dankbar ist?

3. Entdecken und entwickeln Sie Ihr positives *Water-Violet*-Potential:

Mein **Fühl-Ich** muß verstehen, daß es nicht alles allein schaffen muß. Es muß lernen einzuschätzen, wann es gut ist, Grenzen zu setzen, und wann man um Hilfe bitten kann und soll.

Mein **Denk-Ich** muß seine Illusion der Einzigartigkeit aufgeben, beide müssen Anschluß an das Höhere Selbst gewinnen.

Die Kommunikationsübung

Schließen Sie jetzt an den zweiten Teil von Übung 1 an.

Gehen Sie in der nächsten Woche wieder auf einen Flohmarkt oder ein Fest, und versuchen Sie diesmal bewußt, Kontakte mit anderen Menschen aufzunehmen. Beginnen Sie ein Gespräch mit einem »Typen«, den Sie von sich aus sonst niemals ansprechen würden. Verhandeln, feilschen Sie locker mit einem Händler.

Erproben Sie dabei Ihre Grenzen, also wie weit Sie gehen können und wollen – nicht nur materiell.

Versuchen Sie, übereinstimmende Verhaltensmuster und Charakterzüge bei den Flohmarktanbietern und den Interessenten zu erkennen. Kaufen Sie schließlich mindestens eine Kleinigkeit als bleibendes Andenken und Erinnerung an diesen Tag.

Ergänzende Empfehlung

Treten Sie einer Gruppe bei, die sich einem schönen Ziel verschrieben hat, z. B. einer Tanzgruppe, einem Chor, einer Umweltorganisation oder einer Nachbarschaftshilfe.

Es sollte sich dabei um eine Gemeinschaft handeln, in der man gemeinsam eine positive Leistung erbringt, wobei man aber auf gegenseitige Hilfe und Kooperation angewiesen ist. Denn im *Water-Violet*-Zustand müssen Sie lernen, zu geben – und auch anzunehmen.

35. WHITE CHESTNUT

DIE GEDANKEN-BLÜTE

1. Woran erkenne ich, daß ich im negativen *White-Chestnut*-Zustand bin?

Persönliche Ergänzungen:

An Gedanken wie:
»Ich will das nicht schon wieder denken!«

An Gefühlen wie:
Kopf übervoll, überreizt, gequält

An Reaktionen wie:
Man führt nachts innere Gespräche, die immer wieder von vorne beginnen.
Man kann sich vor lauter Gedanken-Zudrang nicht auf die vor einem liegende Aufgabe konzentrieren.

An Energie-Qualitäten wie:
Inneres Kreisen und Vibrieren

2. Wie entsteht die Kommunikationsstörung mit meiner inneren Führung?

Mein **Denk-Ich** reagiert träge und hat es lange versäumt, die Impulse meines **Fühl-Ichs** ernst zu nehmen, anzunehmen und zu bearbeiten.

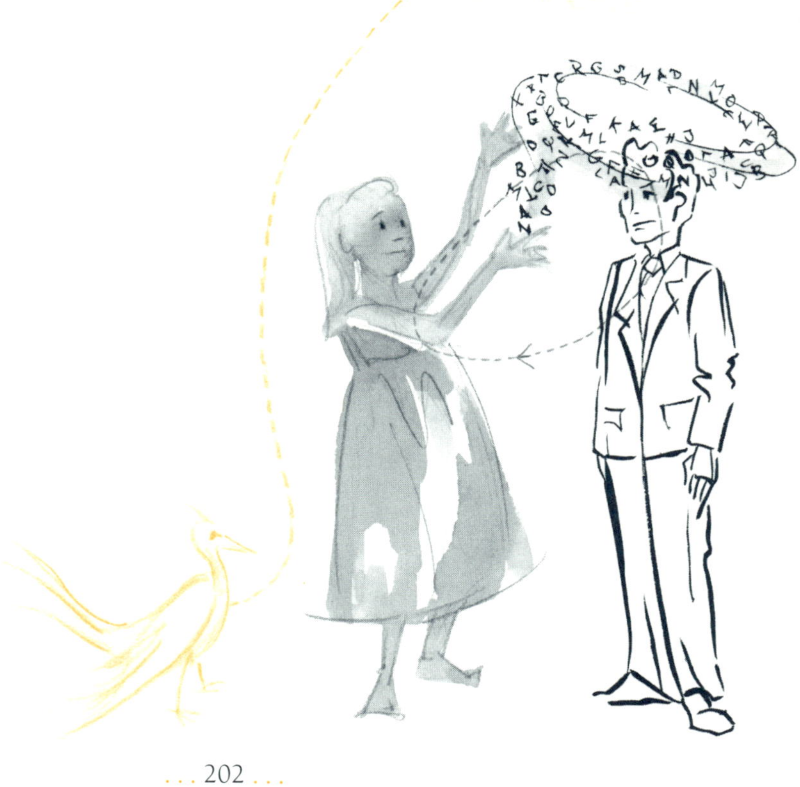

Persönliche Ergänzungen:

Dadurch droht der Speicher meines **Fühl-Ichs** überzulaufen, es kommt aus seiner natürlichen Balance. Das **Fühl-Ich** versucht nun bei jeder Gelegenheit, meinem **Denk-Ich** die zu verarbeitenden Impulse erneut zu präsentieren und verliert darüber die Verbindung zum Höheren Selbst.

Erst wenn sich mein **Denk-Ich** entschließt, seine eigene Aufgabe wahrzunehmen: die Gefühlsimpulse zu ordnen und Entscheidungen zu treffen, kann mein **Fühl-Ich** wieder zu seinem natürlichen Rhythmus zurückfinden.

3. Welche geistige Wahrheit wird von meinem Denk-Ich nicht beachtet oder falsch verstanden?

Die Verbindung zur inneren Führung läuft über die Gefühlsebene.

Darum muß man seine Gefühlsimpulse ernst nehmen und sich nach Möglichkeit zeitgerecht mit ihnen auseinandersetzen.

4. Welche bewußte Entscheidung verbindet mich wieder mit meiner inneren Führung?

Zum Beispiel: *Ich entschließe mich, meine Impulse ganzheitlicher wahrzunehmen und mich bewußt damit auseinanderzusetzen, sobald sie auftreten.*

Wenn ich Problemlösungen suche, wende ich mich gezielt an meine innere Führung und bitte um die notwendige Inspiration.

5. Welche Eigenschaften werden mir dabei helfen?

Bereitwilligkeit, Gelassenheit

6. Daran erkenne ich, daß mein positives *White-Chestnut*-Potential wächst

Zum Beispiel: *Mein Kopf ist klarer. Vieles, was ich früher gedanklich erzwingen wollte, kann ich heute an mich herankommenlassen und warten, bis die Lösung von selbst in mir auftaucht.*

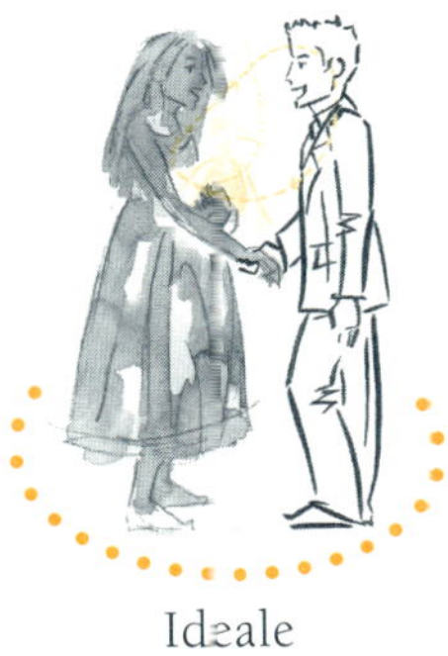

Ideale Kommunikation

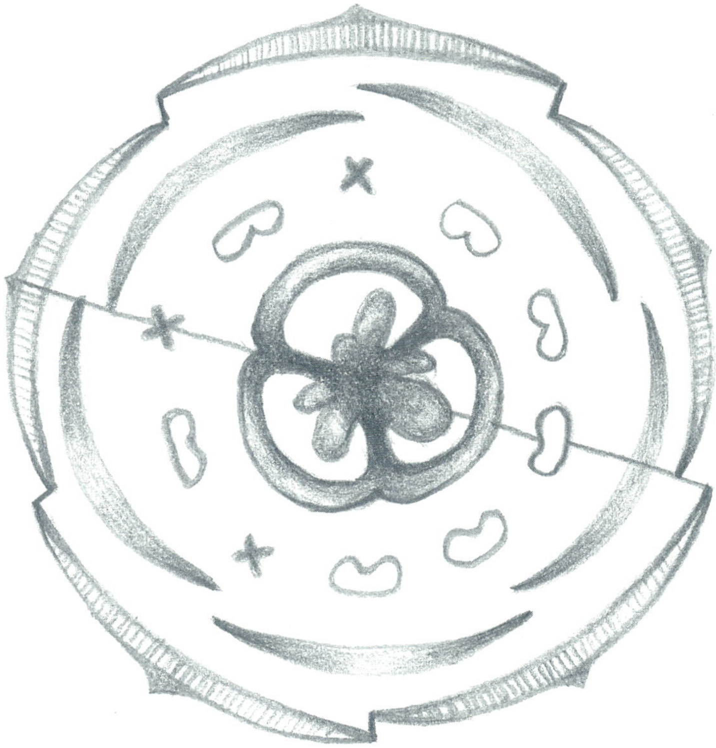

1. Erleben Sie den negativen *White-Chestnut*-Zustand ganz bewußt:

Der Ohrwurm

Stellen Sie Ihre Kurzzeituhr auf 15 Minuten, und bringen Sie sich folgendermaßen in den *White-Chestnut*-Zustand:

Lassen Sie eine Schallplatte oder eine CD mit einer eingängigen Musik, die aber nicht Ihre Lieblingsmusik sein sollte, 15 Minuten in ununterbrochener Wiederholung laufen und summen Sie mit. Oder sprechen Sie immer den gleichen Satz 15 Minuten lang vor sich hin: z. B.: »Essen und Trinken hält Leib und Seele zusammen.«
Wenn die Kurzzeituhr klingelt, hören Sie damit auf und registrieren Ihre Wahrnehmung und Ihre Gefühle. Sind Sie erleichtert? Läuft die Leier noch eine Weile in Ihrem Kopf weiter? Wie lange?

Notieren Sie diese Beobachtungen in Ihrem Blüten-Journal.

Sollten Sie aus dieser Gedankenmühle nicht von allein wieder herausfinden, nehmen Sie *White Chestnut* im Wasserglas ein.

2. Beobachten Sie das *White-Chestnut*-Prinzip in Ihrer Umgebung:

Das *White-Chestnut*-Prinzip ist nicht einfach zu beobachten, denn der unbewußt kreisende Gedankenautomatismus findet selten verbalen Ausdruck.

Im *White-Chestnut*-Zustand sind oft Verkäufer in Geschäften, in denen von morgens bis abends ein Musikband läuft, aber wenig Kunden zu bedienen sind. Da ihre Aufmerksamkeit in den Bedienungspausen nicht auf ein Ziel gerichtet ist, nehmen sie die Musik-Impulse halbbewußt wahr, ordnen sie aber nicht bewußt ein.

Beobachten Sie, wie solche Verkäufer, ohne es zu merken, sich sogar noch beim Bedienen im Rhythmus der Melodie bewegen.

3. Entdecken und entwickeln Sie Ihr positives *White-Chestnut*-Potential:

Mein **Fühl-Ich** muß durch den Anschluß an das Höhere Selbst zu seinem natürlichen Zeitrhythmus zurückfinden, um mein **Denk-Ich** nicht zur Unzeit mit Impulsen zu überschwemmen.
Mein **Denk-Ich** muß wieder die Bereitschaft entwickeln, Impulse bewußt aufzugreifen, zu ordnen und Entscheidungen daraus zu formulieren, die auch umgesetzt werden. Durch die Verbindung zum Höheren Selbst strukturiert sich der Gedankenstrom leichter, da durch den Lebensplan eine grundsätzliche Zielrichtung vorgegeben wird.

Gedankenentrümpelung

Dazu bereiten Sie in Ihrem Blüten-Journal eine Doppelseite vor, die Sie in eine große Spalte (linke Seite) und vier kleine Spalten (rechte Seite) aufteilen. Überschreiben Sie diese Spalten, wie hier angegeben:

1. Spalte: Gedanke
2. Spalte: »erledige ich noch heute«
3. Spalte: »erledige ich in dieser Woche«
4. Spalte: »für spätere Erledigung«
5. Spalte: »Gedanke wird storniert, fallengelassen«

Harmonisieren Sie zunächst Ihr **Fühl-Ich**, damit es wieder Anschluß an seine natürlichen Zeitrhythmen findet. Stellen Sie Ihre Kurzzeituhr auf 10 Minuten, und zentrieren Sie sich, wie z. B. auf Seite 55 angegeben oder mit Hilfe einer anderen, Ihnen vertrauten Methode.

Wenn die Kurzzeituhr geklingelt hat, wenden Sie sich innerlich der Frage zu:

- »Was ist noch offen?«

Lassen Sie jetzt aus der Entspannung heraus in sich die Gedanken aufsteigen, die wohl am dringendsten bearbeitet werden müssen.

Notieren Sie nun alle auftauchenden Gedanken untereinander in der ersten Spalte in Ihrem Blüten-Journal.

Ordnen Sie im nächsten Schritt diese Gedanken und kreuzen Sie jeweils eine Spalte an.

Lassen Sie so für 20 Minuten einen Gedanken nach dem anderen in sich aufsteigen.
Beispiele:

1. Gedanke: *»Endlich meine Schwester in Düsseldorf anrufen.«*
Kreuz in Spalte 2.

2. Gedanke: *»Noch weitere Besteckteile ergänzen.«*
Kreuz in Spalte 5.

3. Gedanke: *»Die nächsten Sommerferien planen.«*
Kreuz in Spalte 4 – usw.

Schließen Sie diese Übung ab, indem Sie Ihre Gedankenliste noch einmal betrachten und eventuell genaue Termine festlegen. Wie fühlen Sie sich jetzt?

36. WILD OAT

DIE BERUFUNGS-BLÜTE

1. Woran erkenne ich, daß ich im negativen *Wild-Oat*-Zustand bin?

Persönliche Ergänzungen:

An Gedanken wie:
»Immer auf der Suche, nie am Ziel.«
»Auch diese Möglichkeit würde mich reizen.«

An Gefühlen wie:
Gefühl der Unzufriedenheit
Unsicherheit über den eigenen inneren Standort

An Reaktionen wie:
Man hat viele Bekannte, gehört aber nirgends so richtig dazu.
Freunde sagen: »Du tanzst auf zu vielen Hochzeiten.«

An Energie-Qualitäten wie:
Die Energie zersplittert sich in verschiedene Richtungen, erreicht kein Ziel.

2. Wie entsteht die Kommunikationsstörung mit meiner inneren Führung?

Mein **Fühl-Ich** steht im Bann meines **Denk-Ichs** und läßt sich von immer wieder neuen Ideen und Projekten faszinieren.

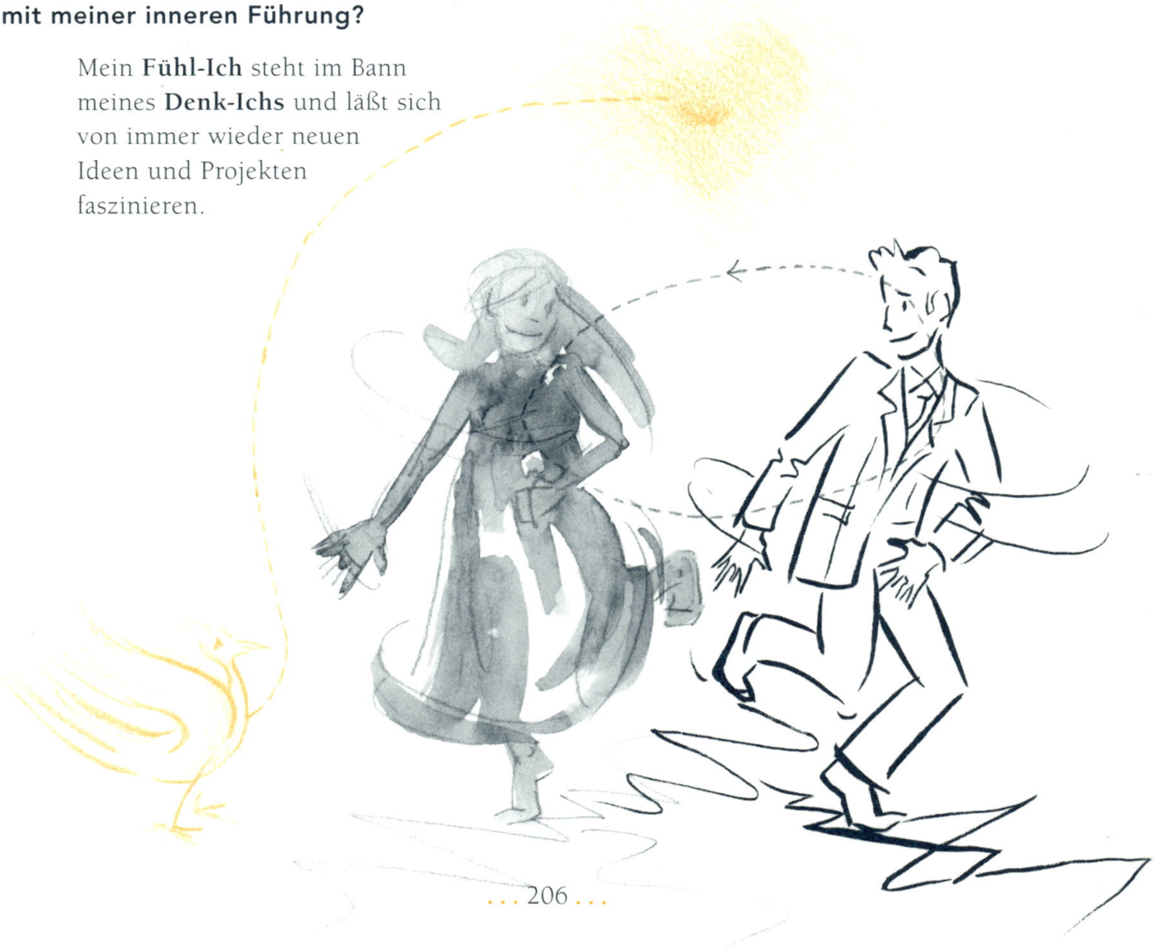

Mein **Denk-Ich** agiert wie ein Pubertierender; will etwas Besonderes verwirklichen, aber noch keine Verantwortung übernehmen. Anstatt den Weg zum Besonderssein im Inneren zu suchen, glaubt mein **Denk-Ich**, ihn im Äußeren finden zu können. Es bricht den Kontakt zum Höheren Selbst immer wieder ab, weil es fürchtet, sich festlegen zu müssen.

Persönliche Ergänzungen:

So wird kein Lernprozeß wirklich zu Ende geführt.

3. Welche geistige Wahrheit wird von meinem Denk-Ich nicht beachtet oder falsch verstanden?

Das Leben bietet unendlich viele Ausdrucksmöglichkeiten. Welche davon dem eigenen Lebensplan entsprechen, kann man nur im Dialog mit seiner inneren Führung herausfinden.

Dazu muß man nach innen horchen, statt in äußerlicher Geschäftigkeit herumzuspielen.

Wer innere Erfüllung finden will, muß bereit sein, sich ganz für eine Aufgabe einzusetzen.

4. Welche bewußte Entscheidung verbindet mich wieder mit meiner inneren Führung?

Zum Beispiel: *Bei jeder neuen Idee, die ich verwirklichen möchte, bitte ich meine innere Führung, mir deutlich werden zu lassen, inwieweit diese Idee meinem Lebensplan entspricht. Danach setze ich die Prioritäten.*

Ich bin bereit, für einmal getroffene Entscheidungen alle Konsequenzen auf mich zu nehmen und begonnene Handlungen zu Ende zu führen.

5. Welche Eigenschaften werden mir dabei helfen?

Bereitwilligkeit, Ernsthaftigkeit, Achtsamkeit

6. Daran erkenne ich, daß mein positives *Wild-Oat*-Potential wächst

Zum Beispiel: *Ich bin zielstrebiger und konsequenter in meinem Handeln und habe mehr Klarheit über meine Lebensziele.*

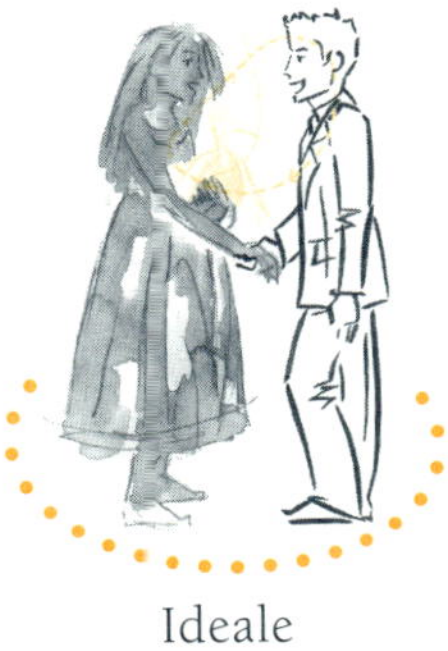

Ideale Kommunikation

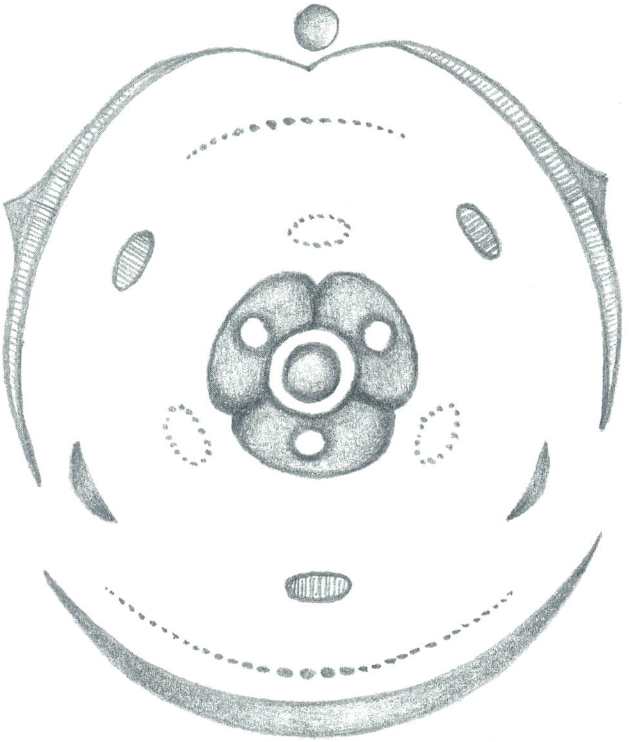

1. Erleben Sie den negativen *Wild-Oat*-Zustand ganz bewußt:

Verlockende Möglichkeiten

Stellen Sie sich vor, daß Sie sich für eine von mehreren gleichermaßen attraktiven Möglichkeiten entscheiden müssen, oder erinnern Sie sich an eine entsprechende Situation.

- Beispiel:
  Sie haben eine Ausbildung als Hotelkaufmann/frau abgeschlossen und erhalten jetzt gleich vier interessante Stellenangebote:

- *Sie können in einer international berühmten Hotelkette als Trainee beginnen.*

- *Sie können in einem neuen Kurort die Hotellerie von Anfang an mit aufbauen.*

- *Sie können in einem renommierten Badeort in den neuen Bundesländern im besten Hotel Direktionsassistent/in werden.*

- *Sie können in ein Touristenzentrum auf Hawaii einsteigen.*

Schreiben Sie jedes Angebot auf einen separaten Zettel.

Eigentlich reizt Sie alles. Aber was reizt Sie am meisten? Zum Recherchieren bleibt kaum noch Zeit. Sie können sich auch nicht mehrere Angebote offenhalten, sondern müssen sich innerhalb von 24 Stunden entscheiden.
Wie fühlen Sie sich unter dieser Anforderung? Halten Sie Ihre Eindrücke in Ihrem Blüten-Journal fest.

2. Beobachten Sie das *Wild-Oat*-Prinzip in Ihrer Umgebung:

Das *Wild-Oat*-Muster trägt oft pubertäre Züge. Fragen Sie Jugendliche nach ihrem Berufsziel, und registrieren Sie, welche »Traumberufe« genannt werden.

Junge Menschen orientieren sich naturgemäß an den reizvollen äußeren

Aspekten dieser Berufe, ohne die damit verbundenen inneren Konsequenzen zu kennen.

Wild-Oat-betonte Menschen suchen privat oder beruflich das Besondere, wollen sich aber nicht endgültig festlegen, weil sie fürchten, vielleicht etwas noch Besseres zu versäumen. Wer in Ihrem Bekanntenkreis reagiert so?

3. Entdecken und entwickeln Sie Ihr positives *Wild-Oat*-Potential:

Mein **Fühl-Ich** muß die Verbindung zum Höheren Selbst suchen, um Anschluß an seine eigenen Lebensrhythmen und Muster zu bekommen.

Mein **Denk-Ich** muß bereit sein, die Impulse meines **Fühl-Ichs** realistisch zu prüfen, Entscheidungen zu treffen und sich dazu zu bekennen.

Schließen Sie jetzt an Übung 1 an, um künftige *Wild-Oat*-Zustände konstruktiv nutzen zu können.

Finden Sie Ihren roten Faden!

Nicht jeder Mensch hat eine eng eingegrenzte Lebensaufgabe – aber jeder hat charakteristische Lebensmuster, die seinen Lebensplan widerspiegeln. *Wild-Oat*-geprägte Menschen müssen lernen, in der Fülle und Vielfalt von Möglichkeiten ihre relevanten Lebensthemen zu erkennen.

Arbeiten Sie in *Wild-Oat*-Situationen mit den folgenden Fragen, um herauszufinden, wie eine Möglichkeit Ihrem Lebensplan dienen könnte.

- »Was ist mir an dieser Möglichkeit sympathisch?«
- »Was ist mir an dieser Möglichkeit unsympathisch?«
- »Was würde mir die Verwirklichung dieser Möglichkeit bringen?«
  äußerlich: z. B. *berufliche Entfaltungsmöglichkeiten, Prestige, Einkommen*
  innerlich: z. B. *Freude, innere Befriedigung*
- »Was müßte ich einbringen, wenn ich mich für diese Möglichkeit entscheide?«
  äußerlich: z. B. physische Energie, zusätzliche Zeit, Geld
  innerlich: z. B. psychische Energie, Risikobereitschaft
- »Welche besonderen Herausforderungen oder außergewöhnlichen Lernchancen könnte diese Möglichkeit für mich bereithalten?«
- »Könnte ich mir vorstellen, mich für diese Möglichkeit langfristig zu engagieren?«

Vergleichen Sie jetzt die verschiedenen Analysen, und erkennen Sie, welche Lebensmuster, aber auch welche inneren Wünsche sich wie ein roter Faden durch alle Alternativen hindurchziehen, was Sie in allen diesen Möglichkeiten wirklich suchen.

Sie erkennen zum Beispiel: *»Ich suche eine Aufgabe, die mich immer wieder vor neue Herausforderungen stellt und in die ich mich persönlich stark einbringen kann.«*

Finden Sie heraus, bei welcher der gegebenen Möglichkeiten Sie diesen Wunsch am stärksten ausleben können.

37. WILD ROSE

DIE BLÜTE DER LEBENSLUST

Persönliche Ergänzungen:

1. Woran erkenne ich, daß ich im negativen *Wild-Rose*-Zustand bin?

An Gedanken wie:
»Da kann man nichts machen, das ist halt so.«
»Damit habe ich mich längst abgefunden.«

An Gefühlen wie:
Gleichgültigkeit
Unterschwellige Trauer

An Reaktionen wie:
In gewissen Problembereichen hat man innerlich aufgegeben. Andere verstehen das nicht, da die Umstände objektiv gar nicht so hoffnungslos sind.

An Energie-Qualitäten wie:
Schlaffe Lähmung

2. Wie entsteht die Kommunikationsstörung mit meiner inneren Führung?

Mein **Fühl-Ich** glaubt irrtümlich, es müsse sterben, und ist dabei, sich aufzugeben.

Die Kommunikation mit meinem Höheren Selbst und mit dem **Denk-Ich** wird abgebrochen. Die eigene Lebensenergie wird nicht mehr angezapft. Dadurch wird mein **Denk-Ich** gelähmt und kann keine Initiative mehr entfalten.

Alle Entwicklungsprozesse stagnieren.

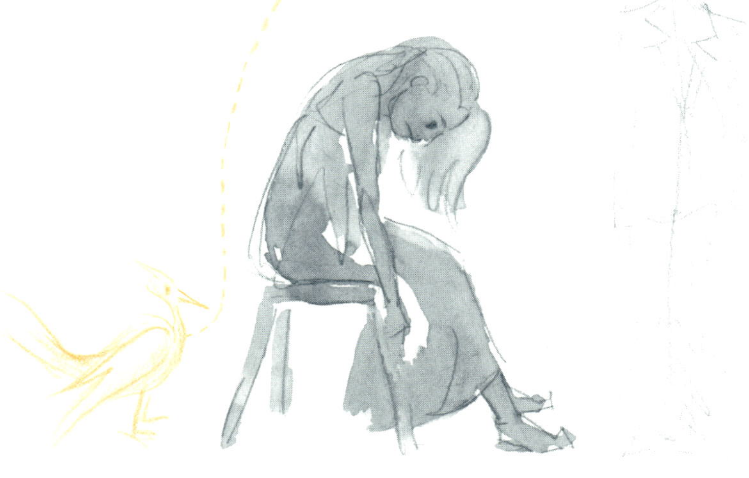

Persönliche Ergänzungen:

3. Welche geistige Wahrheit wird von meinem Denk-Ich nicht beachtet oder falsch verstanden?

Wie im Winter der Natur gibt es auch im menschlichen Leben Phasen, in denen äußerlich alle Aktivitäten zum Erliegen kommen, damit innere Kräfte gesammelt werden können. An solchen Gefühlssituationen darf man aber nicht festhalten.

Das Höhere Selbst entscheidet über den endgültigen Rückzug aus dem Leben oder aus einem Lebensbereich. Solange man lebt, hat man auch eine Aufgabe im Leben.

4. Welche bewußte Entscheidung verbindet mich wieder mit meiner inneren Führung?

Zum Beispiel: *Ich entscheide mich, wieder in das Leben hineinzugehen.*
Ich sage ja zum Leben, ich gebe mich dem Leben hin.

5. Welche Eigenschaften werden mir dabei helfen?

Bereitwilligkeit, Interesse, Willenskraft

6. Daran erkenne ich, daß mein positives *Wild-Rose*-Potential wächst:

Zum Beispiel: *Man hört sich sagen: »Das war ein schöner Tag« oder »darauf freue ich mich«, »das macht mir Spaß« oder »das Leben ist schön«.*

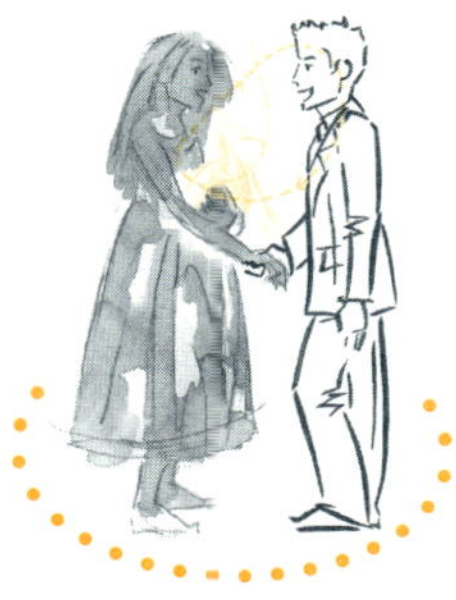

Ideale Kommunikation

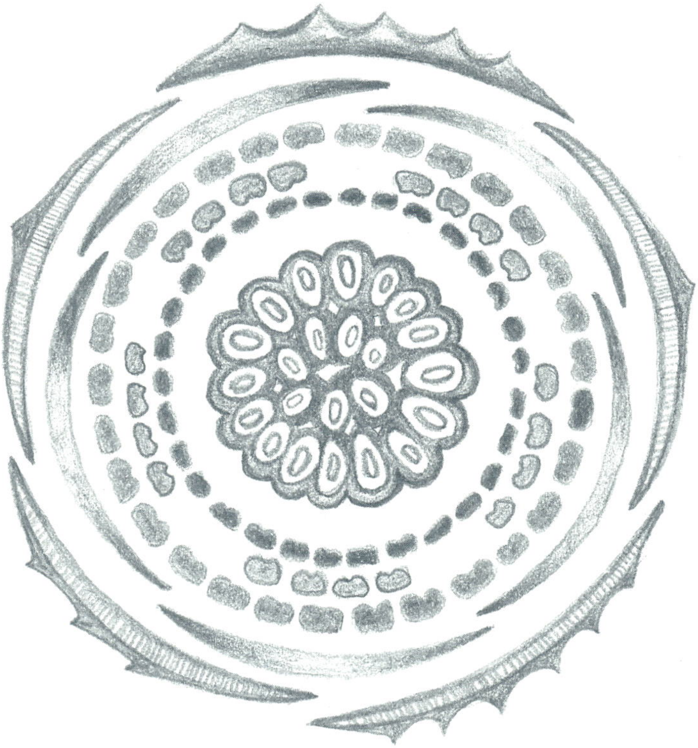

1. Erleben Sie den negativen *Wild-Rose*-Zustand ganz bewußt:

10 Minuten Apathie

Für diese Übung brauchen Sie Ihre Kurzzeituhr, einen Kassettenrecorder und eine Kassette mit lebhafter Musik.

Stellen Sie die Uhr auf 10 Minuten, legen oder setzen Sie sich hin, und erinnern Sie sich an eine Situation, in der Sie sich völlig ausgepumpt und teilnahmslos fühlten – z. B. durch schwere Krankheit oder nach einer Sterbebegleitung –, in der Sie so reduziert waren, daß Ihnen alles egal war.

Versuchen Sie, dieses Gefühl wieder zu erleben. Welche Gedanken tauchen auf, wenn überhaupt welche kommen?

Sollte Ihnen keine Situation einfallen, vertiefen Sie sich in folgende Zeilen aus dem Roman *Der Fremde* von Albert Camus:

»›Gut, dann muß ich eben sterben.‹ Früher als andere, gewiß. Aber jeder weiß, daß das Leben nicht lebenswert ist. Im Grunde wußte ich genau, daß es einerlei ist, ob man mit 30 oder 70 Jahren stirbt, denn in beiden Fällen werden andere Frauen und andere Männer leben, und zwar Tausende von Jahren hindurch. Nichts war im Grunde klarer als das. Sterben mußte immer ich, jetzt oder in zwanzig Jahren.«

Wenn die Uhr klingelt, springen Sie auf, drücken auf den Knopf des Kassettenrecorders und schütteln das lethargische Gefühl im Rhythmus zur Musik wieder aus dem Körper. Beenden Sie die Übung, wenn möglich, mit einem kleinen Spaziergang in der Natur.

2. Beobachten Sie das *Wild-Rose*-Prinzip in Ihrer Umgebung:

Der *Wild-Rose*-Zustand entsteht häufig in allerfrühester Kindheit, z. B. während des Geburtsvorganges oder während einer sehr schweren Krankheit, wenn das **Fühl-Ich** glaubt, jetzt sei alles aus, jetzt müsse es sterben.

Im negativen *Wild-Rose*-Zustand sind z. B. die bedauernswerten Menschen, die, mit Psychopharmaka ruhig gestellt, teilnahmslos auf einer Parkbank sitzen und nur noch zu vegetieren scheinen. Sehen Sie sich im Frühling eine fast vertrocknete Pflanze an, die man im Winter in der Garage vergessen hat. Betrachten Sie eine tote Wiese im November, wenn sich die Naturkräfte unter die Erde zurückgezogen haben.

3. Entdecken und entwickeln Sie Ihr positives *Wild-Rose*-Potential:

Das Wichtigste für Menschen im *Wild-Rose*-Zustand ist es, zu erreichen, daß das **Fühl-Ich** wieder »Lust auf das Leben« bekommt. In diese Situation muß mein **Denk-Ich** mein **Fühl-Ich** regelrecht hineinmanövrieren.

Lassen Sie sich vom Leben anstecken!

Gehen Sie trotz mangelnder Motivation allein an Stätten, »wo das Leben tobt«: auf ein Seenachtsfest, in eine Gartenwirtschaft oder in einen Heurigengarten, dorthin, wo man eng nebeneinander auf einer Bank sitzt, möglicherweise sogar schunkelt.

Beobachten Sie im Strandbad Kinder auf einer Wasserrutsche. Spielen Sie mit jungen Tieren. Melden Sie sich zu einem Tanzkurs an – am besten Folkloretanz, wo sich die Tänzer gegenseitig anfeuern und feiern. Und versäumen Sie nicht, hinterher mit den anderen Teilnehmern noch etwas trinken zu gehen.

Horchen Sie nach innen, ob Sie irgendein Bedürfnis in sich spüren, sei es auch noch so klein, und lassen Sie Ihr **Denk-Ich** einen Plan ausarbeiten, wie Sie dieses Bedürfnis Schrittchen für Schrittchen befriedigen können.

Listen Sie in Ihrem Blüten-Journal täglich die Situationen auf, wo Ihnen das Leben Spaß gemacht hat und wo etwas weitergegangen ist – sei der Erfolg auch anfangs noch so bescheiden.

Beobachten Sie das Stirb-und-Werde-Prinzip in der Natur. Verbringen Sie Ihren nächsten Urlaub am Wasser: Legen Sie sich an den Strand, registrieren Sie das Kommen und Gehen der Wellen. Schauen Sie einem Fluß nach. Meditieren Sie vor einem Wasserfall.
Nehmen Sie die Kraft der vier Elemente in sich auf. Stehen Sie vor Sonnenaufgang auf und erleben Sie, wie es Tag wird, wie überall das Leben erwacht.

Ergänzende Empfehlung

Verwöhnen Sie sich ganz bewußt, zum Beispeil mit einem nährenden, duftenden Bad, etwa ein Milchbad mit Rosenöl. (Ein Becher Milch mit zehn Tropfen Rosenöl verrühren, ins Badewasser geben.)

1 2 3 4 5 6 7 8 9 10 11 12

38. WILLOW

DIE SCHICKSALS-BLÜTE

Persönliche Ergänzungen:

1. Woran erkenne ich, daß ich im negativen *Willow*-Zustand bin?

An Gedanken wie:
»Man hat mir übel mitgespielt.«
»Das Leben ist ungerecht.«

An Gefühlen wie:
Wütende innere Ohnmacht, Groll, Verbitterung

An Reaktionen wie:
Man sucht und findet bei jedem negativen Ereignis äußere Umstände oder andere Menschen, die man dafür verantwortlich machen kann.
Man ist innerlich mißgestimmt, wenn man sieht, daß andere Menschen fröhlich sind.

An Energie-Qualitäten wie:
Schwelende Wut im Bauch

2. Wie entsteht die Kommunikationsstörung mit meiner inneren Führung?

Mein **Fühl-Ich** nimmt eine fordernde Haltung ein – auch gegenüber dem Höheren Selbst.

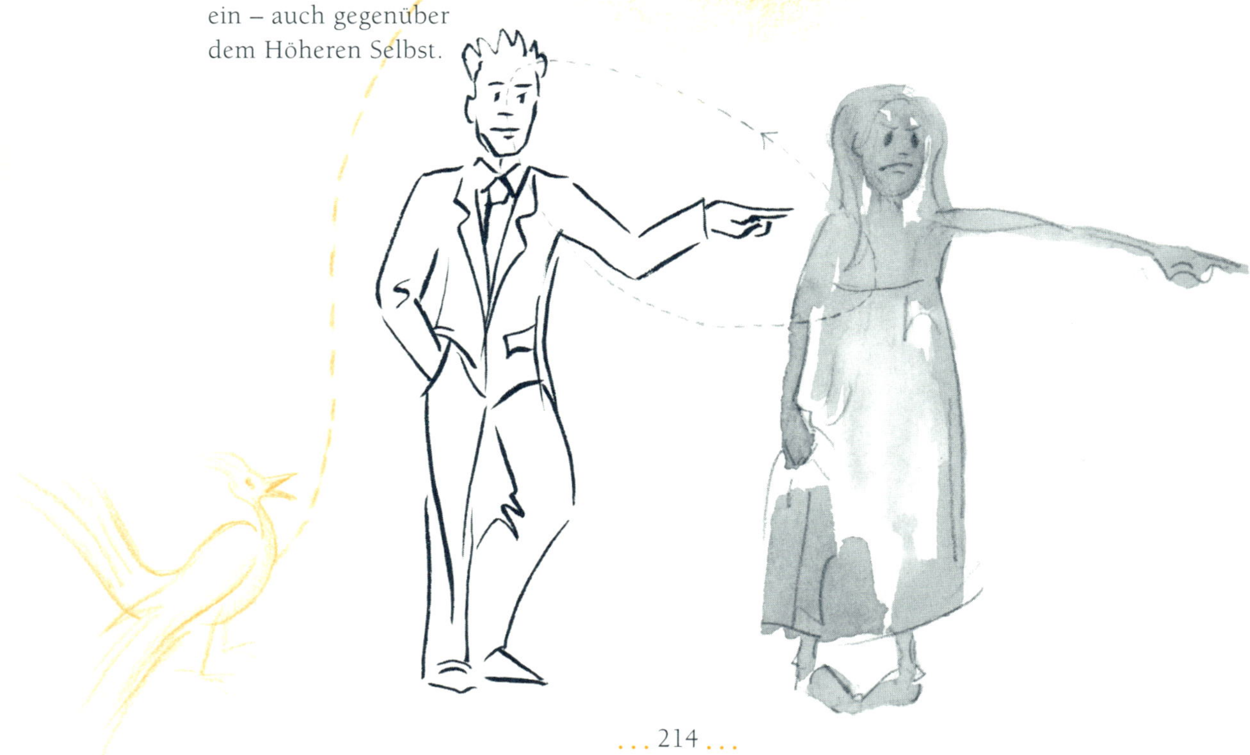

Persönliche Ergänzungen:

Es schmollt, wenn seine Bedürfnisse nicht erfüllt werden, und fühlt sich als Opfer des Schicksals.

Anstatt meinem **Fühl-Ich** eine objektive Sicht der Situation zu vermitteln, läßt sich mein **Denk-Ich** davon mitreißen. Es übernimmt die Gefühle scheinbarer Machtlosigkeit und liefert passende Argumente und Rechtfertigungen.

3. Welche geistige Wahrheit wird von meinem Denk-Ich nicht beachtet oder falsch verstanden?

Durch unser Bewußtsein und unsere Gedanken formen wir die Ereignisse, die wir erleben. Deshalb ist es wichtig, konstruktiv im Sinne des Höheren Selbst zu denken.

Das Leben ist Ursache **und** Wirkung, Aktion **und** Reaktion, Geben **und** Nehmen.

4. Welche bewußte Entscheidung verbindet mich wieder mit meiner inneren Führung?

Zum Beispiel: *Ich akzeptiere, daß jedes Ereignis, mit dem ich zu tun habe, auch etwas mit mir zu tun hat und eine konstruktive Lernchance für mich enthält.*

Diese suche ich sofort zu erkennen und entsprechend zu handeln.

5. Welche Eigenschaften werden mir dabei helfen?

Zuversicht, Lernbereitschaft, Kreativität

6. Daran erkenne ich, daß mein positives *Willow*-Potential wächst

Zum Beispiel: *Ich erkenne immer häufiger die tieferen Zusammenhänge eines Ereignisses.*

Ich kann beide Seiten einer Situation betrachten und meinen Anteil daran akzeptieren.

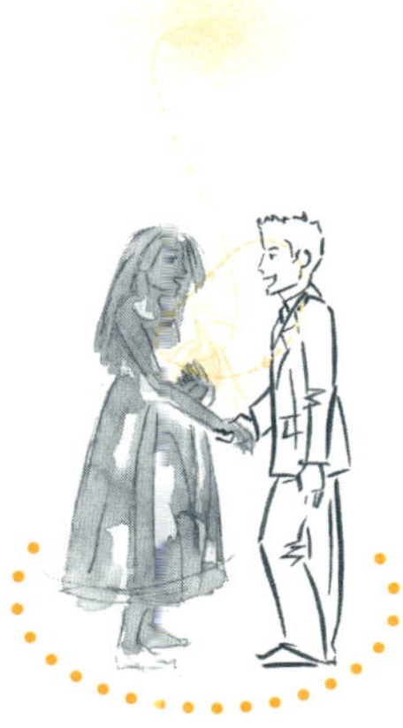

Ideale Kommunikation

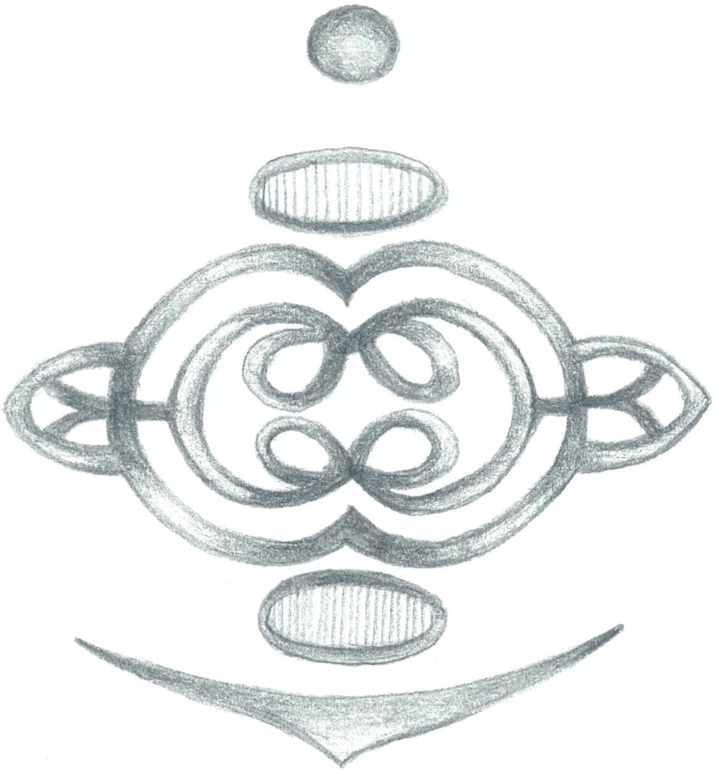

1. Erleben Sie den negativen *Willow*-Zustand ganz bewußt:

Wenn man sich als Opfer fühlt ...

Viele Menschen werden unschuldig Opfer des Schicksals. Sie müssen z. B. ihr Leben im Krieg verteidigen oder verlieren ihr gesamtes Hab und Gut bei Naturkatastrophen.

Schlagen Sie eine Tageszeitung auf, und streichen Sie zehn Schlagzeilen an, in denen solche Meldungen stehen.

Bei derartigen schicksalhaften Ereignissen könnte die Bach-Blüte *Willow* zwar hilfreich sein – jedoch handelt es sich hier nicht um den *Willow*-Zustand, den Bach eigentlich gemeint hat.

Nehmen Sie nun eine Schere, und schneiden Sie Schlagzeilen aus der Zeitung heraus, in denen Menschen ebenfalls zum Opfer geworden sind, man sich als Leser aber fragt, warum die jeweiligen Akteure diese Situation so lange ertragen und warum sie nicht schon eher etwas verändert haben.
Beispiel: »Frau lebte 15 Jahre mit brutalem Schläger zusammen.«

Versuchen Sie jetzt, sich an eine oder mehrere Situationen zu erinnern, in denen Sie selbst im *Willow*-Zustand waren.
Beispiel: Der Hausbesitzer ist gestorben. Die Erben verkaufen das Haus. Sie verlieren dadurch Ihre Mietwohnung.

Sollten Sie keine eigene *Willow*-Erinnerung haben, machen Sie sich eine Situation bewußt, die Sie im Familien- oder Freundeskreis intensiv miterlebt haben.

Relativieren Sie nun diese Situation, indem Sie sie mit den zuerst angestrichenen Katastrophenmeldungen aus der Zeitung vergleichen. Wie gravierend ist Ihre Situation im Vergleich zu diesen Meldungen …?

2. Beobachten Sie das *Willow*-Prinzip in Ihrer Umgebung:

Wie verhalten sich Menschen, wenn sie Opfer einer Situation werden? Zum Beispiel: sind manche Arbeitslose passiv, grollen dem Schicksal, dem Staat oder ihren Eltern, die sie nichts Besseres haben lernen lassen. Andere Betroffene nutzen die Möglichkeit einer Umschulung oder versuchen auf andere Weise, diese neue Lebenssituation konstruktiv für sich zu nutzen.

Beobachten Sie Kinder, die den »bösen« Tisch, an dem sie sich gestoßen haben, laut beschimpfen.

3. Entdecken und entwickeln Sie Ihr positives *Willow*-Potential:

Der *Willow*-Zustand entsteht oft in einem Lebensalter, in dem man noch zu wenig Selbstverantwortungsgefühl entwickelt hat und sich als der Welt ausgeliefert erlebt.

Mein **Fühl-Ich** muß durch mein **Denk-Ich** lernen, Gefühle zu relativieren. Mein **Denk-Ich** muß lernen, den eigenen Anteil an jeder Situation und vor allem die eigenen Einflußmöglichkeiten zu erkennen und zu nutzen.

Betrachten Sie so eine »Opfer-Situation« doch einmal genauer:

Mir ist Unrecht geschehen

Erinnern Sie sich an eine Situation, in der Sie sich als Opfer gefühlt haben, lassen Sie die Gefühle, die diese Lage bei Ihnen ausgelöst hat, noch einmal in sich aufleben.

- Die Situation:
  Z. B.: »In meiner Firma bin ich auf eine weniger attraktive Stelle versetzt worden.«

- »Wer war schuld daran?«
  »Mein Chef.«

- »Warum?«
  »Er schätzt meine Fähigkeiten falsch ein.«

- »Was könnte ich zu dieser Situation beigetragen haben?«
  »Nichts.«

Wenn Sie an dieser Stelle nur »blockierende« Antworten geben können, gehen Sie wieder einen Frageschritt zurück. Das tun Sie so oft, bis eine neue Antwort kommt. Also: »Was könnte ich zu dieser Situation beigetragen haben?«

Z. B. *»Ich habe nicht hinterfragt, warum mir mein Chef in den letzten Monaten keine neuen Aufgaben mehr anvertraut hat.«*

Fragen Sie dann weiter:

- »Was hätte ich von mir aus tun können, um die Situation zu verändern?«
  »Ich hätte meinen Chef rechtzeitig fragen sollen, warum er mir keine neuen Aufgaben mehr gibt.«

- »Was könnte ich jetzt noch tun?«
  »Wenn möglich, um ein Gespräch bitten, um die näheren Gründe für meine Versetzung zu erfahren.«

- »Was werde ich in Zukunft in ähnlichen Situationen tun?«
  »Aufmerksamer beobachten und früher aktiv werden.«

8. Was haben Sie erreicht, wenn Sie die Übungen gemacht haben?

8.1 Das Bach-Blüten-Profil

Sie haben ein ordentliches Stück Arbeit geleistet! Gezielte Bewußtseinsarbeit kostet Energie. Diese Energie ist gut investiert – es ist genaugenommen die beste Investition, die Sie überhaupt machen können.

Ziehen Sie jetzt Bilanz: Sehen Sie, was Sie bisher erreicht haben, und gewinnen Sie so Erkenntnisse über sich und Ihre weitere Arbeit. Nutzen Sie dazu die nebenstehend abgedruckte Tabelle, indem Sie die Kreuze aus den Blüten-Leisten von den Übungsseiten in diese Tabelle übertragen.

Die Fragen befinden sich auf der Rückseite des Lesezeichens und werden hier noch einmal abgedruckt:

- **»Wie war meine Reaktion auf die Blüte?«**

1. Der Zugang zum Prinzip fiel mir leicht.
2. Der Zugang zum Prinzip fiel mir schwer.
3. Der Zugang zum Prinzip war nicht möglich.
4. An diesem Prinzip möchte ich weiterarbeiten.

- **»Wie schätze ich mich selbst in bezug auf diese Blüte ein?«**

5. Die Blüte ist nur akut interessant.
6. Die Blüte ist jetzt und immer wieder interessant.
7. Die Blüte war früher interessant, jetzt positiv.
8. Die Blüte ist für mich uninteressant.
9. Das Blütenprinzip erlebe ich häufig in meiner Umgebung.

- **»Wo liegen meine Anwendungsschwerpunkte für diese Blüte?«**

10. Mein Schwerpunkt für diese Blüte ist Familie, Beziehung, Partnerschaft.
11. Mein Schwerpunkt für diese Blüte ist Beruf, Umwelt.
12. Mein Schwerpunkt für diese Blüte ist persönliches Wachstum, spirituelle Entwicklung.

Datum	Reaktion auf die Blüte				Selbsteinschätzung				Anwendungs-schwerpunkte			
	1	2	3	4	5	6	7	8	9	10	11	12
Aspen												
Heather												
Rock Rose												
Wild Rose												
Centaury												
Chicory												
Clematis												
Gentian												
Honeysuckle												
Larch												
Mimulus												
Agrimony												
Olive												
Red Chestnut												
Scleranthus												
Star of Bethlehem												
Willow												
Holly												
Beech												
Cerato												
Elm												
Gorse												
Hornbeam												
Impatiens												
Oak												
Rock Water												
Chestnut Bud												
Crab Apple												
Vervain												
Vine												
Walnut												
Cherry Plum												
Mustard												
Pine												
Sweet Chestnut												
Water Violet												
White Chestnut												
Wild Oat												

8.2 Was Sie aus dem Bach-Blüten-Profil erkennen können

- Sie erkennen Ihre jetzigen Möglichkeiten, auf die Bach-Blüten-Prinzipien zu reagieren, erkennen also, wie bewußt Sie schon damit umgehen können. Wenn Ihnen der Zugang leichtgefallen ist (Kreuz bei Punkt 1), haben Sie dieses Prinzip schon gut in Ihre Persönlichkeit integriert und erleben sicher auch häufig das positive Potential.

- *»An welchen Blüten-Prinzipien sollte ich weiterarbeiten?«*

  Auf jeden Fall an denen, wo Ihnen der Zugang schwerfiel, also bei den Blüten, wo Sie Punkt 2 oder 3 angekreuzt haben.

- *»Mit welchen Blüten-Prinzipien habe ich immer wieder im Leben Probleme?«*

  Bei den Prinzipien, wo Sie Punkt 6 angekreuzt haben, handelt es sich offensichtlich um mitgebrachte Lernaufgaben im Lebensplan, an denen Sie ebenfalls gezielt weiterarbeiten sollten.

- *»Welches Blüten-Prinzip könnte ich neu für mich entdecken?«*

  Möglicherweise die Prinzipien, bei denen Sie Punkt 9 angekreuzt haben.

- *»Muß ich zur Zeit mehr mit meinem Fühl-Ich arbeiten?«*

  Ja, wenn Sie besonders viele Blüten auf dem Tabellenabschnitt von *Aspen* bis *Holly* angekreuzt haben.

- *»Sollte ich mehr für die Entwicklung meines Denk-Ichs tun?«*

  Ja, wenn Sie besonders viele Blüten auf dem Tabellenabschnitt von *Beech* bis *Walnut* angekreuzt haben.

- *»Muß ich mich insgesamt mehr um die Erkenntnis spiritueller Zusammenhänge bemühen?«*

  Ja, wenn Sie besonders viele Blüten auf dem Tabellenabschnitt von *Cherry Plum* bis *Wild Oat* angekreuzt haben.

- *»Bei welchen Blüten-Prinzipien lasse ich Einmischungen in meinen Lebensplan zu?«*

  Finden Sie diese Blüten selbst heraus.

- *»Bei welchen Blüten-Prinzipien respektiere ich den Lebensplan meiner Mitmenschen nicht?«*

  Finden Sie auch diese Blüten selbst heraus.

- *»Bei welchen Blüten-Prinzipien verstoße ich gegen das Gesetz der Einheit?«*

  Setzen Sie auch hier Ihre entsprechenden Blüten ein.

Interessant ist längerfristig die Beobachtung:

- *»In welchen Lebensbereichen gerate ich mit welchen Prinzipien immer wieder in Konflikt?«*

Also zum Beispiel mit *Vine* im Privatleben, mit *Centaury* im Berufsleben, usw. Hieraus ergeben sich Ansätze für persönliche Notfallmischungen, die Sie sich für die entsprechenden Situationen vorbereiten können (siehe Anhang).

Eine weitere Anregung: Beobachten Sie Ihre Familie und Umgebung

Wenn es Sie interessiert, können Sie auch versuchen, Ihre Familienmitglieder mit Hilfe des Bach-Blüten-Profils zu erfassen, was aber wegen »Betriebsblindheit« nicht immer leicht sein dürfte. Hier ist es interessant, den folgenden Fragen nachzugehen:

- »Welche meiner Kinder, Verwandten, Freunde haben die gleichen ›chronischen‹ Blüten (Punkt 6) wie ich?«
- »Welches unerlöste Blüten-Prinzip wird mir von meiner Familie widergespiegelt?«

  Z. B.: *»Ich habe Probleme mit dem Vine-Prinzip und werde von meiner ältesten Tochter ständig tyrannisiert.«*

- »Welche Themen tauchen im Umgang mit bestimmten Menschen immer wieder auf?«

  Z. B.: *»Mit meinem Bruder taucht das Thema Unaufmerksamkeit (= Clematis) immer wieder auf: Entweder er begreift nicht, was ich sage, oder ich vergesse sofort, was er gesagt hat. Oder mit meiner Schwester erlebe ich das Thema Vervain: Sie will mich immer von etwas überzeugen, und ich halte genauso überzeugt mit einer anderen Idee dagegen.«*

Durch das Herausfinden gemeinsamer Bach-Blüten-Themen können Sie einiges zur Bewußtseinsentwicklung Ihres persönlichen Umfeldes beitragen – allein dadurch, daß Sie sich selbst mit dem Problem beschäftigen und zu erkennen suchen, was dahintersteckt.

Versuchen Sie einmal wie in einer psychologischen Studie, einen Konflikt im Familien- oder Bekanntenkreis auf der Basis der Bach-Blüten-Prinzipien zu analysieren.

Beobachten und erkennen Sie, an welchen Stellen des Prozesses welche Bach-Blockaden liegen und welche positiven Entwicklungsmöglichkeiten für die einzelnen in dem Konflikt verborgen liegen.

Hier eröffnet sich ein weites Feld für tiefere Beschäftigung mit den Bach-Blüten-Prinzipien.

8.3 Zusammenfassung der wichtigsten Erkenntnisse aus Ihrem Bach-Blüten-Journal

Auf den folgenden 3 Seiten können Sie nach und nach die wichtigsten positiven Ergebnisse Ihrer Arbeit mit den jeweiligen Blüten-Prinzipien sammeln, um bei Bedarf jederzeit und schnell darauf zurückgreifen zu können:

1. So erlebe ich das positive Prinzip der Blüte

2. Welchen Entwicklungs-Schritt ermöglicht mir die Blüte?

3. Meine Brücke zum positiven Potential der Blüte

Siehe auch Kapitel 6.4, S. 61–63

1 Agrimony

2 Aspen

3 Beech

4 Centaury

5 Cerato

6 Cherry Plum

7 Chestnut Bud

8 Chicory

9 Clematis

10 Crab Apple

11 Elm

12 Gentian

13 Gorse

14 Heather

15 Holly

16 Honeysuckle

17 Hornbeam

18 Impatiens

19 Larch

20 Mimulus

21 Mustard

22 Oak

23 Olive

24 Pine

25 Red Chestnut

26 Rock Rose

27 Rock Water

28 Scleranthus

29 Star of Bethlehem

30 Sweet Chestnut

31 Vervain

32 Vine

33 Walnut

34 Water Violet

35 White Chestnut

36 Wild Oat

37 Wild Rose

38 Willow

1 Agrimony
2 Aspen
3 Beech
4 Centaury
5 Cerato
6 Cherry Plum
7 Chestnut Bud
8 Chicory
9 Clematis
10 Crab Apple
11 Elm
12 Gentian
13 Gorse
14 Heather
15 Holly
16 Honeysuckle
17 Hornbeam
18 Impatiens
19 Larch
20 Mimulus
21 Mustard
22 Oak
23 Olive
24 Pine
25 Red Chestnut
26 Rock Rose
27 Rock Water
28 Scleranthus
29 Star of Bethlehem
30 Sweet Chestnut
31 Vervain
32 Vine
33 Walnut
34 Water Violet
35 White Chestnut
36 Wild Oat
37 Wild Rose
38 Willow

1	Agrimony	20	Mimulus
2	Aspen	21	Mustard
3	Beech	22	Oak
4	Centaury	23	Olive
5	Cerato	24	Pine
6	Cherry Plum	25	Red Chestnut
7	Chestnut Bud	26	Rock Rose
8	Chicory	27	Rock Water
9	Clematis	28	Scleranthus
10	Crab Apple	29	Star of Bethlehem
11	Elm	30	Sweet Chestnut
12	Gentian	31	Vervain
13	Gorse	32	Vine
14	Heather	33	Walnut
15	Holly	34	Water Violet
16	Honeysuckle	35	White Chestnut
17	Hornbeam	36	Wild Oat
18	Impatiens	37	Wild Rose
19	Larch	38	Willow

8.4 Hinweise zur Selbst-Diagnose

Unterschiedliche Ebenen der Arbeit beeinflussen die Blüten-Auswahl

Es ist deutlich geworden, daß man mit den Bach-Blüten aus den verschiedensten Motiven und auf unterschiedlichen Ebenen arbeiten kann:

- um akute seelische Turbulenzen im Alltag zu harmonisieren, z. B. *bei Streit mit dem Partner*
- um längerfristige Themen der Persönlichkeitsentwicklung auf psychischer Ebene anzugehen, z. B. *bei Entscheidungsangst*
- um in Krisen Hilfe auf dem spirituellen Weg zu finden, z. B. *bei Zweifel an den göttlichen Gesetzen.*

Obwohl letzten Endes alle Ebenen ineinander übergehen, sind doch die diagnostischen Ansatzpunkte auf jeder Ebene unterschiedlich und können zur Wahl unterschiedlicher Blüten führen.

Aus diesem Grund haben auch alle Auswahlverfahren oder diagnostischen Systeme ihren Stellenwert – im Rahmen ihres begrenzten Systems. Sie funktionieren allemal bei dem, der das System geschaffen hat und auch bei all denen, die vielleicht aufgrund ähnlicher Veranlagung diesem System innerlich zustimmen können.

Je flexibler ein solches System ist und je besser es auf die Individualität des einzelnen und auf die Zeitqualität eingehen kann, desto größer ist die Chance, damit die Bachsche Idealforderung für die Diagnose-Stellung zu erfüllen:

»Die richtige Erkenntnis, in welchen Bereichen wir uns von unserer inneren Führung abschneiden, kommt aus unserem eigenen Inneren, durch »stille Kommunikation mit unserer Seele«.

In den Momenten der seelischen Verwirrung, in denen man die Kommunikation mit der eigenen Seele nicht alleine aufnehmen kann, kann ein geeigneter Gesprächspartner durch Einfühlung und Intuition helfen, die Schaltstellen aufzuspüren, wo man sich von der inneren Führung abgekoppelt hat, und die Blüten zu finden, die den Bewußtseinsprozeß wieder in Fluß bringen.

In diesem Prozeß gehen die Gesprächspartner gemeinsam ein Stück des Weges, sie begeben sich zusammen auf Spurensuche nach geistigen Erkenntnissen. Diese Einstellung unterscheidet sich sehr stark von dem als »Helfersyndrom« bekannten Phänomen.

»Bach-Blüten-Typen«

Die unter Bach-Blüten-Anhängern verbreitete Neigung, Menschen in »Bach-Blüten-Typen« einzuteilen, ist kontraproduktiv, da man so diesen Zustand festschreibt.

Statt »*Du bist ein Vine-Typ!*« könnte man äußerstenfalls sagen: »*Für dich scheint das Autoritätsthema zur Zeit eine wichtige Rolle zu spielen.*«

(Woher aber will man wissen, ob der andere nicht gerade jetzt dieses Verhaltensmuster für immer transformiert?)

Man sollte sich darin üben, die sogenannten negativen Bach-Blüten-Zustände nicht negativ im Sinne von »moralisch verwerflich« und »schlecht«, sondern negativ im Sinne von »kontraproduktiv« oder »verzögernd im Entwicklungsprozeß« zu betrachten. Die Fehlschaltung in einer hochdifferenzierten Apparatur würde man ja auch nicht abwertend verurteilen, vielmehr würde man alles dafür tun, daß der Apparat wieder funktionstüchtig wird.

Einteilung der Bach-Blüten in Gruppen

Einen weiteren Diskussionspunkt in der Bach-Blütentherapie bildet die Neigung, die Blüten nach bestimmten Kriterien zu gruppieren.

Die sieben Bachschen Gruppen, die auf die sieben ursprünglichen Bach-Nosoden zurückgehen, bezeichnen keine Ursachen, sondern Endzustände, z. B. Ungeduld (*Impatiens*) führt zu Einsamkeit, Mangel an Glauben (*Gentian*) führt zu Verunsicherung usw.

Jede Bach-Blüte verkörpert eine eigenständige, unverwechselbare Energie-Qualität, die man schrittweise kennenlernen kann. Gruppierungsversuche mögen anfangs hilfreich erscheinen, stellen aber erfahrungsgemäß auf Dauer Hindernisse im individuellen Erkenntnisprozeß dar.

Die positiven Potentiale

Auch zu den positiven Potentialen muß eine Anmerkung gemacht werden:
Bach erkannte 38 harmonische Aspekte der Ganzheit und fand 38 Blüten, welche diese Aspekte repräsentieren.

Die Ganzheit ist – der Name sagt es schon – ganz und nicht getrennt. Deshalb läßt sich die Ganzheit nicht analytisch erschließen, sondern nur durch Hingabe individuell erleben. Das erklärt, warum die positiven Potentiale in der Literatur immer wieder voneinander abweichen.

In diesem Buch werden statt positiver Potentiale »Lernthemen« aufgeführt, die mit Hilfe der entsprechenden Blüte besser zu bewältigen sind, z. B., *Honeysuckle* erhellt das Thema *Vergangenheitsbewältigung*, *Gentian* hilft uns in der Auseinandersetzung mit dem Thema *Glauben*. Alle Themen manifestieren sich in unzähligen Nuancen und Facetten. Je mehr man sich gegenüber einem Thema oder einem Prinzip öffnet, desto tiefere Dimensionen können sich erschließen.

Bestimmen Sie Ihre Arbeitsebene

Wenn Sie die Erkenntnisse dieses Buches für Ihre Selbstdiagnose optimal nutzen wollen, machen Sie sich klar, auf welcher Ebene Sie mit den Bach-Blüten arbeiten wollen:

- akut auf der seelischen Alltagsebene
- mittelfristig auf der psychischen Ebene der Persönlichkeitsentfaltung
- längerfristig auf der Ebene der geistigen oder spirituellen Entwicklung.

Auf den verschiedenen Ebenen sind Denk-Ich und Fühl-Ich unterschiedlich am Diagnose-Prozeß beteiligt.

Selbst-Diagnose in akuten Situationen

Es gibt Situationen, in denen man völlig außer sich ist, weder Denk-Ich noch Fühl-Ich sind ansprechbar – bildlich ausgedrückt schweben Sie »am oberen Bildrand«. Nehmen Sie in diesen Fällen zunächst *Rescue* im Wasserglas ein.

In den Momenten, in denen Ihr Fühl-Ich sehr stark aus der Balance ist, empfiehlt sich als einleitender Schritt die Spontanwahl. Weil das Fühl-Ich einen angeborenen Sinn oder Instinkt für Energieausgleich besitzt, wählt es spontan das, was das Gleichgewicht zur Zeit wiederherstellen kann (siehe Anhang).

In diesem Stadium kommen vielerorts oft auch Pendel, energetische Meßmethoden oder das Ziehen von Blütenkarten zum Einsatz. Die Spontanwahl ist jedoch die wirksamste, weil direkteste Methode.

In diesen akuten Momenten ist die Wahl Ihres Fühl-Ichs sicher richtig. Es kann auch durchaus empfehlenswert sein, daß Sie die spontan gewählten Blüten nach der Wasserglas-Methode einnehmen und dadurch zu einer gewissen inneren Balance finden.

Ob die Einnahme dieser Blütenmischung längerfristig sinnvoll ist, kann das Fühl-Ich allerdings nicht alleine erkennen, sondern nur im Dialog mit Ihrem Denk-Ich herausfinden.

Das Denk-Ich muß erkennen und bewußt entscheiden, ob es sich bei der spontan gewählten Blüte um eine akute Seelenturbulenz, z. B. aufgrund der energetischen Tagesqualität handelt oder um die Spitze des Eisberges bei einer tieferliegenden seelischen Gleichgewichtsstörung.

Je genauer Ihr Denk-Ich die Bach-Blüten-Prinzipien kennt, desto bessere Möglichkeiten hat es, die richtige Auswahl zu treffen.

Eine Blütenmischung zur längerfristigen Einnahme sollte nur die vom Denk-Ich als passend akzeptierten Blüten enthalten, die akuten Tages-Blüten kann man am gleichen Tag parallel im Wasserglas einnehmen.

Selbst-Diagnose für die Arbeit auf der psychischen Ebene der Persönlichkeitsentfaltung oder auf der Ebene der spirituellen Entwicklung

Wollen Sie nicht auf der akuten Ebene, sondern auf der Ebene der Persönlichkeitsentfaltung oder spirituellen Erfahrung arbeiten, gehen Sie anders vor.

Lassen Sie Ihr Denk-Ich und Ihr Fühl-Ich diskutieren:

- *»Wo stehe ich jetzt?«*
- *»Welches ist mein nächster Schritt?«*
- *»Welche Blüten werden mir helfen, die nächste Tür auf meinem Entwicklungsweg zu öffnen?«*

Zentrieren Sie sich dann mit der gleichen inneren Fragestellung.
Vertrauen Sie darauf, daß die entsprechenden Impulse des Höheren Selbst von Ihrem Denk-Ich intuitiv erkannt werden und die benötigten Blüten in Ihrem Bewußtsein aufscheinen.

Akzeptieren Sie diese Blüten-Antworten rückhaltlos und widerstehen Sie der Versuchung, diese Botschaften Ihrer inneren Führung mit den unbewußten Methoden des Fühl-Ichs »überprüfen« zu wollen.

Nehmen Sie die Blüten ein. Erleben Sie, welche Einsichten sie Ihnen ermöglichen, und setzen Sie diese sofort in aktives Handeln um.

So geht Ihre Entwicklung voran, und Ihr Denk-Ich kann über Ihr Fühl-Ich weitere Impulse der inneren Führung aufnehmen. Dadurch wird die Verbindung von Denk-Ich und Fühl-Ich immer enger. Die Botschaften des Höheren Selbst können immer schneller empfangen und immer besser im Leben umgesetzt werden.

9. Wie Sie weiterarbeiten können

Wenn Sie es bis hierhin geschafft haben, alle 38 Blüten-Prinzipien näher kennenzulernen, lohnt es sich für Sie, mit den Bach-Blüten kontinuierlich an Ihrem persönlichen Wachstumsprozeß weiterzuarbeiten. Sie werden dabei erkennen, wie sich die Bach-Prinzipien in immer neuen Schattierungen in Ihrem Leben zeigen und wie sich dabei Ihre Persönlichkeit wie eine Blüte allmählich immer mehr entfaltet.

Sie können die Arbeit mit den 38 Prinzipien nach einer Pause von etwa sechs Monaten wiederaufnehmen und dabei erleben, wie sich Ihr Bewußtsein und Ihre Wahrnehmung der einzelnen Prinzipien verändert hat, welche Übungen Ihnen heute wesentlich leichter fallen und wo Sie einen tieferen Zugang gefunden haben.

Es kann aber auch geschehen, daß Sie das Bedürfnis haben, sich zu gewissen Zeiten, für einige Wochen oder sogar Monate, nur mit einigen wenigen Blüten-Prinzipien tiefer zu befassen.

Oder Sie beschließen sogar, die praktische Arbeit mit den Blüten-Prinzipien für einige Zeit ganz ruhen zu lassen, wobei der Prozeß im Unterbewußtsein erfahrungsgemäß trotzdem weitergeht.

9.1 Registrieren Sie regelmäßig Ihre Fortschritte

Wie immer Sie sich entscheiden: Wir empfehlen Ihnen in jedem Fall, im Abstand von drei Monaten eine Zwischenbilanz zu ziehen, einen »Bach-Blüten-Status« aufzustellen, aus dem Sie erkennen können, in welche Richtung sich Ihr Entwicklungsprozeß bewegt.

Richten Sie sich also ein »Bach-Blüten-Journal, Band 2« ein, und beantworten Sie sich im Abstand von drei Monaten regelmäßig bestimmte Fragen, wie in unserem Beispiel auf der nächsten Seite beschrieben.

Wenn Sie im Verlauf Ihrer persönlichen Bach-Blüten-Arbeit Erkenntnisse über die Prinzipien gewinnen, die von allgemeinem Interesse sind, ist das nächste Kapitel vielleicht für Sie wichtig.

Bach-Blüten-Status **Datum:** ...

- »Wie war meine seelische Großwetterlage in den vergangenen drei Monaten?«
  »Sehr bewegt, ich habe mich aber gut gehalten und mich häufig sehr wohl gefühlt.«
- »Was hat sich verändert?«
  »Ich kann mich wesentlich besser gegenüber anderen Menschen abgrenzen. Meine Kollegen staunen darüber.«
- »Wo ist es mir gelungen, mit einer früheren Schwäche jetzt konstruktiv umzugehen?«
  »Anstatt in Diskussionen an meiner Arbeitsstelle wie bisher nur den stillen Zuhörer zu spielen, melde ich mich jetzt häufiger zu Wort.«
- »Welchen neuen positiven Zug habe ich an mir kennengelernt?«
  »Ich habe auffallend mehr Mut als früher. Gestern bin ich vom 5-Meter-Brett gesprungen.«
- »Welche in den Blüten-Übungen erarbeiteten Entscheidungen habe ich wann umgesetzt?«
  »Ich habe mir am 5. September für ein Jahr eine Ferienwohnung gemietet.«
- »Inwieweit ist mein Fühl-Ich positiver geworden?«
  »Ich bemerke früher, wenn ich in alte Schuldgefühl-Muster hineinrutsche, und gebe mir dann einen Ruck.«
- »In welcher Hinsicht hat sich mein Denk-Ich entwickelt?«
  »Mir fällt auf, daß ich nicht mehr so viel Unordnung in meiner Wohnung habe und besser Wichtiges von Unwichtigem unterscheiden kann.«
- »Zu welchem geistigen Gesetz habe ich konkreten Zugang gefunden?«
  »Zu dem Gesetz von Ursache und Wirkung.«
- »Über welche Blüten-Prinzipien habe ich ganz neue Erkenntnisse gewonnen, und welche sind das?«
  »Beim Larch-Prinzip habe ich erkannt, daß das Leben mir nur Aufgaben stellt, die ich auch bewältigen kann.«
- »Welche Blüten-Prinzipien habe ich weiterhin als Langzeit-Lernaufgabe für mich erkannt und werde weiter daran arbeiten?«
  »Beech und Mimulus.«
- »Welcher nächste Entwicklungsschritt bahnt sich für mich an?«
  »Ich muß mein Verhältnis zu meiner Mutter neu überdenken.«

Datum für meinen nächsten Bach–Blüten-Status: ....

(Hier schon Termin für drei Monate später einsetzen.)

9.2 Machen Sie mit bei einem Forschungsprojekt

»Erfühle Deine Seelenlandschaft«

Jeder, der sich eigene positive Bewußtseinspotentiale erschließt, leistet damit automatisch einen Beitrag zur kollektiven Bewußtseinserhellung und zur Reharmonisierung unseres Planeten.

Auch Sie als Leser dieses Buches tun das, indem Sie mit den Blüten-Prinzipien arbeiten.

Einige von Ihnen wollen vielleicht weitergehen: tiefere Erfahrungen sammeln, weitere Ausdrucksformen der Prinzipien erkennen und möglicherweise neue Wege finden, damit umzugehen.

Diese Menschen möchten wir ansprechen und motivieren, uns zu schreiben.

Unsere Fragen:

1. Wie und in welcher Form ist das Denk-Ich & Fühl-Ich-Modell der Persönlichkeits-Instanzen Ihnen hilfreich?

Haben die Bilder die Blüten-Prinzipien für Sie anschaulicher gemacht?
Würden Sie gerne tiefer damit arbeiten?
Wenn Sie diese Fragen beantworten, senden Sie uns bitte auch die Fotokopie Ihres Blüten-Profils ohne Namen, aber mit Angabe von Alter, Geschlecht und Beruf.

2. Können Sie nach Einnahme einer einzelnen Blütenessenz direkt auf das jeweilige Prinzip bezogene Träume schriftlich wiedergeben?

3. Fühlen Sie klare Zusammenhänge zwischen einzelnen Bach–Blüten-Prinzipien und Gesten oder Bewegungsabläufen?

Durch die Auseinandersetzung mit diesen Themen im Rahmen unseres Forschungsprojektes könnten Türen zu neuen Erkenntnissen geöffnet werden, die anderen Menschen später zugute kommen.

Wir freuen uns auf Ihre Zuschriften.
Richten Sie diese unter dem Stichwort

»Erfühle Deine Seelenlandschaft« an die auf Seite 235 angegebenen Adressen.

Praktische Hinweise zur Original Bach-Blütentherapie

Zubereitung und Anwendung

Die Vorratsflaschen enthalten die Bach-Blüten in konzentrierter Form. Sie müssen auf Einnahmestärke verdünnt werden.

Zubereitung und Einnahme für längeren Gebrauch: Die Einnahmeflasche

Stellen Sie sich dazu ein leeres 30-ml-Glasfläschchen mit Pipette oder Tropfeinsatz (aus der Apotheke), ein kohlensäurefreies (stilles) Mineralwasser, wie z. B. Volvic (kein destilliertes Wasser), und zur Konservierung ca. 45%igen Alkohol (z. B. Cognac) oder Obstessig bereit.

Tropfen Sie nun aus jedem von Ihnen gewählten Vorratsfläschchen je 3 Tropfen in das leere Glasfläschchen und füllen Sie es anschließend zu etwa 3/4 mit Wasser und zu 1/4 mit Alkohol auf. Der Alkohol dient nur der längeren Haltbarkeit der angefertigten Mischung. Bei besonderer Empfindlichkeit oder bei Kindern kann man die Einnahmeflasche auch ohne Alkohol zubereiten.

Dosierung: Die Standarddosierung beträgt mindestens viermal täglich 4 Tropfen aus der Einnahmeflasche (wie oben beschrieben zubereitet), z. B. morgens als erstes nach dem Zähneputzen, mittags um 12.00 Uhr auf leeren Magen, gegen 17.00 Uhr auf leeren Magen und abends als letztes nach dem Zähneputzen. Nach Bedarf können Tropfenanzahl und Einnahmehäufigkeit auch ohne Risiko erhöht werden. Zur Entfaltung der vollen Wirkung behalten Sie die Tropfen vor dem Herunterschlucken einen Moment lang im Mund.

Zubereitung und Einnahme für einen Tag: Die Wasserglas- Methode

Geben Sie 2 Tropfen aus der Vorratsflasche jedes ausgewählten Blütenkonzentrates in ein kleines Wasserglas mit Wasser und trinken Sie die Mischung in kleinen Schlucken über den Tag verteilt.

Die persönliche Notfall-Mischung

Rescue, die Notfalltropfen, dienen als Erste-Hilfe-Maßnahme zur Wiederherstellung des seelischen Gleichgewichts bei Mensch, Tier und Pflanze. Das von Bach entwickelte Kombinationspräparat wird in allen seelischen Notfallsituationen gegeben – vom Unfall bis zum Ehestreit.

Mitunter erweist es sich als sinnvoll, bei der Zubereitung einer *Rescue*-Einnahmeflasche andere Blütenkonzentrate hinzuzufügen. Dies ist zweckmäßig, wenn in

Notfallsituationen die gleichen seelischen Verhaltensmuster immer wiederkehren. Wenn der seelische Ausnahmezustand also beispielsweise immer bei Eifersucht eintritt, gehören *Rescue* und *Holly* in die persönliche Notfallmischung. Wird die Notsituation durch Schuldgefühle ausgelöst, sind *Rescue* und *Pine* angezeigt, bei Angst (etwa vor einem großen Hund) *Rescue* und *Mimulus usw.*

Die Spontanwahl

Als Diagnosehilfe zum Erkennen der aktuellen Gefühlssituation dient häufig die sogenannte Spontanwahl, d. h. das spontane Greifen einiger Fläschchen aus dem gesamten Bach-Blüten-Set.

Bewährt hat sich dieses Verfahren vor allem bei Kindern bis zum achten oder neunten Lebensjahr, wo eine erstaunliche Treffsicherheit zu beobachten ist.
Die Erklärung hierfür liegt vermutlich in der natürlichen sensitiven Wahrnehmungsfähigkeit, die in diesem Alter noch besonders ausgeprägt ist.

Die Spontanwahl zeigt jedoch bei Erwachsenen nicht immer vergleichbar zuverlässige Ergebnisse. Daher ist davon abzuraten, sich bei der Auswahl der Bach-Blüten ausschließlich auf diese Methode zu verlassen. Die Spontanwahl ist nur eine Momentaufnahme des aktuellen seelischen Zustandes, der beim Erwachsenen im anschließenden Gespräch abgeklärt werden muß.

Aktuelle Bezugsmöglichkeiten in den deutschsprachigen Ländern

Deutschland: Nach den Bestimmungen des deutschen Arzneimittelgesetzes werden die Original Bach-Blütenkonzentrate (*Bach Flower Stock Concentrates*) als Arzneimittel eingestuft und können in Apotheken bestellt werden.

Schweiz: In der Schweiz sind die Bach-Blüten in Drogerien und Apotheken frei erhältlich.

Österreich: In Österreich sind die Bach-Blüten in jeder Apotheke frei erhältlich.

Institute für Bach-Blütentherapie
Forschung und Lehre
Mechthild Scheffer

**Lehrbeauftragte des Dr. Edward Bach Centre, England
für Deutschland, Österreich und die Schweiz**

- Informationsservice für Interessenten
- Original Dr. Bach-Blüten-Seminare
- Ausbildung für Fachbehandler
- Therapeutenregister
- Vermittlung von Referenten
- Materialien zur Original Bach-Blütentherapie von Mechthild Scheffer*

Mechthild Scheffer GmbH
**Institut für Bach-Blütentherapie
Forschung und Lehre**

Lippmannstraße 57
D-22769 Hamburg
Telefon 040/43 25 77 10
Fax 040/43 52 53

Mechthild Scheffer GmbH
**Institut für Bach-Blütentherapie
Forschung und Lehre**

Seidengasse 32/1
A-1070 Wien
Telefon 0222/526 56 51-0
Fax 0222/526 56 51/15

Mechthild Scheffer AG
**Institut für Bach-Blütentherapie
Forschung und Lehre**

Mainaustrasse 15
CH-8034 Zürich
Telefon 01/382 33 14
Fax 01/382 33 19

Literaturhinweise

Edward Bach, ***Blumen, die durch die Seele heilen: Die wahre Ursache von Krankheit – Diagnose und Therapie***, München: Hugendubel 1980.

Der **Grundlagentext** für Leser, die sich näher mit der Bach-Blütentherapie und ihrem Entdecker befassen möchten. Das Buch enthält die beiden von Bach hinterlassenen Originalschriften »Heal Thyself« und »The Twelve Healers and other Remedies« in deutscher Übersetzung sowie die klassischen farbigen Originalzeichnungen der Blüten. Hier kann man Edward Bachs eigene Beschreibung aller 38 Blüten nachlesen.

Edward Bach, ***Die nachgelassenen Originalschriften***, Hrsg. Judy Howard und John Ramsell, Kuratoren des Dr. Edward Bach Centre, England, München: Hugendubel, 1991.

Diese Sammlung von Originalschriften aus den Archiven des englischen Bach Centre vermittelt ein lebendiges Bild von der Persönlichkeit Edward Bachs. Die Auswahl umfaßt z. T. in Faksimile wiedergegebene Artikel, Briefe, Fallstudien, philosophische Notizen und Vorträge. Eine Fülle von Informationen für Anwender der Bach-Blütentherapie, die sich für die Persönlichkeit ihres Entdeckers interessieren.

Mechthild Scheffer, ***Bach-Blütentherapie: Theorie und Praxis***, München: Hugendubel, 26. Auflage 1996.

Das Standardwerk über die Bach-Blütentherapie mit der ausführlichsten Interpretation der 38 Bach-Blüten aus geistiger, psychologischer und volksmedizinisch-praktischer Sicht. Das Handbuch für alle, die mit den Bach-Blüten arbeiten, wurde bereits in viele Sprachen übersetzt.

Mechthild Scheffer, ***Erfahrungen mit der Bach-Blütentherapie***: mit Fragebogen zur Selbstbestimmung der richtigen Bach-Blütenessenzen-Kombination, München: Hugendubel, 12. Auflage 1996.

In Ergänzung zu dem Standardwerk »Bach-Blütentherapie« enthält dieses Buch die **gesammelten Erfahrungen von Freunden der Bach-Blütentherapie** – Ärzten, Heilpraktikern und interessierten Laien. Besonders geeignet für alle Anwender der Bach-Blüten, die an den praktischen Erfahrungen anderer interessiert sind. Mit Farbfotos, die die bioenergetische Strahlung verschiedener Bach-Blütenessenzen sichtbar machen, und einem ausführlichen Fragebogen zur Selbstdiagnose.

Mechthild Scheffer, ***Original Bach-Blütentherapie: Lehrbuch für die Arzt- und Naturheilpraxis***, Neckarsulm: Jungjohann, 5. Auflage 1996.

Das erste offizielle **Lehrbuch der Original Bach-Blütentherapie für Fachbehandler**. In kurzer, übersichtlicher Form werden dem Behandler alle wesentlichen Fakten der Bach-Blütentherapie vermittelt. Mit einer Tabelle zur Differentialdiagnose und über 100 Fallstudien. Es wird gezeigt, in welcher Weise sich die Therapie auch in die Kassenpraxis integrieren läßt.

Mechthild Scheffer, ***Die praktische Anwendung der Original Bach-Blütentherapie: in Fragen und Antworten***, München: Goldmann, 7. Auflage 1996.

Das praktische Nachschlagewerk für alle, die bereits eigene Erfahrungen mit den Bach-Blüten gemacht haben. **Die häufigsten Fragen**, die die Anwender im Umgang mit der Bach-Blütentherapie heute haben, **werden präzise beantwortet**.

Mechthild Scheffer, ***Selbsthilfe durch Bach-Blütentherapie: Blumen, die durch die Seele heilen***, München: Heyne, 26. Auflage 1996.

Besonders geeignet als Erstinformation, enthält dieses Buch das Wesentliche aus den drei grundlegenden Werken »Blumen, die durch die Seele heilen«, »Bach-Blütentherapie« und »Erfahrungen mit der Bach-Blütentherapie« als Taschenbuch zusammengefaßt. Mit einem Kompaktfragebogen, der die Selbstbestimmung der aktuellen Bach-Blüten-Kombination ermöglicht.

Mechthild Scheffer und Wolf-Dieter Storl, ***Die Seelenpflanzen des Edward Bach: Neue Einsichten in die Bach-Blütentherapie***, München: Hugendubel, 3. Auflage 1995.

Ein Buch für Leser, die einen **tieferen Zugang zur Pflanzenwelt** Edward Bachs suchen. Es bietet Einblick in die Hintergründe und Bedeutungszusammenhänge der Bach-Blütentherapie und enthält eine Fülle von Informationen aus pflanzenheilkundlicher, volksmedizinischer, anthroposophischer und ethnobotanischer Sicht. Neben ganzseitigen Farbfotos aller Blüten werden hier erstmals mit meditativ geführter Kamera aufgenommene »Meta-Fotos« veröffentlicht die eine völlig neue Wahrnehmungsebene der Pflanzenwelt zeigen.

Mechthild Scheffer, ***Seelische Gesundheitsvorsorge für unsere Haustiere***, Zürich Dr. Bach-Blüten AG, 1994.

Mit Bach-Blüten Haustieren helfen – ein praktischer Ratgeber mit den gesammelten Erfahrungen von Tierärzten und Tierheilpraktikern.

Nora Weeks, ***Edward Bach: Entdecker der Bach-Blütentherapie, Sein Leben – seine Erkenntnisse***, München: Hugendubel, 1988.

Die Biographie über Edward Bach, geschrieben von Edward Bachs engster Mitarbeiterin, die nach seinem Tod gemeinsam mit Victor Bullen die Pflege seines Werks übernahm. Das Buch schildert den persönlichen und medizinischen Werdegang Edward Bachs und zeigt, wie er zu seiner Idee der »Heilung durch die Seele« kam. Die Entdeckung der 38 Blütenpflanzen wird ausführlich beschrieben.

Nora Weeks und Victor Bullen, ***38 Bach Original Blütenkonzentrate: Die speziellen Potenzierungsmethoden***, Neckarsulm: Jungjohann, 1991.

In diesem Buch beschreiben die Autoren, enge Mitarbeiter und Vertraute Edward Bachs und spätere Kuratoren des Bach Centre, die **Herstellungsmethode** der Bach-Blütenkonzentrate. Nach den von Edward Bach entdeckten speziellen Potenzierungsverfahren – Sonnenmethode und Kochmethode – werden bis heute die Original Bach-Blütenkonzentrate hergestellt. Mit Farbfotos aller 38 Bach-Blüten.

Anastasia Geng, ***Bach-Blüten-Tänze***, Hamburg: Verlag Mechthild Scheffer, 1996.

Die Bach-Blüten-Prinzipien in Bewegung: Die Tanzlehrerin Anastasia Geng beschreibt in diesem Buch ihre choreographische Arbeit mit den Elementen der lettischen Folklore, wie daraus die Bach-Blüten-Tänze entstanden sind und die 38 Tänze selbst.

Bildnachweis:

Der auf Seite 9 reproduzierte Text »Sei glücklich« ist als Einblattdruck in vier Farben im Format 28 x 38 cm erhältlich. Er wurde in Bleilettern von Hand gesetzt und auf der Handpresse gedruckt. Für öS 400,-/DM 60,- plus Versandspesen zu beziehen bei:

Die Fischbachpresse, A-3242 Texing